DDDr. Karl Isak

SCHMERZEN
WEGDENKEN

HELFEN SIE SICH SELBST

EINE PSYCHOLOGISCHE
SCHMERZTHERAPIE

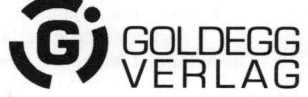

GOLDEGG
VERLAG

Bildrechte Autorenfoto: Fotostudio Furgler, Graz
Bildrechte Umschlag: Goldegg Verlag GmbH

Die im Buch angegebenen Übungen können Sie auch als CD erwerben. Wenden
Sie sich dazu bitte an den Autor (www.schmerzpsychologie.com) oder an den
Verlag (www.goldegg-verlag.com, beim Titel „Schmerzen wegdenken" oder per
E-Mail verlag@goldegg-verlag.com).

Der einfacheren Lesbarkeit halber wurde in diesem Buch die weibliche und
männliche Schreibform nicht gesondert angeführt. Diesbezügliche Erwähnungen
beziehen sich jeweils auf beide Geschlechter.

Der Verlag und sein Autor sind für Reaktionen, Hinweise oder Meinungen
dankbar. Bitte wenden Sie sich diesbezüglich an verlag@goldegg-verlag.at.

ISBN Print: 978-3-902729-61-3
ISBN E-Book: 978-3-902729-62-0

© 2012 Goldegg Verlag GmbH, Wien
Mommsengasse 4/2 • A-1040 Wien
Telefon: +43 (0) 1 5054376-0
E-Mail: office@goldegg-verlag.com
www.goldegg-verlag.com
Herstellung: Goldegg Verlag GmbH, Wien
Druck: CPI Moravia Books

Inhaltsverzeichnis

Vorwort 7
Der persönliche Zugang zum Thema 7
Hinweise zum Buch 19

Teil 1: Das Wissen 21
Phänomen Schmerz – Danke, mein Schmerz 21
Schmerz ist nicht gleich Schmerz 31
Symptom, Ursache und Quelle des Schmerzes 42
Vom psychosomatischen Schmerz zum
biopsychosozialen Modell 50
Schmerzen er- und verdenken wir im Gehirn 64
Körpersysteme und „innere" Schmerzheilung 74

Teil 2: Das System 85
Denkprozesse wirken auf den Körper und darüber
hinaus 85
Die „gesunde" Welt von Krankheit und Schmerz 124
Was nicht sein darf, kann nicht sein 131
Schmerzen in die richtigen Hände legen 138
Glück – Glückseligkeit – Schmerzfreiheit 150
Von Wundern und Denken 157

Teil 3: Die Methoden 165
Ursachenforschung und Aufdeckung – das
Unbewusste 165
Notwendiger Ausgleich – die Verantwortung liegt
im eigenen Denken 180
Ziele und Veränderungen zur Schmerzheilung 187
Autosuggestion und Gesundheit 208
Bildermachen – Visualisierung gegen Schmerzen .. 227

Teil 4: Der Weg 241
Die Schritte zur Gesundheit 241
Zielsiebenbilder und Körpergedächtnis 245
Mentalpsychologische Interventionen 252

„Siebenbilderziele" 257
„Meine Liebe zu mir" 262
„Heilendes Bad" 267
„Heilendes Licht" 272
„Heilende Apotheke" 278
„Gesunde Körperreise" 281
„Heilender Spaziergang" 286
„Heilender Wasserfall" 290
„Heilender Raum" 294
Mein Freund der Schmerz 299
„Mein guter Schmerz" 303
Die Kräfte zur Selbstheilung 307
Meine inneren Kräfte 309
Mut zur Therapie 313

Teil 5: Die Nachschau 317
Eine wissenschaftliche Betrachtung 317
Über den Schmerz hinaus 322

Anhang 329
Platz für ein Danke 329
Literaturverzeichnis 331
Anmerkungen 344
Bestellschein für begleitende Hörbuch-CD 350

Vorwort

Der persönliche Zugang zum Thema

Dem Zwölfjährigen drohte wieder einmal der Kopf zu zerplatzen. Er kannte das Gefühl schon und er wusste, was zu tun ist. In beiden Schläfen pochte und klopfte es. Er drückte sich beide Daumen, so fest er nur konnte, gegen die Schläfen. Das brachte Linderung, aber das Pochen war gleich wieder da, wenn er los ließ. Ihm wurde übel – er musste erbrechen. Auch dieses Gefühl war ihm nicht neu. Er war alleine zu Hause, ging zur Kommode in der Küche und öffnete eine Lade. Da bewahrten seine Eltern einige Medikamente auf – unter anderem auch die Schmerzmittel gegen seine Kopfschmerzen. Er nahm eine Tablette aus dem Blister und legte sie auf einen Esslöffel, den er dann vorsichtig mit Wasser benetzte. Routiniert zerstampfte er die Tablette, sodass sie sich mit dem Wasser zu einem milchigen Brei vermischte. Der Junge war konzentriert bei der Sache. Er machte das nicht zum ersten Mal, schließlich war dieser Migräneanfall auch nicht sein erster. Rasch schluckte er den Brei und trank ein paar Schluck Wasser hinterher. Dann eilte er in sein Zimmer, das durch die Nachmittagssonne hell erleuchtet war. Die Helligkeit tat in seinen Augen weh und verstärkte noch seine Schmerzen im Kopf. Er schloss die Jalousie und zog mit einem schnellen Handgriff die Vorhänge zu. Das Zimmer war noch immer nicht ganz dunkel, aber er fühlte sich sofort erleichtert. Dann legte er sich – nachdem er nur seine Hose ausgezogen hatte – ins Bett, schloss die Augen und versuchte an diesem schönen Sommernachmittag zu schlafen. Seine Freunde wollten eine Fahrradtour mit ihm unternehmen, aber dazu war er nicht in der Lage. Sie mussten wohl ohne ihn losziehen. Er lag noch einige Minuten wach und dachte daran, dass er wohl am Abend wieder aufwachen würde – ohne diese den Kopf zermarternden Kopfschmerzen.

Als Zwölfjähriger hatte er wegen dieser Schmerzen schon viel durchgemacht. Er hatte zahlreiche Ärzte konsultiert, musste immer wieder den Unterricht verlassen und auch seinen Freunden das eine oder andere Mal absagen. Die Ärzte sagten, er hätte Migräne. Sie konnten organisch aber gar nichts feststellen und somit konnten sie auch nichts tun. Er war sogar bei einem Neurologen gewesen, der seinen Kopf verkabelte – ohne Ergebnis. Tomografische Methoden, mit denen man ins Gehirn „schauen" kann, waren zu jener Zeit noch unbekannt. Er konnte sich zu diesem Zeitpunkt nicht mehr genau daran erinnern, wann das mit den Kopfschmerzen begonnen hatte – wohl vor rund zwei Jahren. Jetzt war er zwölf und er wusste noch nicht, dass er noch einige Jahre damit zu leben hatte.

Das alles spielte sich in mehr oder weniger regelmäßigen Abständen vor mehr als 40 Jahren ab und dieser zwölfjährige Junge war ich. Das war die Zeit, als ich selbst mit chronischen Schmerzen Bekanntschaft machte. Das war die Zeit, in der ich mir hilflos und klein vorkam, wenn ich mich ins verdunkelte Zimmer zurückziehen musste. Das war die Zeit, in der mir niemand helfen konnte. Ich war körperlich völlig gesund und dennoch waren diese Schmerzen immer wieder da – und zwar in einer Intensität, die ich nicht einmal meinen ärgsten Feinden gewünscht hätte. Mit diesen Worten versuchte ich seinerzeit meinen Eltern, den Ärzten oder Freunden, die mich zum Spielen erwarteten, auch die Stärke dieser Schmerzen zu erklären.

Irgendwann hörten diese Schmerzen auf. Es fiel mir kaum auf. Erst im Rückblick versuchte ich zu analysieren, was wohl der Grund hätte gewesen sein können. Körperlich gab es nichts Bemerkenswertes. Ich war weiterhin gesund. Ich stellte auch meine Ernährung nicht um, ich betrieb ein wenig Sport – so wie früher auch. Es gab wirklich nichts Außergewöhnliches, was diese Anfälle beendete. Oder doch? Im reiferen Alter versuchte ich zu ergründen, was ich als Zwölfjähriger eigentlich war, was ich darstellte, wie meine Persönlichkeit sich zeigte, welche psychischen Aspekte sich zu jener Zeit vielleicht offenbarten.

Dieser pubertierende Junge war schüchtern, zurückhaltend, zu dünn für seine Größe, seine hässlichen Brillen machten ihn zu einer „Brillenschlange" und seine blasse Haut passte nicht zum damaligen „Braunsein um jeden Preis". All das trug wenig zu einer Stärkung seines Selbstbewusstseins bei. Sein älterer Bruder ließ es ihn immer wissen, dass er der „Kleine" war. Er fühlte sich rundum nicht wohl in seiner Haut. Die Eltern, die sich durch körperliche Leistung definierten, gaben ihm ein Vorbild, das er durch seine körperliche Erscheinung nicht erfüllen konnte – wohl unbewusst.

Erst viele Jahre später kam es mir in den Sinn, dass meine Kopfschmerzen auch eine psychische Ursache hatten. Ich litt unter dem, was ich darstellte – nur war mir das keinesfalls bewusst. Meine Schüchternheit zeigte sich in einem Vermeidungsverhalten, das sich im Rückzug zeigte – Rückzug ins eigene Zimmer. Rückzug in die eigene Fantasie. Rückzug in den Schmerz. Erst später kamen Anerkennung, Zuspruch und ich wurde für andere attraktiv. Erfolge stellten sich ein – zuerst in der Schule und im Sport, dann auch beim anderen Geschlecht und irgendwann hörten die Schmerzen auf.

Das, was ich selbst erlebte, ist nur ein Beispiel unter vielen, die ich in den Jahren als Schmerztherapeut kennenlernte. In all diesen Fällen ging es um chronische Schmerzen. Schmerzen also, deren Ursachen nicht oder nicht klar erkennbar sind, und die immer wieder kommen oder gar nicht mehr verschwinden wollen. Hierin finden wir schon einen ersten Hinweis auf meine Lösungsstrategien. Es geht um die unklaren Ursachen von chronischen Schmerzen – und diese haben immer mit der Psyche zu tun. Nicht jeder hat das Glück, dass sich im Leben etwas verändert, was genau mit jenen Ursachen zu tun hat, welche mit seinem „Lebensschmerz" zusammenhängen. So wie meine Eltern und auch ich selbst die Gründe im Körperlichen suchten, suchen die meisten von chronischen Schmerzen Geplagten das Übel im eigenen Körper und nicht in der Seele. Hier sind wir bei einem der zwei wichtigen Themen dieses Buches angelangt – nämlich der Ursache. Das andere wichtige Thema ist die Bewältigung auf der psychischen Ebene und hier stehen uns zwei Strategien zur Verfügung. Dazu werden wir im Detail noch mehr erfahren.

Angefangen hat alles mit der Arbeit mit Kindern. Nachdem ein hoher Prozentsatz (bis zu 25 Prozent) der Schüler mit Lern- und Schulproblemen kämpfen, entwickelte ich auf der Suche nach Lösungen eine Methode, die ich als „Mentalpsychologische Interventionen" bezeichne, die auch in meinem früheren Buch „Mentalpsychologische Interventionen bei Kindern und Jugendlichen mit Lern- und Schulproblemen"[1] beschrieben werden. Diese, eingebettet in ein holistisches (gesamtheitliches) System, die ich in einem anderen Buch – und zwar in „Die Stärken der Schwachen"[2] – dargestellt habe, bewirkten nicht nur eine Verbesserung der Lern- und Schulleistungen, sondern ließen auch Symptome wie Kopf- und Bauchschmerzen zum Verschwinden bringen. Eigentlich erstaunte mich das nicht, weil es dafür durchaus eindrucksvolle Beweise gab.

Parallel arbeitete ich als Therapeut und viele Neurotiker, die zu mir kamen, plagten auch körperliche Probleme, die sich oft in Schmerzen zeigten. So gab es bald positive Ergebnisse, wenn Klienten die Mentalpsychologischen Interventionen, die durchaus auf den einzelnen Fall abgestimmt wurden, anwandten. Auf die Mentalpsychologischen Interventionen werde ich später noch im Detail eingehen. Jedenfalls wurden akute Schmerzen im Zustand der Entspannung aufgrund der verbalen Botschaften, die dabei vermittelt wurden, deutlich gelindert. In vielen Fällen verschwanden sie völlig. Natürlich war mir klar, was hier bewirkt und ausgelöst wurde. So verursachen die Botschaften einen kognitiven Prozess im Gehirn mit gleichzeitiger emotionaler Bedeutung. Durch die Entspannung wird der Effekt noch verstärkt und der Zugang zum Unbewussten erleichtert. Die Mentalpsychologischen Interventionen gehören jedenfalls zu den autosuggestiven Verfahren und diese haben inzwischen eine breite Basis gewonnen. Nicht nur, dass kein Spitzensportler auf derartige Methoden verzichten kann, werden sie auch von Managern angewandt.

Das Prinzip hinter diesen Methoden ist eigentlich immer dasselbe: Nur das, was ich denken kann, kann auch Wirklichkeit werden. Die Wissenschaft spricht von der selbsterfüllenden Prophezeiung und hat dieses Phänomen in unzähligen Forschungen bewiesen. Wenn ich also z.B. nie daran denke, einen Urlaub in Afrika machen zu wollen, dann kann ich mich mit dem Thema auch nicht beschäftigen und – wenn ich nicht gerade von jemandem dorthin entführt werde – habe ich kaum eine Chance, jemals dort zu landen. Wenn ich den ganzen Tag an meine Schmerzen denke, dann kann der Körper auch nichts anderes produzieren als eben Schmerzen. Natürlich läuft dies meist auf einer unbewussten Ebene ab, aber im Prinzip funktioniert der Mechanismus in die eine wie in die andere Richtung. Nachdem alles, was wir wahrnehmen und fühlen in unserem Kopf passiert, müssen wir auch hier ansetzen – nämlich bei den Gedanken. Die Schlussfolgerung, dass chronische Schmerzen Gedankenprodukte sind, werde ich in diesem Buch noch verschiedentlich erläutern. Jedenfalls wären solche auch somit wieder zum Verschwinden zu bringen.

Mir erscheint es wichtig zu betonen, dass die in diesem Buch beschriebene Methodik auf wissenschaftlichen Grundlagen aufbaut. Eine davon ist die Katathym-imaginative Psychotherapie (KiP), die von Hanscarl Leuner[3] entwickelt wurde und international anerkannt ist. Leuners „geführte Bilder" gaben mir wertvolle Anhaltspunkte für die Entwicklung der Mentalpsychologischen Interventionen. So gehört sein „sicherer Ort" immer noch zu einer fast bei jeder Therapie wichtigen Intervention, weil viele Schmerzzustände mit Angst und Unsicherheit verknüpft sind und solches sich eben über körperliche Beschwerden ausdrückt. Die Katathym-imaginative Psychotherapie[4] ist ein tiefenpsychologisches Verfahren, das als Tagtraumtechnik zu bezeichnen ist. Es ist als ein ausdifferenziertes methodisches Vorgehen zu verstehen, das auf dem theoretischen Fundament der Psychoanalyse und deren wesentlichen Parametern wie Übertragung und Gegenübertragung, dynamisches Unbewusste, Widerstände und symbolische Prozesse aufbaut.

In der Neuropsychologie finden wir weitere Details, die für das Folgende wichtig sind. Die noch recht junge psychologische Disziplin beschäftigt sich mit der Funktion des Gehirns und dem damit in Verbindung stehenden Verhalten und Erleben. Schmerz wird im neuronalen Netzwerk im Gehirn und Körper erlebt und deshalb ist ein Verständnis über die neuronalen Prozesse auch bei der Schmerztherapie erforderlich.

Das Feld der Konditionierungen ist der behavioristischen Psychologie zuzuordnen und ebenfalls eine wichtige Grundlage für die Methodik des „Schmerzen wegdenken". Der Behaviorismus ist ein wissenschaftliches Konzept, das sich auf das Verhalten von Mensch und Tier bezieht. Gerade chronische Schmerzen sind als verhaltensrelevant zu sehen, auch wenn dies auf den ersten Blick nicht immer erkennbar ist. Hier nähern sich zwei ehemalige Gegner verschiedener wissenschaftlicher Disziplinen an, denn die Tiefenpsychologen und die Behavioristen sind durchaus gegenteiliger Meinungen. Es geht bei der Schmerzbekämpfung aber nicht um wissenschaftliche Disziplinen und darum, wer nun recht haben könnte, sondern um Schmerzlinderung und Schmerzheilung – und dabei sollte jedes Mittel recht sein.

Der „Pawlowsche Hund" ist wohl vielen bekannt. Iwan Petrowitsch Pawlow (1849 bis 1936) und andere Wissenschaftler wie Edward Thorndike (1874 bis 1949), John B. Watson (1878 bis 1958) oder Burrhus Frederic Skinner (1904 bis 1990) haben mit ihren Experimenten zur Konditionierung Epochales geleistet. Bei der Konditionierung geht es – vereinfacht formuliert – um Verknüpfungen und Wiederholungen. Zweiteres ist auch beim Abrufen der eigenen Ressourcen wichtig. „So wie Schmerzen neurobiologisch gebahnt werden, können auch die Ressourcennetzwerke durch regelmäßige Übungen gebahnt werden. Diese Veränderungen sind im Gehirn darstellbar und verändern auch das Krankheitserleben. Es macht also durchaus Sinn, darauf zu achten, womit wir uns gedanklich beschäftigen, weil dies Einfluss auf unseren Körper, unsere Psyche und unser Gehirn hat. Je häufiger positive Ressourcen eingeübt werden, desto wirkungsvoller sind sie"[5]. Von Wachter verweist auf Beispiele, die dem positiven Denken zuzuordnen sind – Freudetagebuch, Feierabendübung, Genusstraining, Achtsamkeitsübungen, Imaginationsübungen (Wohlfühlort, Stärketier etc.), gegenseitig positives Feedback geben.

Die Konditionierung spielt also bei chronischen Schmerzen eine Rolle. Stellen Sie sich vor, Sie verspüren durch eine längere körperliche Anstrengung spannungsbedingte Muskelschmerzen. Jetzt kann es sein, dass diese Schmerzen auch schon nach kurzer Zeit der Anstrengung auftreten oder es reicht schon alleine der Gedanke an diese Tätigkeit. Die körperliche Arbeit ist also ein Reiz, der eine schmerzhafte Reaktion hervorruft. Bei der Konditionierung reicht dann bereits der Gedanke, der gar nicht bewusst sein muss, um die Reaktion Schmerz auszulösen. Die Konditionierung wirkt aber in beide Richtungen – zum Schmerz und weg vom Schmerz. Wenn also zum Beispiel ein warmes Bad in einer Sole, kombiniert mit einer Tiefenentspannung und gefühlsbetonten Fantasien, vorhandene Schmerzen lindern oder sie in diesem Augenblick sogar vergessen lassen kann, dann ermöglicht auch der Gedanke an ein derartiges Bad, die Schmerzen zum Verschwinden zu bringen.

Dazu ein einfaches Beispiel aus meiner Praxis: Der 40-jährige Manager Conrad stand unter Druck und zeigte Stresssymptome, die er über seine Haut zur Schau stellte. So waren seine Unterschenkel rot und schmerzhaft beißend. Er riss sich durch Kratzen die Haut blutig. Die medizinische Diagnose lautete Dermatitis – also ein Ekzem. In kurzen Phasen, in denen die berufliche Belastung etwas nachließ, verbesserte sich der Ausschlag und in Stressphasen war es für den Manager fast unerträglich. Allerdings reichte es bereits, nur an die Arbeit zu denken, ohne sie wirklich auszuführen, dass der schmerzhafte Ausschlag auftrat. Die von den Ärzten verschriebenen Salben und Pillen halfen wenig bzw. gar nicht. Die Haut verfärbte sich braun und der Hautarzt meinte, dass dies wohl auch so bleiben würde – auch wenn das unerträgliche Jucken durch die Medikamente aufhöre. Es hörte aber nicht auf. Conrad stieß aufgrund eines Artikels über Psychosomatik in einer Gesundheitszeitschrift auf mich und schon nach einigen Sitzungen war klar, wo das Problem lag. Seine unbewussten Ängste, seinen verantwortungsvollen Managerjob nicht erwartungsgemäß erfüllen zu können, setzten ihn massiv unter Druck. Diesen machte er sich in erster Linie selbst, weil er durchaus selbstständig arbeiten konnte. Dieser Druck ging aber soweit, dass ihn Existenzängste im Sinne „Was ist, wenn ich dieses oder jenes nicht schaffe?" plagten. Alleine dieses Denken, das sich längst verselbstständigt hatte, verursachte eine tiefe Unsicherheit, die auch auf seine Umwelt abfärbte und den Druck noch erhöhte.Schon nach wenigen Sitzungen war klar, dass es unbewusste Ängste waren, die aus seiner eigenen Sozialisation entstanden und die für die Situation ausschlaggebend waren. Er meinte, dass er laut seinem Vater nicht Karriere machen durfte, sondern wohl das bleiben sollte, was sein Vater war. Dieser war schon vor vielen Jahren gestorben und hatte Conrad nie seine Zuneigung zeigen können. Erst durch entsprechende „Denkprogramme", die es ihm erlaubten, erfolgreich zu sein und die der unbewussten negativen Prägung etwas Positives entgegensetzten, veränderte sich sein Zustand. Einerseits wurde ihm durch die Therapie schnell klar, was die Ursache seines Übels war, und andererseits konnte er lernen, wie er zu denken hatte. So stellte er sich in Gedanken vor, wie stolz sein Vater auf ihn wäre, malte sich dies in verschiedenen Bildern aus und „erdachte" sich das gewünschte harmonische Bild mit seinem Vater. Gleichzeitig sorgten Mentalpsychologische Interventionen dafür, dass das schmerzhafte Jucken gelindert und schließlich völlig zum Verschwinden gebracht wurde. Übrigens blieben auch keine unschönen braunen Flecken übrig. Sie wurden einfach „weggedacht".

Dieses Beispiel zeigt, mit welcher Methodik ich vorgehe. Einerseits gilt es, mögliche Ursachen aufzudecken und diese neu zu erdenken, und andererseits wird direkt auf den Schmerz mit konditioniertem „Denken", im Sinne der *self-fulfilling prophecy*, eingewirkt. So ist auch der Titel des Buches zu verstehen, denn der Schmerz wird im wahrsten Sinne des Wortes „weggedacht". Damit findet sich in der selbsterfüllenden Prophezeiung ein weiteres wissenschaftliches Fundament für meine Arbeit. Das führt uns zur Mentalpsychologie.

Mit dem Begriff „Mentalpsychologie" soll eine ergänzende Bezeichnung innerhalb der psychologischen Disziplinen eingeführt werden. Unter „Mentalpsychologie" versteht man Grundlagen und Techniken, die sich auf bewusste Denkvorgänge beziehen, um das Unterbewusstsein zu konditionieren bzw. Zustände – welcher Art auch immer – zu verändern oder zu beeinflussen. Daraus ist leicht ableitbar, dass die Kognitions- und Wahrnehmungspsychologie das eine Ende und die Tiefenpsychologie das andere Ende umfasst und die Mentalpsychologie als eine Art Klammer zu sehen ist. Hierbei kommt auch eine holistische Sichtweise zum Ausdruck, denn das Denken und das vorausgehende sinnliche Wahrnehmen sind als psychologische Disziplinen genauso einseitig angelegt wie die auf das Unbewusste konzentrierte Tiefenpsychologie.

Die Mentalpsychologie bezieht sich auf mentale Prozesse, die das Wahrnehmen, Denken, Entscheiden und die damit zusammenhängenden Gedächtnis- und Handlungsleistungen betreffen. Mentalpsychologie hat also nichts mit mystischen Vorgängen oder einer undurchschaubaren Geisterwelt zu tun. Im Gegenteil: Mentalpsychologie bezieht sich auf sehr bewusste Vorgänge, die jeder selbst beeinflussen und steuern kann – auf

Denkprozesse und deren Folgen. Gleichzeitig ist diese psychologische Disziplin sehr wohl auf innere Vorgänge, die sich verselbstständigen, ausgerichtet. Denn die bewussten Denkprozesse wirken auf diese inneren Vorgänge – eben auf das Unterbewusstsein.

Mein Zugang zum Thema Schmerz ist also ein holistischer (gesamtheitlicher). Die psychologischen Disziplinen, die hier einfließen sind die Tiefenpsychologie, der Behaviorismus, die Neuropsychologie, aber auch die differentielle Psychologie, die Wahrnehmungspsychologie, die Kognitionspsychologie, die Lernpsychologie und die Mentalpsychologie. Kritiker mögen nun einwenden, dass sich einzelne psychologische Schulen durchaus nicht einig sind bzw. sich sogar widersprechen. Das mag – vor allem, wenn man die einzelnen Disziplinen umfassend bewertet – auch stimmen, in der Einzelbetrachtung von verschiedensten Erkenntnissen spielt dies keine Rolle. So ist der Behaviorismus im konsequenten Gedankengut eines Skinner oder Watson heute so nicht mehr aufrechtzuerhalten und z.B. das Black-Box-Paradigma der Behavioristen ist längst widerlegt, aber die Konditionierung als wesentliche Errungenschaft dieser psychologischen Schule steht wohl außer Zweifel. Ähnliches gilt für andere Psychologien. So wird Sigmund Freud schon längst nicht mehr die alleinige Wahrheit zugeschrieben und es gibt viele Kritiker. Als Beispiel sei seine Schwerpunktsetzung auf den sexuellen Trieb genannt. Aber dennoch kann durch die Kritik an anderen Teilbereichen die Tiefenpsychologie nicht angezweifelt werden.

Eindimensionale Wege waren mir immer schon fremd und isolierte Betrachtungen führen nicht selten in eine Einbahnstraße. Hier möchte ich auf die Medizin zu sprechen kommen. Ein Buch, das sich mit psychologischen Wegen zur Schmerzheilung beschäftigt, mag auf den ersten Blick eine Abkehr von medizinischen Grundsätzen vermuten lassen. Sollte ich einmal Kopfschmerzen haben, dann greife ich auch zu einer Tablette.

Wenn ich mich beim Schifahren verletze, dann lasse ich mich natürlich auch medizinisch untersuchen und nehme die modernen Diagnostikverfahren in Anspruch.

Sollten Sie heftige Zahnschmerzen verspüren, dann sollten Sie dafür dankbar sein, schließlich werden Sie damit darauf aufmerksam gemacht, dass Sie wahrscheinlich einen Eiterherd zu behandeln haben werden. Oder wenn Sie sich einen Arm brechen, dann ist der Schmerz durchaus auch positiv zu bewerten und er hat seine Berechtigung – schließlich sollten Sie Ruhe geben und die Heilung abwarten und bis Sie wieder fit sind, darf es ruhig ein bisschen schmerzen. Um solche Schmerzen geht es mir nicht – diese dürfen sein. Aber die chronischen Schmerzen, die das Leben belasten, die keine klare Ursache haben, diese müssen nicht sein.

Dem medizinischen Fortschritt haben wir viel zu verdanken und dies steht außer Zweifel. Allerdings leben wir in einer Zeit, die im Gesundheitsbereich von der Schulmedizin dominiert wird und hier gibt es auch Einflüsse, die ich als einseitig beurteile. Dazu gehören zum Beispiel der krankheitsorientierte Ansatz, das meines Erachtens falsche Paradigma, dass Medikamente alles heilen können, der allerorts sichtbare symptomorientierte Ansatz und eine durchaus monetäre Ausrichtung der Medizin. Wenn laut Erwin Ringel[6], die psychischen Ursachen für Krankheiten bei 60 Prozent liegen und andere Quellen von noch höheren Quoten ausgehen, dann wäre es längst an der Zeit, psychologischen Lösungen für zum Beispiel Schmerzkrankheiten entsprechenden Raum zu geben. Allerdings geht es nicht um Zahlen – die Häufigkeit von psychosomatischen Erkrankungen wurde zwar immer wieder untersucht, die Daten scheinen aber wenig gesichert, weil die Kriterien durchaus unterschiedlich sind. Walter Bräutigam[7] verweist auf verschiedene Studien, die eine Häufigkeit von rund 30 Prozent zeigen. Die hohe Zahl spricht für ein gemeinsames Vorgehen von Psychologen und Ärzten, schließlich besteht das Wort Psychosomatik aus Psyche (Geist, Seele) und Soma (Körper).

Immerhin ist in der Medizin selbst ein Paradigmenwechsel im Gange und der Psychosomatik oder dem biopsychosozialen Modell als neuere Form der Psychosomatik wird ein höherer Stellenwert eingeräumt. Dort wird von einer „Psychosomatischen Medizin" gesprochen, was ein Festhalten am Medizinischen per se zum Ausdruck bringt und nach dem im kollektiven Gedächtnis Gespeicherten doch eine Einseitigkeit vermuten lässt. Einer der Vorreiter der Psychosomatischen Medizin, Thure von Uexküll, versucht beide Seiten zu berücksichtigen – allerdings auch unter dem „medizinischen" Denken – und plädiert dafür, dass sich die Psychosomatische Medizin nicht damit begnügen kann, zwischen einer mächtigen biotechnischen Medizin für seelenlose Körper und einer expandierenden psychotherapeutischen Medizin für körperlose Seele einzuordnen[8]. Heute gibt es bereits einige Kliniken, die sich auf die Psychosomatik spezialisiert haben und auch Ärzte können sich diesbezüglich weiterbilden. Das ist einerseits gut so. Gleichzeitig wird der medizinische Fokus dadurch weiter verstärkt und die „Allmacht der Medizin" erfährt neue Nahrung.

Vielleicht kann dieses Buch den Patienten Mut machen, sich bei Schmerzen oder anderen Krankheiten nicht nur dem Körper, sondern auch der Seele zuzuwenden und vielleicht kann dieses Buch den Ärzten bewusst machen, dass sie nicht alleine für die Gesundheit ihrer Patienten sorgen können.

Karl Isak

Hinweise zum Buch

In diesem Buch finden Sie in verschiedenen Kapiteln Übungen, die Sie selbst lesen oder sich vorlesen lassen können.

Die von mir besprochene passende Hörbuch-CD mit den im Buch abgebildeten Texten können Sie zur Unterstützung und leichteren Durchführung gerne entweder über

meine Website www.schmerzpsychologie.com oder
über den Verlag (www.goldegg-verlag.com)

bestellen.

Die Namen der Klientinnen und Klienten, die in diesem Buch vorkommen, wurden aus berufsethischen Gründen verändert. Zum Teil wurden, um die Identität nicht über Beruf und Örtlichkeit nachvollziehbar zu machen, auch andere Details verändert, schließlich unterliege ich einem Berufsgeheimnis. Sollten dennoch Schlussfolgerungen über eine bestimmte Person gezogen werden, dann sind diese rein zufällig. Ich möchte aber betonen, dass die in diesem Buch dargestellten Beispielfälle natürlich real sind.

Das Buch ist als „Lesebuch" zu verstehen, das Beispiele und Erklärungen bietet. Es ist aber auch ein Arbeitsbuch, denn schließlich ist davon auszugehen, dass es von Menschen mit chronischen Schmerzen gelesen wird, die Hilfe erwarten. Diese Hilfe ist mir natürlich auch ein Anliegen, deshalb finden sich im Teil 4 konkrete Umsetzungen.

In diesem Buch gibt es Hinweise auf psychotherapeutische, mentalpsychologische wie auch andere Erfolge bei der Schmerzbekämpfung. Keinesfalls sollte dadurch schon aus haftungsrechtlichen Gründen abgeleitet werden, dass auf die Konsultation eines Arztes verzichtet werden kann bzw. schließen sowohl der Verlag wie auch der Autor Haftungen, die aus den in diesem Buch beschriebenen Methoden abzuleiten wären, aus.

Sie werden im Laufe des Lesens auf die eine oder andere Wiederholung – meist in einem anderen Kontext – stoßen. Sie werden den Grund dafür bald erkennen und dies ist durchaus methodisch zu verstehen.

Das vorliegende Buch sollte auch wissenschaftlichen Ansprüchen standhalten und verfügt deshalb auch über die dafür erforderlichen Quellenverweise. Diese finden Sie zwecks der leichteren Lesbarkeit des Textes in einem Endnotenverzeichnis.

Teil 1: Das Wissen

Phänomen Schmerz – Danke, mein Schmerz

Leiden Sie an chronischen Schmerzen? Wenn ja, dann sind Sie eine oder einer von rund 15 Millionen Deutschen[9] oder 1,6 Millionen Österreicherinnen oder Österreichern. 20 Prozent der Mitbürger haben also regelmäßig Schmerzen, die sie als belastend wahrnehmen. 21 Prozent der Mitbürger haben also regelmäßig Schmerzen, die sie als belastend wahrnehmen[10]. Nach einer Studie der Statistik Austria (2008) hat fast jeder fünfte Österreicher Migräne oder häufige Kopfschmerzen, knapp 17 Prozent der Österreicherinnen und Österreicher leiden unter Rheuma und ein Fünftel der Bevölkerung leidet an erheblichen Schmerzen im Wirbelsäulenbereich. Die Detailstudien sprechen eigentlich dafür, dass das Problem noch größer ist als angenommen – aber belassen wir es bei den rund 20 Prozent Patienten mit chronischen Schmerzen. In einer Zeit, in der die Medizin eine Erfolgsmeldung nach der anderen bringt, die Pharmaindustrie Allheilmittel präsentiert, die Forschung immer mehr aufdeckt, die Ärzte teure Therapien und Apparate zur Hand haben und noch nie so viel Geld für die Gesundheit der Österreicher da war, in so einer Zeit ist diese hohe Zahl doch sehr erstaunlich. Dabei geht es gar nicht um akute Schmerzen nach einem Unfall, einer Verletzung, einer Operation oder einer aktuellen Krankheit, es geht vielmehr um die immer wiederkehrenden Schmerzen, die regelmäßig auftreten oder immerwährend wirken – die also chronisch sind. Unsere Medizin hat dafür natürlich Erklärungen – und diese sind vielfältig. Zieht sich der Schmerz über einen Zeitraum von einem halben Jahr oder länger, dann spricht die Medizin von chronischem Schmerz.

Was ist eigentlich Schmerz? Die International Association for the Study of Pain (Internationale Schmerzgesellschaft) liefert für Schmerzen folgende Definition: „Schmerz ist ein unangenehmes Sinnes- und Gefühlserlebnis, das mit aktueller oder potenzieller Gewebeschädigung verknüpft ist oder mit Begriffen einer solchen Schädigung beschrieben wird". Die Definition lässt also einiges offen – auch, ob eine wirkliche Schädigung vorhanden ist oder nicht. Weiters gibt es kein einheitliches Schmerzempfinden. Schmerz ist das, was der Patient als Schmerz empfindet. Es geht also immer um subjektive Wahrnehmungen. Das ist aus psychologischer Sicht durchaus wichtig und weist jetzt schon darauf hin, dass dies beeinflussbar ist.

Dem Schmerz muss man dankbar sein. Das ist gar nicht so leicht nachzuvollziehen und vielleicht ist deshalb der Schmerz so negativ besetzt. Aber er hat durchaus positive Seiten. Stellen Sie sich vor, Ihr Kind würde hinfallen und dabei nichts spüren. Stellen Sie sich vor, Sie selbst würden in ein offenes Feuer greifen und die Hitze der Flammen nicht wahrnehmen können. Stellen Sie sich vor, jemand würde sich auf eine heiße Herdplatte stützen und nicht bemerken, dass seine Hand gerade verbrannt wird. Zweifellos machen Schmerzen Sinn. Wir brauchen den Schmerz, damit wir uns schützen können. Ebenso benötigen wir den Schmerz um zu lernen, dass wir uns schon früh vom offenen Feuer fernhalten, damit wir uns nicht immer wieder anstoßen und unvorsichtig durchs Leben gehen. Schmerzen sind also dazu da, damit wir lernen, uns zu schützen.

Schmerzen haben aber noch andere Aufgaben. So lassen uns Schmerzen zur Ruhe kommen. Sie sind ein Signal, dass es genug ist. Wenn zum Beispiel die körperliche Anstrengung beim Sport oder beim Arbeiten zu groß wird, dann meldet uns der Körper, dass es Zeit für eine Pause ist – dies eben durch Schmerzen.

Unser psychophysisches System ist genial. So unterscheidet dieses sehr individuell. Ein Untrainierter wird früher Schmerzen verspüren als ein Trainierter. Ein Manager, der keine Zeit hat, seinen Körper fit zu halten, dem wird das Rasenmähen am Wochenende schon zu einer Tortur – ein Gärtner wird damit keine Probleme haben. Ein Sturz über eine Teppichfalte bringt nicht nur blaue Flecken, sondern auch tagelang Schmerzen. Im Gegensatz dazu kann eine Judokämpferin Hunderte Male hinfallen, ohne dass Spuren auf der Haut ersichtlich sind oder Schmerzen verspürt werden. Schmerzen sind also auch dazu da, um unsere durchaus unterschiedlichen Grenzen kennenzulernen, diese zu beachten und rechtzeitig Ruhe zu geben.

Schmerzen zeigen außerdem den Heilungsverlauf an. Auch das hat mit Ruhe zu tun. Der Körper signalisiert uns durch Schmerzen, dass er noch Zeit zur Erholung und Regeneration braucht. Nach jedem Unfall, nach einer Operation oder während einer Krankheit signalisiert uns unser physisches System durch Schmerz, dass wir Schonung benötigen. Mit der Zeit nimmt der Schmerz ab und der Körper zeigt uns damit, dass die Verletzung heilt oder die Gesundung fortschreitet. Das funktioniert bei einer einfachen Grippe wie auch bei einer schweren Erkrankung in gleichem Maße. Schmerzen dienen also auch dazu, uns den Heilungsverlauf zu vermitteln.

Es gibt Menschen, die kennen keine Schmerzen. Das sind nicht die Ureinwohner Amerikas, die dafür herhalten mussten, Kindern das Schmerzempfinden abzugewöhnen, denn bekanntlich „kennen Indianer keinen Schmerz", sondern das sind Menschen, die an einer gefährlichen Krankheit leiden. Die angeborene Schmerzunempfindlichkeit kann früh zum Tode führen. Bei Kröner-Herwig ist der Fall einer Patientin nachzulesen, die mit 29 Jahren an Infektionen der Haut, Knochen und Gelenken verstarb. Die Ursache war eine andauernde dysfunktionale Belastung des Bewegungsapparats, weil sie diese nicht spüren konnte und es zu einer chronischen Fehl- und Überbelastung kam[11].

Die Natur ist intelligent. Das gilt auch für unseren Körper. Eigentlich gibt es nichts, was umsonst passiert. Wir müssten nur mehr auf die Zeichen achten und aus diesen Handlungen ableiten. Wenn auf einem Feld der Mais nicht reif wird oder verkümmert, dann wird der Bauer nicht weiterhin Mais anbauen, sondern die Zeichen, die es gibt, zu deuten versuchen. Vielleicht gab es zu wenig Wasser, vielleicht ist der Boden für Getreide ungeeignet, vielleicht erfolgte die Aussaat zu einem falschen Zeitpunkt, vielleicht fehlte der Dünger. Es ist sehr unwahrscheinlich, dass der Bauer seinen Fehler wiederholen oder einfach nur Unmengen an Chemikalien auf das Feld schütten wird. Eventuell wird er das einmal versuchen, um zu retten, was zu retten ist, aber kaum eine Saison später neuerlich den gleichen Fehler machen. Er wird wohl die Ursache suchen und aus dieser die notwendigen Änderungen ableiten. Wir Menschen sind beim eigenen Körper weniger vernünftig. Wir schütten Unmengen an Chemikalien in diesen, ohne nach Fehlern zu suchen. Gerade bei Schmerzzuständen ist dies die Regel und nicht die Ausnahme. Die meisten der rund 15 bzw. 1,6 Millionen Schmerzpatienten in Deutschland und Österreich nehmen regelmäßig Medikamente ein. Viele davon sind abhängig.

Chronische Schmerzen sind oft – vielleicht auch immer – meinem Verständnis nach einem psychischen Leiden zuzuordnen bzw. stehen sie mit einem solchen in Verbindung. Ob dies dem Betroffenen klar ist oder nicht, ist dabei unerheblich. Meist kennt er diesen Zusammenhang nicht und deshalb tut er auch nichts dagegen. Oft ist ihm die Ursache wohl bewusst oder es gibt zumindest eine Vermutung, aber die Rahmenbedingungen lassen keine Veränderung zu. So als hätte unser Bauer in der obigen Metapher nur ein Feld und müsste unbedingt Mais anbauen, obwohl vielleicht der Boden dafür gar nicht geeignet ist. Viele Schmerzpatienten sind Gefangene ihrer Umwelt oder ihrer selbst und können oder wollen nichts verändern. So wie der 60-jährige Apotheker Manfred, der sich Zeit seines Lebens gesund ernährte, viel Sport betrieb und auch sonst mit seinem

Körper achtsam umging. Vielleicht war er ein Getriebener, weil er gerne im Labor stand, um Neues zu entwickeln. Er wollte unbedingt eine Arznei auf den Markt bringen, die seinen Namen trägt. Sein wahres Problem waren aber die Frauen und seine Schwäche, den Avancen jüngerer Frauen nicht widerstehen zu können. Zwei Ehen gingen schief und die dritte Frau, die sich gleichfalls ins gemachte bzw. ins finanziell gut ausgestattete Nest setzte, wusste, dass sie aufpassen musste, um nicht von einer Konkurrentin um den Lohn ihres Werbens gebracht zu werden. Sie „umklammerte" ihren Apotheker und ließ ihn nicht mehr aus den Augen. Sie besuchte ihn oft mehrmals wöchentlich in der Apotheke und rief bis zu zehn Mal am Tag bei ihm an. Jeder geschäftliche Termin wurde hinterfragt und sie wollte immer und überall dabei sein. Anfangs freute sich Manfred, dass ihm so viel Aufmerksamkeit zuteil wurde, aber bald empfand er dies als lästig und die Kontrolle wurde ihm und der Beziehung eine Last. Das Problem schlug ihm schließlich auf den Magen. Als Empiriker und Naturwissenschafter suchte er die Ursache überall anders, aber bloß nicht bei seiner attraktiven Ehefrau, schließlich war er auch stolz, sich mit ihr zu zeigen. Er nutzte seine Kontakte zu befreundeten Ärzten, die ihn durchcheckten und alle möglichen Tests und Untersuchungen durchführten. Seine Blutwerte waren schlecht und seine Laborbefunde wie auch die Magenspiegelung wiesen auf eine chronische Typ-A-Gastritis hin. Das ist eine Form, deren Ursache nicht bestimmt werden kann und zu den Autoimmunkrankheiten zählt. Das heißt, dass der Körper seine Abwehrkräfte gegen sich selbst richtet. Psychologisch gesehen handelt es sich dabei um eine Autoaggression – also eine Aggression gegen sich selbst, weil sie nach außen nicht abgeleitet werden kann. In seiner Apotheke hatte er ausreichend Möglichkeiten, seinen körperlichen Beschwerden den vermeintlichen Garaus zu machen. Es ist aber nicht unschwer zu erkennen, dass dies nicht funktionierte. Er stellte sich wie der Bauer mit seinem einzelnen Maisfeld an und hätte sich vielleicht doch für Kartoffeln entscheiden sollen. Auf seinem Acker wuchs eben diese Sorte Mais nicht – das heißt in seinem Leben war kein Platz für Kontrolle, die ihm schwer und belastend auf den Magen drückte und unbewusste Aggressionen erzeugte. Es liegt wohl auf der Hand, wo der Lösungsansatz zu finden wäre. Ein solcher hieße nicht gleich Trennung von seiner Frau und die Suche nach einer neuen Beziehung, wiewohl er dies, nachdem er sein Problem selbst erkannt hatte, ernsthaft überlegte. Schon alleine, wenn ein Problem bewusst wird, sind Handlungen möglich. Solange man sich den Ursachen aber nicht stellen möchte, denkt man weder an diese noch an mögliche Lösungen. Natürlich kann man die Schmerzheilung herbeidenken. Dazu eignen sich die Mentalpsychologischen Interventionen. Aber eine Symptombekämpfung alleine wäre in diesem Fall wohl nicht ausreichend. Man muss zweifellos auch an das ursächliche Problem bzw. an dessen Lösung denken. So begann der Apotheker mit seiner Frau eine Paartherapie, die schließlich beiden half.

Schmerzen sind immer ein Zeichen, dass etwas nicht stimmt und etwas zu tun ist. Bei Infektionen legt man sich ins Bett und gibt Ruhe. Schneidet man sich in den Finger, dann schützt man die verletzte Stelle mit einem Pflaster und achtet in der Folge darauf, dass die Wunde nicht verschmutzt wird oder neuerlich aufbricht. Bei Muskelverletzungen schont man den Muskel, bei einem Sonnenbrand kühlt man die Haut. Diese Liste ließe sich wohl noch lange fortführen. Ich denke aber, dass es verständlich ist, was gemeint ist. Bei all diesen Beispielen ist die Ursache klar und das Handeln ebenso. Meist dauert es auch nicht lange und man ist wieder gesund. Wenn man will, kann man die bekannten Behandlungsmethoden wie z.B. Salben, Verbände und Pillen noch mit psychischen Mitteln unterstützen. Positives Denken und das „Wegdenken" der Schmerzen unterstützen die Heilung wie auch eine positive Intervention in Richtung der Ursache ebenso hilft.

Als ich selbst mich einmal im Dunkeln an einer Anhängerkupplung eines Fahrzeuges recht schmerzhaft stieß, war erst die Sache kein „Wegdenken" wert. Natürlich war der Kontakt überaus schmerzhaft und ich fiel sogar hin, aber ich verschwendete keinen Gedanken daran. Eigentlich hätte ich einen schlimmen Bluterguss am Unterschenkel bekommen müssen – das passierte aber nicht. Dennoch spürte ich, dass im Muskel etwas nicht stimmte. Eigentlich hatte ich die Sache schon fast wieder vergessen, als ich eine Reise antreten wollte, die durchaus eine psychische Belastung werden sollte, weil einiges noch unerledigt auf dem Schreibtisch lag und ich eigentlich keine Zeit zum Verreisen hatte. Mein Körper wollte mir wohl zeigen, dass ich nicht „weggehen" sollte und mein Unterschenkel verursachte am Tag der Abreise große Schmerzen. Diese hatten sich drei Tage davor schon angekündigt – zuerst tat es ein wenig weh, aber es wurde schlimmer. Bei jeder Bewegung spürte ich den nun schmerzenden Muskel. Ich verstand das Zeichen und reagierte in doppelter Weise. Erstens verschob ich einige Dinge einfach auf die Zeit nach meiner Rückkehr und plante dafür noch ausreichend Zeit ein und zweitens kümmerte ich mich gedanklich um mein Bein. Das machte ich genau einmal. Ich versetzte mich selbst in einen hypnoiden Zustand, das ist ein tieferer Entspannungszustand, welchen viele als Trance kennen. Dann berührte ich zuerst gedanklich und später auch real mein Bein ganz sanft und dachte einige Minuten intensiv an ein völlig gesundes Bein. Ich sah mich in Gedanken herumhüpfen, gehen und laufen. Danach genoss ich noch ein wenig den Entspannungszustand und erhob mich wieder – natürlich schmerzfrei. Ich stieg am gleichen Tag völlig beschwerdefrei ins Flugzeug.

Akute Schmerzen sind immer ein Signal – um achtsam mit sich selbst umzugehen, um spontan Gefahr abzuwenden, um sich zu schützen, um Schädliches zu vermeiden, um Ruhe und Heilung zu ermöglichen, um dem Körper genau das zu geben, was ihm gerade fehlt. Oft ist es nicht der Körper, sondern auch die Psyche, die gewarnt wird, die Ruhe braucht oder ein Ausgleichsbedürfnis signalisiert. Solche Zeichen sind bei akuten Schmerzen zu verstehen und wir wissen in der Regel, dass es dafür eine bestimmte Ursache gibt.

Wie aber verhält es sich mit chronischen Schmerzen, die nicht mehr aufhören wollen, die zu einer langen Qual werden, die den Betroffenen und oft auch seine Umwelt belasten, die eine Geißel darstellen und viele negative Begleiterscheinungen verursachen? Die Anzahl jener, die an chronischen Schmerzen leiden, wird immer größer und gleichermaßen steigt das Bedürfnis nach Linderung und Heilung.

Ist es beim akuten Schmerz umfassend anerkannt, dass dieser eine Ursache hat und somit der Schmerz als Symptom auftritt, geht man heute beim chronischen Schmerz davon aus, dass der Schmerz sich als eigenständige Krankheit darstellt. Dies wird unter anderem auch damit begründet, als es zu einer physiologischen Veränderung der Nervenbahnen kommt. Der Schmerz wird gelernt und „brennt" sich ins Nervensystem ein. Allerdings kann ich nicht nachvollziehen, dass deshalb die Ursache obsolet sein sollte. Die Abkehr von der Ursache bringt es mit sich, dass man eine solche nicht mehr zu suchen braucht und nun nur noch die Krankheit behandelt – also den Schmerz. Aber es gibt keine Wirkung ohne Ursache – egal, ob es sich um einen akuten oder um einen chronischen Schmerz handelt. Deshalb plädiere ich dafür, den Ursprung des Schmerzes zu ergründen. Sie werden anhand der Fallbeispiele in diesem Buch feststellen, dass jeder chronische Schmerz seinen psychischen Rahmen hat – egal, ob dieser in einem frühen Trauma oder in einem aktuellen Krankheitsgewinn zu suchen ist.

Es gibt also einen erlernten Schmerz. Wir kennen das Phänomen aus der Lernpsychologie. Je öfter ich z.B. Vokabeln lerne, desto besser werden diese im Gehirn gespeichert. Es kommt zu einer neuronalen „Bahnung". Beim chronischen Schmerz geschieht dasselbe. Wenn eine Nervenbahn immer und immer wieder beansprucht wird, dann hinterlässt dies Spuren. Der meines Erachtens treffende Vergleich mit dem Vokabellernen macht auch deutlich, dass es bei der Heilung von chronischen Schmerzen in erster Linie darum gehen sollte, die hirnphysiologischen Vorgänge zu nutzen und nicht alleine auf Medikamente zu setzen. Diese versuchen zwar auch auf die Nervenzellen und die Nervenbahnen einzuwirken – aber eben von außen. Die Schmerzbahnung passiert aber innerlich und dort sind auch die Lösungen für die Probleme zu suchen.

Bleiben wir einen Augenblick beim Lernen, um zu verdeutlichen, was gemeint ist und welch großartige Möglichkeiten sich bieten. Stellen Sie sich vor, Sie waren kein Genie in Mathe (Sie können es auch gerne mit einem anderen Gegenstand probieren) und haben durch einige Misserfolgserlebnisse diesen Unterrichtsgegenstand negativ programmiert. Das Wort „Mathematik" verursacht bei Ihnen viele Assoziationen. Sie denken an schlechte Noten, Beleidigungen, Niederlagen, Kränkungen, Strafen, stressiges Lernen, ungeduldige Nachhilfelehrer, enttäuschte Eltern, Enttäuschungen und vielleicht auch an Kopf- oder Bauchschmerzen, wenn Sie nur dieses Wort in Ihr Gedächtnis rufen. Vielleicht sehen Sie auch ein Bild des ungeliebten – vielleicht sogar verhassten – Lehrers vor Ihrem inneren Auge. Das Wort „Mathematik" hat sich mit vielen Begleiterscheinungen in Ihr neuronales System eingebrannt. Nun ist das Wort selbst im System vorhanden, aber eben auch mit anderen Begriffen und vor allem mit Erinnerungen, die sofort Gefühle erzeugen. Umgekehrt funktioniert das genauso. Stellen Sie sich nun vor, Sie haben bei einem Langlaufwettbewerb den ersten Platz erreicht. Das Wort „Langlaufen" verbinden Sie mit Erfolg, Gesundheit, Natur, schöne Gefühle, Sieg, Gemeinschaft, Anerkennung und anderen positiven Begriffen. Ob Sie wollen oder nicht, dieses Wort wird bei Ihnen nicht nur die Begriffe in verschiedensten Ausformungen in Erinnerung rufen, sondern auch positive Emotionen auslösen. Ich denke, ich habe jetzt deutlich gemacht, dass nichts isoliert steht und es eine Frage ist, was mit was in Verbindung steht. Dem Gehirn ist es nun völlig egal, wie der neuronale Reiz ausgelöst wird –

durch ein Wort oder durch eine Berührung. Jedenfalls können Sie dem Schmerz einen anderen Inhalt geben, ihn mit anderen Begriffen verbinden, ihm andere Gefühle zuschreiben und somit eigene Assoziationsketten aufbauen. Das wird ein Teil der methodischen Schmerzbekämpfung – im Sinne des Buchtitels „*Schmerz wegdenken*" – sein.

Es gibt verschiedene Schmerzformen. Vielleicht ist es jemandem, der an quälenden Schmerzen leidet, völlig egal, in welche Kategorie sein Schmerz eingeordnet wird. Es tut irgendwo weh und das sollte wohl möglichst schnell wieder aufhören. Wenn es darum geht, den Schmerz zu beschreiben, dann sollte dies aber doch möglich sein – schon alleine der eigenen Schmerzwahrnehmung wegen. So gibt es anfallsartige Schmerzen, die einschießen, brennende, dumpfe Schmerzen, die zum Beispiel durch Nervenverletzungen verursacht wurden, tiefe bohrende Schmerzen, deren Grundlage Schwellungen sein könnten, dumpfe ausstrahlende Schmerzen wie z.B. Kopfschmerzen oder Muskelkrämpfe. Im Laufe eines Lebens lernen wir die verschiedenen Erscheinungsformen des Schmerzes kennen. Solange es sich um akute Schmerzen handelt, kann man in der Regel auch gut damit umgehen und die Schmerzen sind genauso schnell vergessen wie sie auftauchten.

Eine andere Unterscheidung bezieht sich darauf, wodurch die Schmerzen entstehen. Da gibt es den Nozizeptor-Schmerz, der auf einer Gewebeschädigung wie zum Beispiel bei einer Verbrennung oder einer Quetschung entstehen kann oder auf Entzündungen, Tumoren oder auf Koliken zurückzuführen ist. Zahnschmerzen oder auch Arthritis sind bekannte Beispiele für Nozizeptor-Schmerzen. Eine hierzu gehörende Schmerzform ist der neuropathische Schmerz, der auf eine Schädigung der Nervenfasern zurückzuführen ist und zu der unter anderem Phantomschmerzen, die Trigeminusneuralgie, der Schlaganfall oder der Bandscheibenvorfall zählen. Die sehr verbreiteten Rückenschmerzen, die gefürchtete Migräne oder Spannungskopfschmerzen gehören zu den reflektorischen Schmerzen, die durch Fehlregulationen oder durch eine Fehlhaltung entstehen können. Der sogenannte viszerale Schmerz betrifft die inneren Organe und ist manchmal recht schwer zu lokalisieren, weil die schmerzende Stelle und das die Schmerzen verursachende Organ räumlich auseinander liegen. Schließlich gibt es noch den somatischen Schmerz, der in einen Tiefen- und in einen Oberflächenschmerz unterteilt wird. Tiefenschmerzen betreffen Knochen, Gelenke, Muskeln und das Bindegewebe. Oberflächenschmerzen entstehen in der Haut oder Schleimhaut. Natürlich dürfen wir den psychosomatischen Schmerz nicht vergessen, der im Zentrum meiner Arbeit und somit auch dieses Buches steht und dem auch ein eigenes Kapitel gewidmet ist.

Alle Schmerzformen können chronifizieren, sie können also ihre Aufgabe als Warnsignal verlieren und zu einer langen Qual werden. Es gibt aber von den Symptomen her einige „Spitzenreiter" wie Kopfschmerzen, Rückenschmerzen, rheumatische Schmerzen und neuropathische Schmerzen. So unterschiedlich sich Schmerzen ausformen können und so unterschiedlich intensiv sie auch sein können – wir haben es immer mit dem gleichen System zu tun und dieses System hat sein Zentrum im menschlichen Gehirn. Das Problem liegt also in unserem Kopf und dort müssen wir es auch lösen.

Schmerz ist nicht gleich Schmerz

Auf den Philippinen spielt sich jedes Jahr am Karfreitag ein grausames Schauspiel ab. Zahlreiche Menschen ziehen selbstgeißelnd durch die Straßen und lassen sich ans Kreuz nageln. Die Flagellanten, wie die Selbstgeißler heißen, verbinden ihr Handeln mit etwas Positivem – entweder um Buße zu tun oder um Leid von sich und ihrer Familie abzuhalten. So wird der

Schmerz, der bei der Selbstauspeitschung auftritt, erträglich und akzeptabel – und zwar derart, dass man bereit ist, sich selbst diesen Schmerz zuzuführen. Für einen Schmerzpatienten wären solche Handlungen wohl unvorstellbar. Die Flagellanten schlagen sich ihren Rücken blutig – das muss weh tun. Die Geißelungen haben in der katholischen Kirche eine lange Tradition und gehen mindestens auf das 8. Jahrhundert zurück. Bei der konservativen Katholikengruppe Opus Dei wird diese Form der Selbstbestrafung heute noch praktiziert. Aber auch in anderen Religionen gibt es dieses Ritual. Bei den Schiiten hat es Tradition, damit an einen Mord an Imam Ali, einem Enkel des Propheten, zu erinnern. Bei den Selbstgeißelungen wird eine Art Trancezustand hergestellt und das Schmerzempfinden herabgesetzt oder zur Gänze ausgeschaltet.

Indische Fakire legen sich auf ein Nagelbrett und harren dort Stunden aus. Zwar wurde der Trick, warum die Nägel nicht die Haut durchbohren und der Fakir aufgespießt wird, längst durchschaut (Fakire verteilen ihr Gewicht auf alle Nägel und diese liegen sehr eng beisammen), aber die Nagelspitzen sollten doch weh tun. Die indischen Gurus haben offenbar eine Technik entwickelt, dass die Schmerzen erträglich oder gar nicht spürbar sind.

Die 42-jährige Klientin Lena beklagte die sexuelle Abhängigkeit zu ihrer losen Partnerschaft. Der Mann kam zweimal die Woche und forderte brutale Sexspiele ein. Lena machte mit. Was sie erschreckte, war, dass sie die Qualen durchaus auch genoss und die Schmerzen mit Lust verband. Aus Malträtierungen, die bei jedem anderen große Schmerzen verursachen würden, wurden bei Lena lustvolle Gefühle.

1975 fällt Aron Ralston in eine Felsspalte und klemmt sich zwischen der Felswand und einem großen Stein die Hand ein. Nach 127 Stunden und der Erkenntnis, dass es keine Rettung geben wird, schnitt Ralston sich selbst den Arm ab.[12] Nun dauerte die Amputation mit einem stumpfen Taschenmesser lange und war eine recht grausige Prozedur. Ralston hielt die „Operation" aus – wahrscheinlich leichter als jene, die die Verfilmung des realen Dramas im Kino sahen.

Aus verschiedenen Kriegen sind unglaubliche Berichte bekannt. Zu Zeiten Napoleons gab es keine Narkotika und Amputationen wurden direkt am Schlachtfeld durchgeführt. Die Überlieferungen zeigen, dass die Verwundeten keinen Schmerz zu verspüren schienen. Beschreibungen über Operationen aus dem Ersten Weltkrieg erzählen ebenfalls von Amputationen, bei denen die betroffenen Soldaten keine Schmerzen zeigten, obwohl sie nicht narkotisiert wurden und auch keine Schmerzmittel erhielten. Der amerikanische Chirurg Henry K. Beecher[13] fand als Arzt im Zweiten Weltkrieg heraus, dass schwer verwundete Soldaten weit weniger über Schmerzen klagten als seine Patienten in seiner amerikanischen Klinik. Das unterschiedliche Schmerzempfinden zwischen Soldaten und der restlichen Bevölkerung wurde mehrfach untersucht – immer mit dem gleichen Ergebnis, dass Soldaten weniger schmerzempfindlich sind.

Offenbar ist ein Schmerz, den man sich selbst zufügt bzw. dem man sich bewusst selbst aussetzt, leichter zu steuern. Bei Soldaten gibt es natürlich den Nimbus der Stärke und Unbesiegbarkeit – so werden diese durchaus durch ihre Offiziere entsprechend motiviert und auch die Gruppendynamik spielt hier wohl eine Rolle.

Die verschiedenen Beispiele und die Erkenntnis daraus sind interessant, weil sie beinhalten, dass das Schmerzempfinden subjektiv beeinflussbar ist. Somit können auch Schmerzpatienten auf solche Methoden – wie bei den Flagellanten – zurückgreifen. Es scheinen offenbar schon simple Meditationsmethoden auszureichen – wie müssen dann erst ausgefeilte Varianten wirken. Außerdem scheinen Zuschreibungen, Erwartungshaltungen und auch positive Emotionen den Schmerz zu steuern. Das alles sollte wohl Schmerzpatienten Mut machen und sie dazu motivieren weiterzulesen.

Es ist wissenschaftlich belegt, dass es völlig unterschiedliche Schmerzempfindungen gibt. Der eine heult bei der kleinsten Verletzung auf, der andere zeigt beim gleichen Ereignis keine Regung. In unserer Gesellschaft ist es auch verbreitet, dass Frauen gefühlsbetonter sind und leichter Schmerzen empfinden als Männer. Dies ist zwar durchaus zu hinterfragen und kann auch im Kommunikationsverhalten begründet sein, zeigt aber zumindest einen möglichen Unterschied auf. Weit konkreter sind kulturelle Unterschiede. Die Psychologin Edina Kitanovic versuchte dem unterschiedlichen Schmerzempfinden auf die Spur zu kommen und untersuchte, wie Frauen aus verschiedenen Ländern mit dem Schmerz umgehen. Die Studie wies nach, dass Schmerzempfinden eindeutig auch auf kulturelle und gesellschaftliche Bedingungen zurückzuführen ist. Kitanovic fand heraus, dass Patienten aus muslimischen Ländern weit empfindlicher sind bzw. gehen diese mit dem Schmerz offener und emotionaler um. Das ist offenbar ein Effekt aus der Erziehung und der Kultur. So ist im Islam auch ein emotionalerer Umgang mit dem Trauerschmerz zu beobachten. In China verhält es sich gegenteilig. So darf man dort keine Gefühle zeigen, denn solches wird als Charakterschwäche aufgefasst – Schmerz und Zorn müssen unterdrückt werden. Im Hinduismus werden Leid und Schmerz still hingenommen. Im Buddhismus äußert man sich offen zu Leid und Schmerz und ist an Linderung interessiert. In dieser Kultur sind Meditationstechniken sehr verbreitet, die bekanntermaßen Schmerz lindern können.

Die Uneinheitlichkeit des Schmerzes ist auch bei vielen meiner Patientinnen und Patienten zu orten. So zum Beispiel zeigte der 60-jährige Uwe seinen Schmerz nicht offen. Ja, er spielte seine Knieschmerzen immer herunter, machte die Schmerzen nichtig und sich selbst dabei groß. Gleichzeitig waren seine Schmerzen die Entschuldigung dafür, sich immer weniger in der Öffentlichkeit zu zeigen – Rückzug mit einer einhergehenden Depression waren die Folgen. Uwe hatte eine schlimme Kindheit, musste schon früh auf eigenen Beinen stehen und wuchs ohne familiäre Sicherheit auf. Um Zuneigung und Liebe musste er kämpfen und sie blieb ihm weitestgehend versagt. Kein Wunder also, dass er mit Rückzug reagierte und sich von der Welt abschottete und den Schmerz dazu einsetzte, sich als Held zu zeigen, indem er ihn immer wieder herunterspielte und gleichzeitig auch dafür verwendete, sich von der Gesellschaft zu verabschieden.

Ein gegenteiliges Beispiel ist Martha. Sie lebt ihren Schmerz aus, erzählt es jedem und immer wieder – egal, ob es jemand hören möchte oder nicht. Einerlei, ob im Wartezimmer einer Arztpraxis, bei der Bushaltestelle oder bei Gesprächen mit Verwandten oder Bekannten – der Schmerz steht immer im Mittelpunkt. So holt sich die Pensionistin, die ihr Leben gelebt hat und das im Unbewussten schwer akzeptieren kann, ihren gesellschaftlichen Zuspruch. Ihre Gesprächspartner hören ihr zu und sind im Sinne der Höflichkeit auch anteilnehmend. Das scheint Martha zu reichen – zumindest erhält sie damit die für sie so notwendige Anteilnahme.

Beide Beispiele zeigen persönliche, aber durchaus nicht bewusste Vorteile der Schmerzen. In der Tat haben chronische Schmerzen auch einen Nutzen, wenngleich dieser den Betroffenen so natürlich nicht präsent ist. Jedenfalls begegnen Therapeuten täglich solche Beispiele in deren Praxen.

Schmerz ist also nicht gleich Schmerz. Abgesehen von verschiedenen Schmerzformen ist auch die subjektiv empfundene Intensität des Schmerzes völlig individuell. Das Gehirn entscheidet, wie wichtig etwas ist und wie schmerzhaft etwas sein soll oder sein darf (siehe dazu auch ab Kapitel „Schmerzen er- und verdenken wir im Gehirn" auf Seite 64). Den Schmerz kann man mit Geräten objektiv nicht messen. Was für den einen kaum mehr auszuhalten ist, ist für den anderen durchaus erträglich. Es ist schwer denkbar, dass eine höhere Kraft den einen Körper mit schrecklichen Schmerzen „straft" und den anderen bei einer gleichen Verletzung oder bei einem gleichen

Krankheitsbild nur leichte oder vielleicht sogar keine Schmerzen „verordnet". Offenbar sind wir für unser Schmerzempfinden durchaus selbst verantwortlich. Das können wir auch in unserem Umfeld beobachten. Manche Menschen ertragen ihr Leid still und leise, lassen sich nichts anmerken und haben mit dem Schmerz zu leben gelernt. Der pensionierte Beamte Bertram ist so ein Beispiel.

Nach seinem Umzug in eine neue Heimat, in einem anderen Land, wollte er diesen Umzug besonders leidvoll gestalten. Er marschierte rund 2.000 Kilometer von seinem alten Wohnort zum neuen. Er war zwar niemals ein Sportler gewesen, aber das Wandern bereitete ihm eigentlich immer Spaß. Diese Reise zu Fuß war natürlich eine Strapaze. Unterwegs bekam er Knieschmerzen, die er ignorierte. Die Schmerzen blieben ihm in der Folge erhalten. Er tat auch nichts dagegen. Wohl wurde er untersucht und man fand nichts, aber er klagte nie über die Schmerzen, wiewohl sie da waren, wie er mir anvertraute.

Vielleicht kennen Sie diese Situation: Quälende Zahnschmerzen lassen Sie nicht schlafen oder beeinträchtigen die Arbeit. Endlich sitzen Sie im Wartezimmer des Arztes und die Zahnschmerzen sind weg – bevor Sie sich überhaupt auf den Zahnarztstuhl gesetzt haben. Vielleicht sind Sie schnell wieder gegangen (um dann bald wieder zu kommen). Von qualvollen Schmerzen zur Schmerzfreiheit – und das innerhalb von Sekunden. Dabei hatten Sie kein Medikament genommen und den Zahnarzt hatten Sie noch gar nicht zu Gesicht bekommen. Es war Ihr Gehirn, das die Nerven im Zahn schmerzlos stellte. Ihr Gehirn hatte eigene „Medikamente" produzieren lassen und diese haben umgehend gewirkt. So einfach kann Schmerzheilung und so unterschiedlich kann Schmerzempfinden sein.

Derartiges ist auch bei chronischen Schmerzen zu beobachten. Der Zahnarzt Karl-Heinz klagt schon seit Jahren über chronische Spannungskopfschmerzen, die aber bei der konzentrierten Arbeit völlig „vergessen" werden. Erst in Pausen oder nach der Arbeit treten die Schmerzen auf. Nur manchmal verspürt er sie auch während seiner zahnärztlichen Tätigkeit und dann wesentlich schwächer und dumpfer als im Ruhezustand. In der Freizeit nimmt der Schmerz aber eine Hauptrolle ein und lähmt ihn beinahe. Geführte Fantasiereisen als Mentalpsychologische Interventionen haben dann gezeigt, dass Karl-Heinz den Schmerz ebenso „vergessen" lassen konnte, weil er sich gedanklich auf etwas völlig anderes konzentrierte. Der Schmerz wurde einfach „weggedacht".

Das Schmerzempfinden ist also offenbar nicht objektiv messbar. Menschen verspüren und verarbeiten ihre Schmerzen subjektiv ganz auf die eigene Person bezogen. Hier werden schon Hinweise auf psychische Bedingtheiten erkennbar, die mit dem Schmerz an sich scheinbar nichts zu tun haben. Bertram ging mit seinen Schmerzen völlig anders um, als andere beschriebene Beispielpersonen das taten. Die Ziele Bertrams und jener, die den Schmerz offen ausleben, mögen sogar gleich sein. Beide wollen Anerkennung, Beachtung und Aufmerksamkeit, die Wege zu ihren ähnlichen oder gleichen Zielen sind allerdings verschieden.

Die Thematik zum unterschiedlichen Schmerzempfinden wird sogar noch schwieriger, weil zum Beispiel gleiche Verletzungen von ein und derselben Person unterschiedlich schmerzhaft wahrgenommen werden können. Bei Kindern kann man solche unterschiedlichen Reaktionen sehr leicht beobachten. Mein jüngster Sohn Maximilian kam als Fünfjähriger herzzerreißend weinend ins Haus gelaufen, weil ihn seine ältere Schwester im Garten gestoßen hatte und er auf den ohnehin weichen Rasen fiel. Die grünen Rasenflecken auf seinen Knien wurden mit schweren Verletzungen gleichgesetzt und diese betrauerte er tränenvergießend an der mütterlichen Brust, wo er natürlich Trost fand. Ein andermal – beim Ballspielen – stürzte er auf den harten Asphalt, schlug sich dabei die Knie blutig und bemerkte dies nicht einmal. Er spielte einfach weiter. Im ersten Fall war es wohl eher die Ohnmacht gegenüber der großen

Schwester als die eigentlichen Schmerzen, die ihn zum Weinen brachte. Gleichzeitig suchte er sich damit die Zuneigung der Mutter, die natürlich ihre „ach so böse Tochter" zur Rede stellte. Maximilian stand also im Mittelpunkt, bekam Zuneigung und Liebe und obsiegte in diesem Augenblick trotzdem über die Schwester, obwohl er von ihr auf dem Rasen „besiegt" wurde.

Das Beispiel offenbart, dass auch ursachenbezogenes Schmerzempfinden differenziert wahrgenommen werden kann und der Nutzen bzw. das Umfeld, in dem man sich gerade bewegt, Einfluss haben kann. Solche Beispiele kennen wohl alle Eltern. Mehr als einmal konnte ich beobachten, dass der Schmerz und die Reaktion auf diesen seitens unserer Kinder auf unsere eigenen Reaktionen abgestimmt wurden. Zeigten wir Eltern wenig Anteilnahme bzw. spielten wir das Problem herunter, war offenbar auch ein kleines Missgeschick nicht wichtig genug, um daraus ein Drama werden zu lassen. Solche Erfahrungen machen auch andere Eltern bzw. Erwachsene. Dazu wieder ein Beispiel.

Ich befand mich mit meiner Familie in einem Restaurant. Am Nachbartisch machte sich eine andere Familie gerade fertig, um das Lokal zu verlassen. Der zirka 8-jährige Sohn machte eine ungeschickte Bewegung und fiel bäuchlings auf den harten Steinboden – und zwar direkt in meine Richtung. Er sah mich mit schmerzverzerrtem Gesicht an und wollte gerade zu heulen beginnen. Ich sah ihn mehr oder weniger teilnahmslos an und meinte, es wäre eh nichts passiert und teilte ihm mit, dass er ein tapferer junger Mann sei. Er stand als mutiger Indianer vom Boden auf und sein Schmerz verflog aus seinem Gesicht. Die Eltern waren ob seiner Reaktion völlig erstaunt – offenbar hatten sie mit einem schreienden Jungen gerechnet. Somit ist die Schlussfolgerung erlaubt, dass das Empfinden von Schmerz durchaus auch steuerbar ist bzw. im Sinne des Titels dieses Buches „erdacht", „weggedacht", „herunter- oder hinaufgedacht" werden kann. Damit haben wir schon erste Anzeichen gefunden, dass das Schmerzempfinden beeinflussbar ist. Hier spielen kognitive Prozesse – in Verbindung mit emotionalen – eine Rolle. So werden die Reaktionen der Eltern vom Kind durchaus kognitiv erfasst. Über die Sinnesorgane werden Worte und Körpersprachliches der Eltern wahrgenommen. Gleichzeitig werden natürlich auch die Emotionen von Mutter oder Vater registriert – natürlich gleichfalls über die Sinnesorgane.

Wir Erwachsene unterscheiden uns von unseren Kindern beim anlassbezogenen differenzierten Schmerzempfinden überhaupt nicht. Es wird wohl schon jedem einmal passiert sein, dass er mit einem blauen Fleck konfrontiert wurde, dessen Ursache ihm einfach nicht mehr in Erinnerung ist. Konzentriert man sich auf etwas völlig anderes, was in diesem Augenblick sehr wichtig ist, dann spielt ein aktuelles Schmerzerlebnis plötzlich keine Rolle und wird nicht als wichtig wahrgenommen – der Schmerz bleibt im Hintergrund und wird sofort „vergessen". Ich erinnere mich selbst an ein mehr oder weniger übliches Ereignis. Ich befand mich gerade auf dem Weg vom Schlafzimmer ins angrenzende Badezimmer, als es an der Türe läutete. Durch eine ungeschickte und eilige Bewegung schlug ich mit einer meiner kleinen Zehen am Bettgestell an. Da ich nur halb bekleidet und in diesem Augenblick der einzige im Haus war, der die Türe öffnen konnte und das Läuten an der Türe einen wichtigen Besuch ankündigte, war ich plötzlich gestresst und die Konzentration lag beim Besuch, beim Anziehen und raschen Handeln. Ich bemerkte zwar mein Missgeschick, beachtete es aber in diesem Augenblick gar nicht. Erst später stellte sich heraus, dass die Zehe nicht nur ein wenig angestoßen, sondern recht schwer verletzt war, es gab eine offene Wunde und eine starke Schwellung, auch der Zehennagel hatte etwas abbekommen. Ich hatte dann einige Tage Probleme mit geschlossenen Schuhen und wurde schmerzhaft an meine Ungeschicklichkeit erinnert. Im Augenblick des Geschehens war aber der Schmerz klein und nichtig – zumindest hatte ich ihn als nicht wichtig empfunden, wohl, weil mein Gehirn etwas

Wichtigeres wahrgenommen hatte. Wenn der Schmerz durch etwas anderes überlagert wird, wird er nicht wahrgenommen. Daraus lassen sich Fokussierungsstrategien entwickeln, die sich in meiner Methode auch wiederfinden.

Ich erinnere mich noch an ein anderes Ereignis mit einem meiner Kinder. Es ging um meine Tochter Eva-Maria, die damals vier Jahre alt war. Es war Winter und im Garten stand eine Holzschaukel. Ein massiv gebautes Gestell, an dem die Schaukel selbst noch dranhing – trotz kalter Temperaturen. Ich war gerade von einem Seminar zurückgekommen und meine Tochter freute sich auf das Wiedersehen – mir erging es ebenso. Der sonnige Tag lud zum Spielen im Garten ein und meine Tochter setzte sich auf die Schaukel und wollte ein wenig angeschoben werden, was ich als folgsamer Vater natürlich auch tat. Ich übersah aber im Zuge des freudvollen Vater-Tochter-Spiels, dass am Gestell der Schaukel einige recht lange und schwere Pfosten angelehnt waren, die unser Treiben aber überhaupt nicht störten – bis zu dem Augenblick, als sich diese vier Meter langen und jeweils 20 Zentimeter dicken Rundhölzer gemeinsam in unsere Richtung in Bewegung zu setzen begannen. Wie in Zeitlupe neigten sich die aufgestellten Baumstämme und rutschten auf uns zu. Meine Tochter befand sich auf der Schaukel und auf der Seite der rutschenden Stämme. Mir blieb nichts anderes übrig, als die Schaukel zu stoppen und meine Arme ausgestreckt zu halten, damit die Hölzer meine Tochter nicht erschlugen. Die Hölzer prallten auf meine Unterarme und Hände, die letztlich doch nachgaben – aber meine Tochter war auf der anderen Seite der nunmehr stehengebliebenen Schaukel und blieb Gott sei Dank unverletzt. Ich kam ebenfalls glimpflich davon – und zwar mit einem im Gelenk ausgekegelten Finger. In der ganzen Phase und auch danach hatte ich nicht den Funken eines Schmerzes verspürt. Meine ganze Konzentration galt der Rettung meiner Tochter. Ja, ich bemerkte nicht einmal, was mit meiner Hand passiert war. Im Nachhinein war ich überrascht, wie es mir gelungen war, diese

Holzmasse im freien Fall aufzuhalten. Da wurden offensichtlich gewaltige Kräfte in mir frei. Mir war die Hand in diesem Augenblick völlig egal – die Hauptsache war, dass ich meine kleine Eva unverletzt von der Schaukel nehmen konnte.

Solche Beispiele gibt es wohl unzählige. Im Augenblick der Aufregung verspürt man oft keinen Schmerz und entwickelt nicht selten ungeahnte Kräfte. Es ist wissenschaftlich gesichert, dass unter Stress oder in Furcht auslösenden Situationen körpereigene schmerzstillende Mittel freigesetzt werden.[14] In solchen Phasen – zum Beispiel in Gefahrensituationen oder unter akuter körperlicher Belastung werden archaisch anmutende Ressourcen bereitgestellt, die auch für Kampf- und Fluchtverhalten benötigt werden. In solchen Situationen darf der Körper keinen Schmerz empfinden, schließlich geht es ja ums Überleben – wie damals, als sich die Gladiatoren in der Arena gegenüberstanden. Aber damit nicht genug. Der Körper „vergisst" dann auch auf ansonsten normale Reflexe und Bedürfnisse. So gibt es in Stresssituationen keinen Harn- oder Stuhldrang, kein Husten oder Schnäuzen und auch keinen Hunger oder Durst. Die heutigen Gladiatoren finden sich zum Beispiel am Fußballfeld. Dort machen dem Profifußballer ein Schlag ans Schienbein oder ein Foul, das ihn am grünen Rasen zu Sturz bringt, nichts aus.

Ganz offensichtlich lässt sich das Schmerzempfinden subjektiv steuern. Das haben die angeführten Beispiele doch deutlich gezeigt. Liegt der Fokus unserer Gedanken anderswo und abseits der Schmerzen, wird dieser in den Hintergrund gedrängt. Außerdem scheint auch Ablenkung ein schmerzlinderndes bzw. schmerzheilendes Instrument zu sein. Wenn ich mich bewusst auf etwas anderes als den Schmerz konzentriere, dann steht dieser nicht mehr im Vordergrund und findet keinerlei Beachtung. Wir können also schon mit diesen ersten Schlussfolgerungen erkennen, dass wir Macht über den eigenen Schmerz haben.

Symptom, Ursache und Quelle des Schmerzes

Das Naturgesetz von Ursache und Wirkung kennen wir wohl noch aus der Schule. Es gibt keine Ursache ohne Wirkung und keine Wirkung ohne Ursache. Schmerzen als Wirkung haben somit immer eine Ursache. Wirkung ist also das Symptom und somit sind Schmerzen ein Symptom, das eine Ursache hat. Auch wenn neuere Forschungsergebnisse davon ausgehen, dass Schmerz eine eigenständige Krankheit darstellt und nicht nur ein Symptom einer anderen Krankheit ist, ändert das nichts daran, dass der Schmerz eine „Quelle" hat.

Es stellt sich die Frage, ob es von Interesse ist, der Ursache auf die Spur zu kommen bzw. noch einen Schritt weiter zu gehen, nämlich die Ursache für die Schmerzen zu beseitigen, um damit auch das Symptom „Schmerz" zu eliminieren. Betrachten wir den Alltag, dann kommt es vor, dass wir z.B. bei Kopfschmerzen – ohne nachzudenken – zu einer Tablette greifen, nicht, um der Ursache auf den Grund zu gehen und diese zu therapieren, sondern um das Symptom loszuwerden. Dies ist nun durchaus legitim und im Einzelfalle auch zu akzeptieren. Ja, es ist sogar sinnvoll, denn Schmerzen sind für vernünftige Handlungen durchaus hinderlich. Meistens wird man die Ursache der Schmerzen wohl kennen oder eine Vermutung haben. So können Kopf- oder Gliederschmerzen von einer gerade beginnenden Infektionskrankheit herrühren oder der Schädel brummt, weil man vielleicht am Tag zuvor ein Glas zu viel getrunken hat. Schmerzende Muskeln können durch Überanstrengungen entstehen oder einen Zahnschmerz führt man z.B. auf Kariesbefall zurück. Ich kann mich selbst an ein abendliches üppiges Maronimenü erinnern, das mir zwar herrlich mundete, aber mir in der Folge eine schlaflose Nacht bescherte. Dafür sorgten schreckliche Magenkrämpfe. Wenn also das Symptom einer Ursache zuzuordnen ist, dann kann man entscheiden, was zu tun ist. In einigen Fällen reicht es aus, einfach nur Ruhe zu geben, in anderen wird man vielleicht auf Medikamente zurückgreifen und das eine oder andere Mal wird ein Arztbesuch vonnöten sein. Etwas anderes ist es aber, wenn Schmerzen keine klare Ursache haben oder nach der üblichen Heilungsdauer der Ursache, die Schmerzen nicht verschwinden wollen – wenn also Schmerzen chronisch werden.

Ruth war eine Patientin, die seit Jahren auf der Suche nach der Ursache ihrer Schmerzen war. Sie hatte eine wahrliche Ärzteodyssee hinter sich und niemand konnte ihr helfen. Ihr Problem lag im Gesicht. Sie klagte über Kopfschmerzen, welche die linke Gesichtshälfte mit einschlossen. Mehrmals begab sie sich in klinische Behandlung. Sie ließ eine Kieferoperation über sich ergehen und sich den Trigeminusnerv operieren, nachdem eine Trigeminusneuralgie vermutet worden war. Dabei handelt es sich um einen äußerst schmerzhaften Reizungszustand des fünften Hirnnervs, der auch als Gesichtsnerv bezeichnet wird, also des Trigeminus. Nachdem auch das nichts nutzte, stieß Ruth auf meine Mentalpsychologischen Interventionen, die es auch als CD gibt. Die Interventionen verfehlten nicht ihre Wirkung und konnten das Symptom lindern, allerdings blieb die Ursache weiterhin im Dunkeln. Sie konsultierte mich in der Folge und wir fingen mit unserer „Denk-Arbeit" an. Schon die Anamnese (also die Aufnahme der detaillierten Krankengeschichte) brachte viele psychische Kränkungen aus der Kindheit zu Tage, welche sich in das Erwachsenenalter fortsetzten. Ruth war ein Gewaltopfer ihres Vaters, konnte nur schwer eine Beziehung zum anderen Geschlecht aufbauen, lebte kinderlos und alleine. Ihre tiefen Sehnsüchte blieben unerfüllt, auch dann, wenn doch eine Liebe in ihr Leben trat, wurde sie von dieser wieder enttäuscht – so wie ihr Vater sie enttäuscht hatte. Das Leben schlug – wie seinerzeit ihr Vater – äußerst brutal und hart zu – nämlich ins Gesicht. Durch neue Ziele und neue Lebensinhalte konnte Ruth mit therapeutischer Hilfe ihr Leben neu ordnen. Sie räumte den Konflikt mit dem zwischenzeitlich verstorbenen Vater gedanklich aus, ersann sich neue Aufgaben, die sie auch umsetzte, und dachte sich den Schmerz weg. Schließlich wurde der Schmerz nicht mehr gebraucht.

Ruth wurde jahrelang lediglich symptomorientiert behandelt. Die Versuche, der Ursache auf den Grund zu kommen, schlugen fehl, weil die psychosomatische Komponente zu wenig berücksichtigt wurde. Wohl wurde ihr immer wieder mitgeteilt, dass das Problem auch psychosomatisch sein könnte, aber es wurden keine Lösungen angeboten.

Den Schmerz alleine dem Symptom zuzurechnen, wäre nicht nur unvollständig, sondern fatal. Leider ist es weitverbreitet, sich um den Schmerz zu kümmern und die Ursache unberücksichtigt zu lassen. Mag sein, dass dies mit der frühkindlichen Sozialisation zu tun hat, wo Schmerz meist als eine Folge einer „natürlichen" Ursache auftrat und man sich schon deshalb auf das Symptom konzentrierte. So waren die Tränen und die Abschürfungen am Knie nach einem Sturz für die Mutter wichtiger als die Ursache des Schmerzes – eben die Hautverletzung (die ursächlich wiederum vom Sturz herrührte), die aber schnell heilte. Ähnliches kennen wir von Zahnschmerzen: Wir konzentrierten uns auf die Schmerzen und überließen das Problem dem Zahnarzt. Bis zum Zahnarztbesuch halfen uns Tabletten. Sogar später, in den Jahren der Adoleszenz, wo erste Kontakte mit Alkohol stattfanden und vielleicht der eine oder andere Morgen von Kopfschmerzen begleitet war, verschwendete in der Regel niemand einen Gedanken an die Ursache, sondern griff zu einer Tablette gegen Kopfschmerzen.

Auch in späteren Jahren ändert sich am symptomorientierten Handeln wenig. Primäres Ziel, wenn Schmerzen da sind, ist es, diese loszuwerden. Die Ursache bleibt bei der Betrachtung oft im Hintergrund. Auch die Ärzte scheinen diesem „Phänomen" zu folgen und vermitteln mit ihrem Arsenal an Medikamenten, dass die Schmerzen mit einer meist weißen Pille wegzubringen wären. In Gesprächen mit Allgemeinmedizinern bestätigt sich das auch. Die Patienten kommen zum Arzt, um eine Arznei abzuholen und sind überraschend wenig an den Ursachen interessiert. Wenn ein Knie schmerzt, dann sollen die Schmerzen aufhören, egal, was die Ursache ist. „Herr Doktor, bitte geben Sie mir etwas gegen meine Schmerzen." Das ist eine häufig gehörte Aussage von Patienten gegenüber den behandelnden Ärzten, die sich in der Rolle als Heiler und Schmerzlinderer auch durchaus wohlfühlen. Es ist weit einfacher, jemandem ein Schmerzmedikament zu verschreiben, als der Ursache auf den Zahn zu fühlen – vor allem, wenn diese in der Tiefe der Psyche sitzt. Zwar ist in vielen Fällen die Herkunft des Schmerzes durchaus offenkundig, aber man beschäftigt sich damit nicht, weil das Medikament das eigentliche Problem in den Hintergrund rücken lässt.

Die Medizin trägt viel dazu bei, dass das Symptom im Zentrum steht und dieses medizinisch behandelbar ist. Dabei bleibt die Ursachenbehandlung nicht selten auf der Strecke. Ein Beispiel der symptomorientierten Lösungen findet man im Beauty-Bereich. Wozu seine Lebensgewohnheiten ändern, gesünder essen oder sich mehr bewegen, wenn es ohnehin Schlankheitspillen und Chirurgen gibt, die das überschüssige Fett einfach absaugen?

Nun muss man das Gesundheitssystem begreifen, um auch das ärztliche Handeln nachvollziehen zu können. Ärzte und Ärztinnen bekommen für Konsultationen von Patienten und deren Behandlungen Geld. Patienten mit chronischen Krankheiten bringen demnach immer Umsätze – egal, ob Hausbesuche notwendig sind oder die Patienten in die Arztpraxis kommen. Natürlich will ich damit keinem Arzt unterstellen, dass er an der Ursache der Krankheiten seiner Patienten kein Interesse hätte, aber in vielen Fällen kann nur symptomorientiert behandelt werden. Gleich mehrere Mediziner erzählten mir, dass die Patienten selbst kein Interesse haben, sich um die Ursache ihres Leidens zu kümmern. So werden die typischen Volkskrankheiten wie Diabetes, Hypertonie (Bluthochdruck) oder Rückenschmerzen medikamentös behandelt. Zwar weisen (hoffentlich) die Mediziner darauf hin, woher die Krankheit kommt und dass es wichtig wäre, die Ernährung umzustellen oder sich mehr zu bewegen, aber diese Rufe verhallen schon im Arztzimmer und sind bereits vergessen, wenn der Patient die Arztpraxis verlassen hat.

Es gibt viel Kritik an dem geltenden Gesundheitssystem, das eben sehr symptomorientiert handelt. Es gibt auch Kritik an einzelnen Ärzten, die dies ausnutzen, um sich eigene Vorteile zu verschaffen. Viele Autoren haben sich dieses Themas angenommen und kritische Bücher geschrieben – unter anderem Till Bastian[15], Jörg Blech[16], Uwe Heyll[17], Rainer Holzhüter[18], Kurt Langbein[19] oder Hans Weiss[20]. Nun gibt es in jeder Berufsgruppe schwarze Schafe und diese sollen nicht eine Gesamtheit widerspiegeln. Leider forciert das System aber ein vornehmlich symptomorientiertes Denken und Handeln der Ärzte, das naturgemäß auf die Patientinnen und Patienten abfärbt. Wir leben in einer Zeit der Reparaturmedizin und es wird der Eindruck erweckt, dass alles möglich, somit alles heilbar ist. Zweifellos hat die Medizin vieles ermöglicht und Verunfallte, die früher keine Überlebenschance hatten, verlassen heute oft schon nach wenigen Wochen mehr oder weniger gesund das Krankenhaus. Allfällige Schmerzen haben dann eine klar zugeordnete Ursache und verschwinden in der Regel wieder. Es gibt aber auch andere Fälle.

Der 75-jährigen Klara ging es schon seit Jahren schlecht. Sie klagte über schreckliche Schmerzen und jedes Mal, wenn sie zum Arzt ging oder von diesem besucht wurde, hatte sie ein neues Medikament auf dem Nachtkästchen liegen. Schließlich nahm sie rund zwanzig Pillen täglich ein, ohne dass diese ihr nachhaltige Besserung versprachen. Im Gegenteil: Ihr Zustand verschlechterte sich zunehmend, schließlich lag sie im Sterben. Ihr Sohn entschloss sich zu einer rigorosen Maßnahme. Er entzog ihr von einem Tag auf den anderen alle Pillen. Dann geschah etwas Sonderbares: Klara erholte sich, wurde kräftiger, entwickelte wieder einen gesunden Appetit, ihr Verstand wurde klarer, bald verließ sie das Bett und überlebte den von den Ärzten vorher bestimmten Todeszeitpunkt um sechzehn Jahre. Der Sohn, der sich zu diesem mutigen Handeln entschlossen hatte, ist selbst Arzt und ein Freund von mir. Wir sind beide überzeugt, dass er seiner Mutter damit das Leben gerettet hatte. Sie verstarb schließlich mit 91 Jahren und konnte noch sechzehn mehr oder weniger gesunde und glückliche Jahre erleben. Als Psychologe und Therapeut hinterfragte ich natürlich den Vorgang und die Entscheidung meines Freundes. Zweifellos steckte hinter seiner Entscheidung mehr als nur der Entzug der Arzneien. Er zeigte damit seiner Mutter auch eine tiefe Aufmerksamkeit, kümmerte sich in der Folge weit mehr um sie, als vorher, wo er sie fremden Ärzten überlassen hatte, und brachte ihr damit eine unbewusste Wertschätzung entgegen, die sie weiterleben ließ.

Mag dieses Beispiel ein Einzelfall sein, aber auf den Nachtkästchen vieler Patienten liegen immer noch viele Pillen – wahrscheinlich noch mehr als früher. Und jede Tablette ist ein Indiz dafür, dass sie ein Symptom und weit weniger eine Ursache im Fokus hat. Hier werden vielleicht manche entgegenhalten, dass nicht jede Ursache behandelbar ist und dann wenigstens das Symptom gelindert werden sollte. Diese Einstellung geht aber von einem Paradigma aus und solche sind schon einmal grundsätzlich in Frage zu stellen.

Schmerzen sind oft Begleiterscheinungen von schlimmen Krankheiten. Nehmen wir einmal den Krebs als Beispiel. Zwar hat die Krankheit ihren Schrecken vermeintlich verloren. Dennoch gilt Krebs immer noch als Geisel und die Statistik der Krebsheilungen zeigt nur die halbe Wahrheit. Die Anästhesistin Gertrud Hermerka aus Wien meinte in einem unserer vielen Gespräche: „Ich habe niemanden kennengelernt, der den Krebs überlebt hat – früher oder später kommt er zurück." Dieser Aussage kann ich so nicht folgen – ich bin nämlich sehr wohl davon überzeugt, dass Krebs heilbar ist. Man muss aber berücksichtigen, dass Hermerka jahrzehntelang als Schulmedizinerin tätig war und erst nach diesen Erkenntnissen sich anderweitig orientierte. Aus ihrer damaligen Sicht als Schulmedizinerin ist die

Meinung aber doch sehr vielsagend. Nach gängiger schulmedizinischer Meinung gilt ein Krebspatient als geheilt, wenn er fünf Jahre krebsfrei ist. Ein anerkannter Krebsexperte meinte in einer Fernsehsendung sinngemäß: „Meine Mutter starb nach fünfeinhalb Jahren. Sie galt somit als von Krebs geheilt, ist aber tot." In der Statistik ist sie also als geheilt vermerkt. Krebs ist ein typisches Beispiel dafür, wie symptomorientiert die heutige Medizin agiert. Krebstumore werden operativ entfernt und Metastasen mittels Chemotherapie behandelt. Die Ursache des Krebses bleibt meist im Dunkeln. Zwar wissen wir, dass bestimmte Lebens- oder Ernährungsgewohnheiten, das Rauchen oder bestimmte Umwelteinflüsse Krebserkrankungen begünstigen können, aber da trotzdem nicht alle erkranken, die sich solchen Bedingungen aussetzen und umgekehrt z.B. auch Nichtraucher von Lungenkrebs befallen werden, darf dennoch davon ausgegangen werden, dass es noch andere Einflüsse gibt.

Krebs ist deshalb ein Thema, weil er schreckliche Schmerzen auslösen kann. Es ist nachvollziehbar, dass solche Schmerzen auf den Krebs und seine Ausformungen zurückzuführen sind. Es ist aber gleichfalls nachvollziehbar, dass Krebs selbst ein Symptom einer Ursache ist. Also sind die Schmerzen ein Symptom einer Ursache namens Krebs und Krebs ein Symptom einer nicht immer klaren Ursache. Will man nun die Schmerzen bekämpfen, dann heißt es, der eigentlichen Ursache auf die Spur zu kommen. Nun gibt es viele und deutliche Hinweise darauf, dass Krebs auch psychische Anteile birgt und manche Experten sind sogar sehr davon überzeugt, dass Krebs eine psychosomatische Erkrankung sei bzw. über psychische Interventionen geheilt werden kann. Schulmediziner werden solches zwar als sogenannte Spontanremissionen bezeichnen, das mag aber den Betroffenen wohl egal sein.

Der 66-jährige Johannes litt an Lungenkrebs, benötigte zum Atmen eine unterstützende Sauerstoffmaske. Sein Äußeres zeigte deutlich die Spuren seiner Krebserkrankung. Seine Haut war grau und fahl, seine Augen waren eingefallen, der

Gesichtsausdruck depressiv und leidend. So begegnete mir Johannes das erste Mal. Aufgrund seines Wohnortes – er lebte rund 300 Kilometer von mir entfernt – hatten wir wenig Gelegenheit, uns zu treffen. Wir vereinbarten deshalb mit seiner Frau, die sich liebevoll um ihn bemühte, ein Programm. Natürlich standen die Mentalpsychologischen Interventionen (siehe Kapitel „Mentalpsychologische Interventionen" auf Seite 252) im Zentrum. Gleichzeitig war es wichtig, neue Ziele zu formulieren und Veränderungen einzuleiten. In den wenigen Sitzungen, die wir hatten, beschäftigten wir uns mit möglichen Ursachen seiner Erkrankung. Die eigentlichen Details können hier nicht wiedergegeben werden, jedenfalls war das gesamte Programm schon nach kurzer Zeit erfolgreich. Johannes brauchte bald keinen Sauerstoff mehr, die Metastasen in seiner Lunge zogen sich zurück. Die Ärzte äußerten Erstaunen ob seiner Gesundung und wollten einfach nicht glauben, was hier passierte. Johannes war auf dem Weg der Besserung und zurück ins Leben. Das gemeinsame Bemühen um seine Gesundheit konnte als Erfolg bezeichnet werden. Der Krebs bildete sich zurück, Johannes war wieder schmerzfrei.

Johannes war aber auch ein folgsamer Mensch gegenüber seinen Behandlern. So wie er durchaus auch meinen Ratschlägen folgte, ließ er letztendlich doch auch eine Chemotherapie über sich ergehen. Nun ist bekannt, dass damit das Immunsystem geschwächt wird und Johannes ereilte eine simple Infektionskrankheit, die der Körper aufgrund der Schwächung nicht mehr in den Griff bekam. Somit ging der Fall schließlich traurig aus.

Bei der Ursachenforschung von chronischen Schmerzen hilft uns die Psychosomatik weiter, die im nächsten Kapitel beschrieben wird. Viele chronische Schmerzerkrankungen haben – wie neurotische Krankheiten – ihre eigentlichen Wurzeln in der Tiefe des Unbewussten. Hier unterscheidet man zwischen zwei unterschiedlichen Formen von neurotischen Störungen. Erstens

können Neurosen bzw. sich daraus entwickelnde Schmerzerkrankungen auf die Entwicklung zurückzuführen sein. So
kann ein Mangel an Zuwendung und Hilfe in den ersten Jahren ein Defizit entstehen lassen, das die Persönlichkeit allgemein schwächt, unsicher werden lässt und sie in späteren Leben
die erforderlichen Aufgaben nicht bewältigen lässt[21]. Den zweiten Komplex bilden Konflikte, die unbewältigt und unbewusst
bleiben und Schwachstellen in der Persönlichkeit ergeben. Konflikte gibt es viele – z.B. im Zusammenhang mit Autonomie/
Abhängigkeit, Verharren/Verselbstständigung (Trennungskon-
flikt), Unterwerfung/Kontrolle, Versorgung/Autarkie (Versor-
gungs-Autarkie-Konflikt), Minderwertigkeit/Selbstüberschät-
zung (Selbstwertkonflikt), Schuldgefühle/Wiedergutmachung
(Schuldkonflikt), sexuelles Begehren/Verbote (ödipal-sexueller
Konflikt), Zugehörigkeit/Unbezogenheit (Identitätskonflikt).
Die Betroffenen können solche Konflikte nicht lösen und es
entstehen Krankheitssymptome auf der psychischen und körperlichen Ebene.[22]

Vom psychosomatischen Schmerz
zum biopsychosozialen Modell

Zwischenzeitlich füllen Bücher und Abhandlungen über die
Psychosomatik bereits Bibliotheken. Die Forschung hat allerdings immer noch nicht alle Rätsel gelöst. Es gibt aber ein
durchaus breites Verständnis, dass Krankheiten im Allgemeinen und Schmerzen im Besonderen nicht nur körperlich zu
sehen sind. Zwar schicken noch immer nur wenige Allgemeinmediziner wie auch Fachärzte ihre Patientinnen und Patienten
mit chronischen Erkrankungen bzw. mit Schmerzen zu Psychotherapeuten oder Psychologen, aber es werden mehr. Heute finden sich zum Beispiel schon in vielen onkologischen Abteilungen Psychologen oder Psychotherapeuten, die zumindest eine

„Nachbehandlung" durchführen. Dies ist ein erster wichtiger Schritt der Verschränkung von Medizin und Psychologie, aber wo der Schwerpunkt liegt, ist durchaus deutlich zu erkennen. Mir ist kein Schmerzpatient bekannt, der zuerst einen Psychologen aufsuchte und mir ist kein Psychologe bekannt, der einen Schmerzpatienten nicht zur Abklärung zu den fachlich qualifizierten Ärzten schicken würde. Ob es ausreicht, dass Psychologen und Mediziner sich gemeinsam um Kranke bzw. um Schmerzpatienten kümmern sollten, wenn nicht gleichzeitig auch deren in vielen Fällen festgefahrenen Dogmen aufbrechen, darf bezweifelt werden.

Dass die Medizin alleine längst überfordert ist, zeigen verschiedenste Untersuchungen. Johannes Kurse von der Universitätsklinik Düsseldorf fand heraus, dass ein Drittel der Patienten eines Hausarztes unter psychischen und psychosomatischen Störungen leiden, aber nur 50 Prozent der psychosomatischen Störungen vom Hausarzt erkannt werden. Forscher der Uniklinik Mainz stellten fest, dass Patienten, die unter psychisch verursachten, stressbedingten starken Schmerzen litten, im Durchschnitt sieben bis acht Jahre brauchten, bis ihre Diagnosen gesichert waren und die richtigen Maßnahmen eingeleitet werden konnten. In der Düsseldorfer Hausarztstudie wurde aufgedeckt, dass jene Ärzte, die psychosomatische Störungen übersahen, ihren Patienten im Durchschnitt lediglich 1,8 Minuten Redezeit einräumten und das Gespräch mit den Patienten dominierten. Jene Ärzte, die der psychosomatischen Störung auf die Spur kamen, sind mit 3,5 Minuten fast doppelt so „großzügig"[23]. Und noch etwas: „Das ärztliche Gespräch in der Sprechstunde ist keine einfache Form des Dialogs und keine einfache Medizin"[24]. Es ist wirklich schwer vorstellbar, wie Ärztinnen oder Ärzte in wenigen Minuten Psychosomatosen behandeln wollen. Psychotherapeuten brauchen für ein Erstgespräch schon eine Stunde und eine umfangreiche Anamnese umfasst nach eigenen Erfahrungen mehrere Sitzungen und macht zwei bis vier Stunden aus. Ich war schon mehr als einmal verwundert, dass mir Hausärzte stolz berichteten, dass sie an einem Vormittag – also in vier Stunden – bis zu 140 Patienten behandeln. Darunter befinden sich jedoch statistisch gesehen bereits viele Patienten mit einer psychosomatischen Krankheit.

Jeder verteidigt das, was er gelernt hat. In den letzten Jahrzehnten haben die Gesundheitsanbieter auch zur Kenntnis nehmen müssen, dass es gar nicht möglich ist, die gewaltig großen Wissensmengen aufzunehmen. Ein mir gut bekannter Internist – nennen wir ihn Dr. Peter – besucht seit vielen Jahren jährlich ein bis zwei Fachkongresse und nimmt sich die Zeit, die eine oder andere abonnierte Fachzeitschrift durchzulesen. Dennoch meinte er anlässlich einer privaten Diskussion mit mir: „Ich entwickle mich immer mehr zu einem Fachidioten. Ich versuche mich auf dem Laufenden zu halten, aber das ist nicht einmal mehr in meinem eigenen Bereich möglich. Aber auch in diesem stelle ich fest, je mehr ich über mein Fach weiß, desto weniger weiß ich über die medizinischen Disziplinen meiner Kolleginnen und Kollegen." Bei den Allgemeinmedizinern, die meist erste Ansprechstelle für Patienten sind, ist das Problem des Wissenstransfers besonders dramatisch. Sie sollten über alles Bescheid wissen – zumindest sollten sie den richten Experten zu Rate ziehen und sollten wohl auch wissen, was dieser machen sollte. Viele Allgemeinmediziner reagieren auf die große Herausforderung, überall up to date zu sein, mit Verweigerung. Diese Verweigerung gibt es gleich im doppelten Sinne. Ich kenne Praktiker, die haben schon seit Jahren kein Ärzteseminar mehr besucht und erfüllen ihre Fortbildungspflicht bei Kongressen, die sie nicht wirklich ernst nehmen. Die zweite Verweigerung besteht darin, dass Patienten einfach nicht weitergeschickt werden, weil das Fachwissen und damit die Akzeptanz fehlen. Ich möchte hier keinesfalls böse Absicht unterstellen, aber gerade niedergelassene Ärzte haben viel zu tun, haben kaum Möglichkeiten sich fachlich auszutauschen und sind dann mit Neuerungen überfordert. Solche Überforderungen machen auch Angst und deshalb kann durchaus ein unbewusstes Vermeidungsverhalten entstehen. Die Konsequenz ist aber, dass Patienten schulmedizinisch (oft nach alten Modellen) behandelt werden und zum Beispiel eine Psychotherapie gar nicht angesprochen wird.

In Anbetracht der Tausenden von Forschungsergebnissen, die den Zusammenhang zwischen Leib, Geist und Seele bzw. zwischen Psyche und Körper behandeln, wäre es also längst an der Zeit, der Psychosomatik den notwendigen Stellenwert zu geben. Allerdings scheint auch dieses Modell nicht mehr ausreichend, weil Gesundheit und Krankheit einen gesamtheitlichen Ansatz brauchen. Seit einigen Jahren wird das von George L. Engel[25] eingeführte biopsychosoziale Modell diskutiert, welches die Schulmedizin wie auch die klassische Psychosomatik mit Zweifel erfüllt. Als der Psychoanalytiker und Internist Franz Alexander 1950 in seinem Buch „Psychosomatische Medizin" den Zusammenhang zwischen Krankheit und Psychodynamik beschrieb, dachte man, ein einfaches Erklärungsmodell für die Entstehung von Krankheiten gefunden zu haben. Alexander meinte, dass bestimmte Krankheiten durch krankheitsspezifische Konflikte entstehen. Das würde voraussetzen, dass Menschen mit gleichen Krankheiten auch die gleiche seelische Konstellation hätten. Daraus entwickelten sich Konzepte, wie Asthma beruhe auf einer nicht gelösten Mutterbindung oder Migräne hätte mit einer Aggressionsunterdrückung zu tun. Das hat sich als nicht haltbar erwiesen. Das heißt natürlich nicht, dass es im Einzelfalle nicht doch so sein könnte. Das biopsychosoziale Modell kommt der Komplexität der Problemstellung schon näher. Auf jeden Fall berücksichtigt dieses Modell Psyche, Körper und soziale Umwelt. Aber bleiben wir vorerst beim Psyche-Soma-Konzept.

Der Begriff „Soma" wird mit „Körper" übersetzt. „Somatisch" heißt „den Körper betreffend". In der Zellbiologie versteht man unter „Soma" den Körper einer Zelle. Beim Wort „Psyche" wird die Definition schon etwas schwieriger. Im heutigen Sprachgebrauch wird Psyche gerne mit Seele gleichgesetzt. Im religiös-spirituellen oder auch esoterischen Kontext wird Seele gerne weitreichender gesehen. Dies ist wissenschaftlich nur schwer fassbar. Allerdings haben sich viele Philosophen damit auseinandergesetzt. Die Psychologie verbindet das Wort „Psyche" gerne auf die Begriffe „Denken" und „Gefühle", aber auch mit Bewusstsein und Unterbewusstsein. Ganz allgemein wird Psyche gerne mit „Geist" gleichgesetzt. Seele und Geist wären also die Psyche und Soma der Körper. Der Begriff „Psychosomatik" bedeutet demnach Geist/Seele und Körper betreffend. Die Psychosomatik hat somit zwei Seiten. Geist und Körper stehen in gegenseitiger Abhängigkeit bzw. sind sie eins. Der Körper kann ohne Psyche nicht existieren und die Psyche nicht ohne Körper. Lassen wir dabei allfällig religiöse Gedanken, dass die Seele eigenständig und immerwährend sein könnte, außer Acht und bleiben wir in der realen Welt. Im Kontext zum Schmerz können körperliche Beschwerden psychische Probleme auslösen und umgekehrt können seelische Probleme körperliche Beschwerden initiieren. Nicht immer ist ganz klar und deutlich bestimmbar, was nun früher da war – Henne oder Ei, also psychisches oder körperliches Problem.

Die 52-jährige Johanna sitzt mit einer Querschnittlähmung im Rollstuhl und klagt über grausame Schmerzen im Beckengürtel – in einem Teil ihres Körpers, der gelähmt ist und eigentlich keine Schmerzen mehr verursachen dürfte. Außerdem ist Johanna schwer depressiv, was in Anbetracht ihres Zustandes nachvollziehbar ist. Nun ist der ursächliche Unfall, der zur Lähmung führte, ein völlig harmloser gewesen. Anlässlich eines Schiausflugs stand sie auf der Piste und fiel durch eine ungeschickte Bewegung um. Die Folgen waren dramatisch. Ihre Beziehungsgeschichte war aber schon vorher dramatisch, denn ihr Mann zog sich immer mehr von ihr zurück. Die Kinder waren längst aus dem Haus und der Gatte war immer bis spät in die Nacht bzw. immer bis nach Mitternacht beruflich unterwegs. Eigentlich sehnte sie sich danach, dass ihr Ehemann Zeit für sie hätte, um sich mehr um sie zu kümmern und um eine harmonische Beziehung mit ihr zu leben. Natürlich ist es eine Fantasie, dass ein dermaßen schlimmer Unfall solche Sehnsüchte herbeirufen könnte. Dem war dann auch so. Anfänglich war der Ehemann aufopfernd und liebevoll. Leider hielt der Zustand nicht lange und Johanna war bald wieder alleine und einsam – nun aber mit ihrer Querschnittlähmung, den Schmerzen und einer tiefen Depression. Ob hier unbewusste Mechanismen wirkten, die zum Unfall führten und einen unbewussten Krankheitsnutzen provozieren wollten, ist wahrlich eine gewagte These – zwar durchaus nachvollziehbar, aber empirisch nicht haltbar.

Klarer verhält sich der Fall von Manfred, der aufgrund eines schweren Motorradunfalls monatelang im Krankenhaus lag, mehrfach operiert wurde und einige Knochenbrüche wie auch innere Verletzungen auskurieren musste. Manfred wurde in der Folge nicht nur sein Lieblingshobby genommen, weil er sich nie mehr auf ein Motorrad setzte, sondern er konnte auch seinen Beruf nicht mehr ausüben. Obwohl die Verletzungen ausheilten, blieben die Schmerzen, die somit chronisch wurden. Damit aber nicht genug. Die Schmerzen setzten seiner Psyche zu – Ängste und eine Depression machten ihm immer mehr zu schaffen. Manfreds Neurosen waren eine Folge von körperlichen Schädigungen. Die Psychosomatik war also ursächlich körperlich bedingt.

Ganz anders die Situation bei Julia, die Zeit ihres Lebens eine Mehrfachbelastung auf sich nahm. Familie, Beruf und aktiver Sport füllten den Tag. Körperlich war sie – das stellten gleich mehrere Ärzte fest – vollkommen gesund, dennoch quälten sie Rückenschmerzen. Auch modernste Untersuchungsmethoden fanden nichts. Julia hielt offenbar den Druck nicht mehr aus, denn dieser wurde immer mehr zu einer seelischen Belastung. Diese fand offenbar ein Ventil in den Rückenschmerzen. Bei Julia haben psychische Einflüsse zu Schmerzen geführt.

Die Frage, ob psychische Einflüsse Schmerzen auslösen können, kann nicht erst seit heute mit einem eindeutigen Ja beantwortet werden. Julia ist ein Beispiel, Jasmin ein anderes: Die 12-Jährige litt nicht nur an einer diagnostizierten Dyskalkulie – also an einer Rechenschwäche, die ihr das Zurschulegehen zur Hölle machte –, sondern darüber hinaus an heftigen Bauchschmerzen, die auch zum Erbrechen führten. Ihre Eltern – übrigens beide Ärzte – fühlten sich machtlos und auch deren Kolleginnen und Kollegen fanden nichts Organisches. Genauere Beobachtungen zeigten, dass die Bauchschmerzen, die mit Krämpfen einhergingen, mit dem Matheproblem in Verbindung zu stehen schienen. Immer, wenn Mathematik am Stundenplan stand und sich ein Wiedersehen mit dem gehassten Mathelehrer, der die schlechten Leistungen von Jasmin nicht nur mit schlechten Noten bestrafte, sondern die Schülerin auch vor der Klasse bloßstellte, ankündigte, zeigten sich die quälenden Symptome. Medikamente halfen nichts oder nur wenig. Ganz offensichtlich machte das Schulfach Jasmin krank. Eigentlich waren es nicht die Mathematik und auch nicht die Dyskalkulie, sondern die damit einhergehenden Kränkungen, die sich über die schlechten Noten äußerten. Jasmin hatte kein Selbstbewusstsein mehr, sah sich als dumm an und ihr Schulerfolg wie auch ihre Gesundheit schienen gefährdet. Als ihre Eltern mit ihr zu mir kamen, war der Zusammenhang zwischen Ursache und Symptom rasch geklärt. Nun hieß es, die richtigen Handlungen zu finden. Auch das war nicht schwierig. Jasmin absolvierte ein eigenes Training, das ihre Teilleistungsschwäche in Form der Dyskalkulie eliminierte und gleichzeitig erfolgte ein Selbstbewusstseinstraining mittels Mentalpsychologischer Interventionen. Nach einiger Zeit waren die Matheprobleme gelöst, die Kränkungen in der Schule hörten auf, das Selbstbewusstsein kam wieder zurück und Mathematik wurde für Jasmin sogar zu einem Lieblingsfach. Der Mathelehrer zeigte sich positiv überrascht und lobte Jasmin über alle Maßen, sodass dieser vom gehassten zum geliebten Lehrer mutierte.

Solche Beispiele sind nun leider nicht die Regel. Nicht immer ist der Zusammenhang so klar darstellbar und nicht immer sind die Interventionen so einfach zu setzen. Jasmin zeigt uns aber, dass die Seele in der Lage ist, durch den Körper zu sprechen. Diese Kommunikationsform ist auch das Wesen der psychosomatischen Störungen. Bei rund einem Viertel aller Patienten werden keine ausreichenden organischen Ursachen für ihre Krankheit gefunden. Aber auch wenn die Ursache organisch zuordenbar ist, ist noch nicht klar, ob nicht die Psyche dafür (mit)verantwortlich ist. So kann zum Beispiel für eine diagnostizierte Hypertonie (Bluthochdruck) als Ursache eine Adipositas (Fettsucht) festgestellt werden, aber was nun der eigentliche Auslöser für das Übergewicht ist, bleibt möglicherweise im Dunkeln. Nicht selten werden Fehlernährung und genetische Faktoren ins Spiel gebracht. Genauso gelten aus psychologischer Sicht aber auch Frustrationserlebnisse, Ablehnung, Kränkungen, Stress und Ängste als mögliche Ursachen.

Morschitzky und Sator beschreiben in ihrem Buch über die Psychosomatik[26] sehr umfassend und kompetent Krankheiten, die einen psychischen Auslöser haben könnten. Es ist eine Listung der wohl häufigsten Krankheiten. Alleine die Aufzählung ist eine gedankliche Hinführung zur Krankheit per se und im Sinne meiner Absicht, dass Krankheit und Schmerz „weggedacht" werden können, nicht zielführend. Ich überlasse es deshalb anderen, dieser Aufgabe nachzukommen. Die Beispiele im vorliegenden Buch geben ohnehin einen Einblick in unterschiedliche Krankheiten, wobei diese sich gemäß dem Buchtitel auf das Thema Schmerz konzentrieren.

Beim psychogenen Schmerz finden sich Häufigkeiten. Dies konnte ich bei meinen Klienten beobachten bzw. wurde das auch durch den Austausch mit Kolleginnen und Kollegen wie auch durch die Literatur[27] bestätigt. So sind Rückenschmerzen, Schmerzen im Bauch-Darm-Bereich, Kopfschmerzen wie Spannungskopfschmerz und Migräne und das sehr unbestimmte Schmerzsyndrom, das als Fibromyalgie bekannt ist, die wohl häufigsten psychosomatischen Schmerzbilder. Aus meiner Sicht gehören Hauterkrankungen, die auf den ersten Blick vielleicht nicht zu den Schmerzerkrankungen zählen, aber doch sehr schmerzhaft sein können, sowie schmerzhafte Herzprobleme auch noch dazu.

Die Weltgesundheitsorganisation (WHO) hat in „Internationale Klassifikation psychischer Störungen ICD-10 Kapitel V"[28] der Psychosomatik Platz gegeben. In diesem Buch sind alle seelischen Krankheiten aufgelistet und auch die Kriterien ersichtlich, wann eine Krankheit als solche zu diagnostizieren ist. Dieses Buch ist die „Bibel" für die Klinischen Psychologen und Psychotherapeuten, die die Symptome von Patienten erheben und deuten müssen, damit sie dann eine Diagnose stellen können.

Bei den „dissoziativen Störungen" (Diagnosekennung F44), die auch als Konversionsstörungen bezeichnet werden, besteht eine nahe zeitliche Verbindung zu traumatisierenden Ereignissen, unlösbaren oder unerträglichen Konflikten oder gestörten Beziehungen. Das Kennzeichen solcher Störungen besteht in teilweisem oder völligem Verlust der Erinnerung an die Vergangenheit, des Identitätsbewusstseins, der Wahrnehmung unmittelbarer Empfindungen sowie der Kontrolle von Körperbewegungen. „Der Begriff Konversion wird für einige dieser Störungen in einer weiter gefaßten Bedeutung verwendet und bedeutet, daß sich der durch die unlösbaren Schwierigkeiten und Konflikte hervorgerufene unangenehme Affekte in irgendeiner Weise in Symptome umsetzt"[29]. Häufige sind Stimmverlust, Lähmung bestimmter Körperteile, vornehmlich der Extremitäten, Bewegungsunfähigkeit, Koordinationsstörungen, Blindheit oder Sehstörungen wie Einschränkung des Gesichtsfeldes.

Unter der Diagnosekennung F45 finden wir im ICD-10 die „somatoformen Störungen". „Das Charakteristikum der somatoformen Störungen ist die wiederholte Darbietung körperlicher Symptome in Verbindung mit hartnäckigen Forderungen nach medizinischen Untersuchungen trotz wiederholter negativer Ergebnisse und Versicherung der Ärzte, daß die Symptome nicht körperlich begründbar sind. Sind aber irgendwelche körperlichen Symptome vorhanden, dann erklären sie nicht die Art und das Ausmaß der Symptome oder das Leiden und die innerliche Beteiligung des Patienten. Auch wenn Beginn und Fortdauer der Symptome eine enge Beziehung zu unangenehmen Lebensereignissen, Schwierigkeiten oder Konflikten ausweisen, widersetzt sich der Patient gewöhnlich den Versuchen, die Möglichkeit einer psychischen Ursache zu diskutieren; sogar bei offensichtlich depressiven und Angstsymptomen kann es sich so verhalten. Das zu erreichende Verständnis für die körperlich oder psychische Verursachung der Symptome ist häufig für Patienten und Arzt enttäuschend"[30]. Die Betroffenen neigen dazu, die Verantwortung für den Heilungsprozess an die Behandler abzugeben und eine deutliche Krankenrolle einzunehmen. Sie verneinen gesundheitsförderndes Verhalten, entwickeln Versagensängste und das führt zu einer weiteren Verstärkung der Krankenrolle durch die Familie, Freunde, Ärzte und Sozialversicherungen[31].

Den Patienten ist es wohl egal, ob ihre Schmerzen als dissoziative oder somatoforme Störung bezeichnet werden. Heute verwischen die Grenzen und klare Abgrenzungen sind oft auch für Experten schwierig.

Bei rund 30 Prozent – andere Quellen[32] sprechen von 90 Prozent – der Rückenschmerzpatienten kann man medizinisch keinen Grund für die Probleme feststellen. Hier liegen psychische Ursachen nahe, aber auch bei jenen Patienten, bei denen körperliche Ursachen klar nachweisbar sind, heißt das noch lange nicht, dass diese Schäden nicht auch mit der Psyche zu tun haben.

Gerhard kam mit Rückenschmerzen zu mir und erzählte mir aufgeregt, dass er seit Jahren mit Wirbelsäulenproblemen kämpfe und nun seinen dritten Bandscheibenvorfall habe, er aber keinesfalls einen Psychologen oder Psychotherapeuten aufgesucht hätte, wenn er nicht dieses Erlebnis beim Arzt gehabt hätte. Er war inmitten einer Infusionstherapie und lag wie schon so oft im Therapieraum und schaute dem Infusionsmedikament zu, wie es langsam durch den Schlauch in seinen Körper tropfte. Gerhard hatte keinen muskulösen Körper und sein Arzt machte ihn darauf aufmerksam, dass seine Muskulatur um die Bandscheiben herum zu schwach wäre, und deshalb schon eine kleine Überbeanspruchung den Vorfall auslösen konnte. Er solle mehr Sport betreiben, empfahl sein Arzt – und dies nicht zum ersten Mal. Der leitende Angestellte hatte dafür aber keine Zeit. Gerhard war ein „Bürohengst", einer, der kaum Sport betrieb, aber seine Arbeit sehr ernst nahm. Er machte viele Überstunden, ließ sich durchaus viel aufladen und identifizierte sich mit seiner Firma. Nun lag an diesem Tag im Therapieraum seines Arztes ein weiterer Patient direkt neben ihm, der – wie es sich herausstellte – genau das gleiche Leiden hatte. Der Mann mit dem Namen Gustav war um einiges jünger – erst Mitte zwanzig – sah sehr sportlich aus, war auch ein Sportler und zwar ein aktiver Zehnkämpfer. Trotzdem litt auch er an einem Bandscheibenvorfall. Aus dem Gespräch zwischen den beiden ergab sich, dass der junge Mann großem Stress ausgesetzt war. Gustav musste sportliche Erfolge vorweisen, damit er nicht aus dem Kader flog und auch seine Förderungen weiter erhielt – es ging sogar um seine Existenz. Für Gustav bedeutete Sport sein Leben. Gerhard realisierte in diesem Moment, dass das, was ihm sein Arzt in Bezug auf seine Muskulatur erklärte, so nicht ganz stimmen konnte. Sein Nachbar war Zehnkämpfer und täglich im Training. Seine Muskeln waren hart wie Stahl – natürlich auch im Rückenbereich. Gerhard fand aber eine Parallele zwischen ihm und dem Sportler. Beide hatten Stress und waren einem enormen Druck ausgesetzt. Der Sportler, um seine Subventionen nicht zu verlieren, um im Kader zu bleiben und um erfolgreich zu sein und Gerhard im Beruf, wo er sich für alles zuständig fühlte und auch alles erledigte. Es fiel ihm wie Schuppen von den Augen, dass nicht die Muskeln schuld sein konnten, sondern vielleicht auch etwas Psychisches.

Gerhard war nur einer von vielen Schmerzpatienten mit Rückenproblemen und bei allen zeigte sich dasselbe Bild. Ich habe niemanden mit Rückenschmerzen oder einem Bandscheibenvorfall kennengelernt, der nicht in irgendeiner Form Druck verspürte. Druck, der sich als Last auf den Rücken legte.

Sogar Rückentherapeuten, die sich in erster Linie auf die Physiologie der Wirbelsäule konzentrieren, können nicht leugnen, dass auch eine gestörte Seele zu Rückenschmerzen führen kann. Der „Rückenflüsterer von Chiemsee", Josef Schadhauser, lässt keinen Zweifel darüber aufkommen, dass auch die Volkskrankheit Nummer 1 – eben Rückenschmerzen – psychische Ursachen hat. Als Manualtherapeut empfiehlt er unter anderem Entspannungstrainings und positives Denken. Außerdem sieht auch er die Veränderung als wesentliches therapeutisches Instrument an. Seine Erkenntnisse stammen aus seinen Erfahrungen, so hat er nach eigenen Angaben 14.000 Patienten vor Operationen bewahrt.[33]

Die Verbindung zwischen Körper und Psyche kommt auch bei der Konversion zum Ausdruck. Dieser Abwehrmechanismus führt dazu, dass bei einem Patienten ein seelischer Konflikt auf die körperliche Ebene verschoben wird. Erwin Ringl, der 1994 verstorbene Kenner der österreichischen Seele, sieht Schmerz in hohem Maße psychisch bedingt: „Nach vorsichtigen Schätzungen leiden 60% aller Menschen, welche den Arzt aufsuchen, nicht an organischen Erkrankungen, sondern an Beschwerden, die durch Konversion zustande gekommen sind, somit also im Grund auf seelische Schwierigkeiten zurückgehen. Um Mißverständnisse, die leider gerade auf diesem Gebiete so leicht aufkommen, zu vermeiden, sei noch ausdrücklich festgestellt, daß derjenige, der eine Konversion vorgenommen hat, nun statt des seelischen tatsächlich einen körperlichen Schmerz verspürt, einen Schmerz allerdings, der keine organische Ursache hat. Es liegt also keine Simulation vor: Ein Konversionsschmerz wird oft sogar viel qualvoller empfunden als ein echt organischer".[34]

Kommen wir zurück zum biopsychosozialen Krankheitsmodell. Die oben angeführten Beispiele zeigen sehr deutlich, dass nicht nur Körper und Seele beteiligt waren, sondern auch die soziale Umwelt. Egal, ob bei Johanna das Eheleben nicht funktioniert, bei Manfred plötzlich der soziale Zusammenhalt mit seinen Motorradkollegen wegbrach, bei Gerhard die Kollegenschaft zur Familie wurde, bei Gustav die Bestätigung über den Sport wichtig war, bei Julia das Allen-entsprechen-Wollen im Vordergrund stand oder bei Jasmin Angst vor Liebesentzug[35] der Eltern vorhanden war – bei allen Beispielen ist ein enger Zusammenhang zum sozialen Umfeld gegeben. „Demnach beeinflussen sich Körper, Psyche und soziale Umwelt wechselseitig. Dieses ganzheitliche, integrative Krankheitsverständnis, das alle biologischen, psychologischen und sozialen Ebenen des Erkrankungsprozesses berücksichtigt, stellt derzeit die konzeptionelle Basis in der modernen Psychosomatik dar. Im Einzelnen sind damit noch nicht bestimmte psychosomatische Erkrankungen erklärt, es werden aber folgende Phänomene verständlich: Unter psychischen und psychosozialen Extrembelastungen kann jeder Mensch körperlich erkranken; dieselben Belastungsfaktoren können zu unterschiedlichen Erkrankungen führen; verschiedenartige Stresssituationen können zur gleichen Krankheit führen; bestimmte Menschen erkranken eher als andere, weil sie über unzureichende Bewältigungsstrategien verfügen und ungünstigere Lebenssituationen vorhanden sind"[36] All das gilt natürlich auch oder sogar insbesondere für den Schmerz. Schmerz hat somit auch eine soziale Komponente.

Das biopsychosoziale Modell kann als die moderne Psychosomatik aufgefasst werden. Ob nun das klassische Modell oder das aktuelle Modell der Psychosomatik – beide können nicht erklären, was im Inneren des Körpers geschieht. Gleichzeitig wird an der Krankheitsorientierung festgehalten. Insgesamt fehlt auch beim biopsychosozialen Modell ein durchgängig holistischer Ansatz.

Nun entwickeln sich Wissenschaften rasant weiter. Der technische Fortschritt und neue Forschungsergebnisse lassen Paradigmen ins Wanken geraten – das gilt genauso für Psychosomatik, wie gerade beschrieben wurde. Aber auch das biopsychosoziale Modell wird weiterentwickelt. Mir liegt es fern, in diesem Buch wissenschaftstheoretische Ansichten in aller Tiefe zu diskutieren. Aber seitdem wir mit den neuen bildgebenden Verfahren Gedankenvorgänge im Gehirn sichtbar machen können, kann wohl kaum geleugnet werden, dass Krankheit und Schmerz mit Geist und Hirn zu tun haben. „Wie kann denn ein nicht-materieller, geistiger Vorgang (z.B. ein Gedanke) – der ohne Ausdehnung von Raum und Zeit ist, also ohne physische Existenz konzipiert ist – Einfluss nehmen auf etwas Materielles wie dem Hirn, ohne dabei die fundamentalen physikalischen Grundgesetze von der Erhaltung der Masse und Energie außer Kraft zu setzen?"[37] Die vom Leiter für Verhaltensmedizin, Gesundheitspsychologie und empirische Psychosomatik an der Uniklinik Graz gestellte Frage zeigt, dass ein gesamtheitlicher Ansatz schon längst nötig ist (die biopsychosoziale Medizin ist Leitbild der Medizinischen Universität Graz und wird sich wohl durchsetzen).

Zwischenzeitlich gibt es ein „erweitertes biopsychosoziales Modell", das auch als Theorie der Organischen Einheit (organic-unity-theory oder body-mind-unity-theory) bezeichnet wird. Dieser Ansatz spricht von psychophysischen Ereignissen und bildet die Person mit ihren individuellen Erfahrungen, ihrem physiologischen Körper mit allen Bestandteilen wie Organe, Zellen, DNS usw. ab.[38] Hier finden wir neuerlich eine Basis für meine Methode, welche der Wirkung der Gedanken in der Schmerztherapie einen zentralen Stellenwert einräumt. Denn diese Gedanken sind vom sozialen Umfeld beeinflusst, bauen auf Vorerfahrungen auf, die im negativen Falle ins Unbewusste abgewehrt wurden und wirken zweifelsfrei über neuronale Mechanismen auf den Körper.

Die wissenschaftliche Diskussion macht es den Patienten nicht wirklich leicht, weil davon auch Therapien und Behandlungskonzepte abhängig sind. Die Diskussion ist deshalb problematisch, weil immer der jeweilige Vertreter seine Ansicht verteidigt. So bezeichnet zum Beispiel die Schmerz-Psychotherapeutin Barbara Glier Modelle wie jene, die von einem psychogenen oder von einem somatogenen Schmerz ausgehen, als überholt.[39] Natürlich hat sie recht, wenn man den Schmerz schon als existent betrachtet. Aber gleichzeitig ist es nicht wegzuleugnen, dass es Schmerzen gibt, die psychogen oder somatogen ausgelöst werden. Wenn er aber da ist, dann spielt alles mit – die Psyche, der Körper und das soziale Umfeld.

Eigentlich sollte man als Patient skeptisch sein, wenn ein Arzt nur Medikamente verschreiben möchte und somit nur den körperlichen (somatogenen, physischen, biologischen) Teil des Schmerzproblems betrachtet. Die Verhaltensmedizin geht heute davon aus, dass es zu einer Hinwendung zu therapeutischen Konzepten kommen muss, dass die eigenen Ressourcen der Patienten aktiviert werden sollten und dass eine Problem-, Ziel- und Handlungsorientierung gegeben sein muss.[40] Auch diesen Ansatz werden Sie in der Folge noch finden, wenn vielleicht auch in einer etwas anderen Ausformung.

Schmerzen er- und verdenken wir im Gehirn

Seitdem die Neurophysiologie die sogenannten bildgebenden Verfahren zur Verfügung hat, können die Schmerzforscher die Schmerzverarbeitung im Gehirn nachverfolgen. Die Positronen-Emission-Tomographie (PET) und die funktionelle Magnet-Resonanz-Tomographie (fMRT) bieten den Forschern objektive Einflicke in die Schmerzwahrnehmung. Früher ging man von einem Schmerzzentrum aus, das im Gehirn sitzen sollte. Heute weiß man, dass die Schmerzverarbeitung viele Areale im Gehirn betrifft. Schmerzwahrnehmung und Schmerzverarbeitung sitzen also im Gehirn. Was passiert da? Bleiben wir erst einmal bei jenen Schmerzen, die uns meist nur augenblicklich, zumindest nicht über Jahre hinweg beschäftigen.

Eine Kollegin von mir, eine Klinische und Gesundheitspsychologin, wurde von ihrer damals erst vier Monate alten Dogge gebissen. Natürlich ist das versehentlich beim Spielen passiert. Meine Kollegin erlitt eine schmerzhafte Verletzung am Handrücken. Nun hat nicht jeder einen jungen verspielten und übereifrigen Hund zu Hause, aber die meisten Menschen haben sich schon einmal beim Brot-, Speck- oder Zwiebelschneiden oder einfach durch ungeschicktes Hantieren mit einem Messer in die Hand oder in einen Finger geschnitten. In diesem Fall wurden augenblicklich spezielle Schmerzzellen aktiviert. Diese heißen Nozizeptoren und registrieren sofort eine Verletzung der Haut. Die Zellen signalisieren dem Körper mittels elektrischer Impulse eine Gefahr. Damit wir uns nicht gleich einen ganzen Finger abtrennen und das Messer sofort fallenlassen bzw. wenigstens beim Schneiden innehalten, muss das Gefahrensignal sehr schnell an das Gehirn geschickt werden. Dafür hat unser genialer Körper sogar eigene Nervenfasern (A-Delta-Fasern), die wie auf einer freien Autobahn eine superschnelle Übertragung ermöglichen. Das Gehirn reagiert ebenso rasch und schickt den Befehl „Messer fallen lassen" an die Hand oder wie bei meiner Kollegin „Hand aus dem Maul des Hundes ziehen!" Wissenschafter konnten die Geschwindigkeit dieser „Autobahnfahrt" messen. Das Schmerzsignal wird mit vierzehn Metern pro Sekunde in Richtung Gehirn geschickt und bis wir den ersten Schmerz wahrnehmen, vergehen zirka 70 bis 100 Millisekunden. Diesem „Erstschmerz" folgt ein zweiter, der über die langsameren C-Fasern an das Gehirn geschickt wird. Dort tritt ein überaus komplizierter Vorgang in Kraft, der noch lange nicht zur Gänze entschlüsselt ist. So viel weiß man aber heute schon, dass das Schmerzsignal verschiedenste Bereiche im Gehirn aktiviert und auch im Gefühlszentrum wirkt. Über die bildgebenden Verfahren haben Forscher festgestellt, dass schon zirka 220 Millisekunden nach einer Verletzung im Limbischen System Gefühlskaskaden in Gang gesetzt werden. So steigt der Blutdruck und das Herz wird beschleunigt bzw. fängt zu rasen an. Es geschieht aber auch etwas anderes. Der Biss eines Hundes setzt nach dem ersten Schmerz, der als Warnsignal im Gehirn ankommt, sogleich auch körpereigene Schmerzmittel frei. Schmerzsignale lassen nämlich im Gehirn körpereigene opiatähnliche Botenstoffe entstehen, die an bestimmten passenden Rezeptoren andocken und den Schmerz lindern bzw. sogar unterdrücken können. Dieses körpereigene schmerzhemmende System befindet sich hauptsächlich im Gehirn und im Rückenmark, aber auch in anderen Körperorganen. Auch unter seelischem oder körperlichem Stress schüttet das Gehirn derartige Stoffe – das sind Endorphine und Enkephaline – aus, die an die Opioid-Rezeptoren binden. Wir werden auf diese „körpereigene Apotheke" noch zurückkommen, weil wir sie auch bei chronischen Schmerzen nutzen können.

Jeder wurde durch Schmerz schon einmal gewarnt. So ist Schmerz ein biologisches Warnsignal, das auf dem Weg ins Gehirn immer Vorrang hat. Diese Warnung ist sinnvoll und manchmal sogar lebensrettend. Bei chronischen Schmerzen scheinen die körpereigenen Opiate bzw. opiatähnliche Botenstoffe (Endorphine) nicht mehr die erforderliche Wirkung zu entfachen. Deshalb werden von außen Opiate zugeführt. Diese wirken im Gehirn, im Rückenmark oder an anderen Körperstellen. Oft wird versucht, den Schmerzreiz schon auf dem Weg ins Gehirn mit Medikamenten zu blockieren. Nun liegt es aber auf der Hand, dass – wenn das Medikament nachlässt – der Reiz wieder das Gehirn erreicht und dort die Schmerzen wieder spürbar werden. Deshalb ist die Verarbeitung des Schmerzreizes im Gehirn die wesentliche Anforderung. „Das Gehirn kann lernen, dass ein bestimmter Schmerz nicht so wichtig ist", erklärt der Schmerzprofessor Treede. So kann es sein, dass wir eine Wunde völlig unbeachtet lassen, eine andere Verletzung aber als sehr wichtig ansehen und sie vielleicht immer wieder spüren.

Somit können wir davon ausgehen, dass das Gehirn in der Lage ist, zu bewerten und zu selektieren. Der Schmerz muss vom Gehirn als „gefährlich" genug eingestuft werden, um vom Bewusstsein wahrgenommen zu werden. „Immerhin 98% (!) aller weitergeleiteten Impulse, die eigentlich Schmerzen melden könnten, werden vom körpereigenen Schmerzhemmsystem auf diese Weise weggehemmt, dringen also nicht als Schmerzwahrnehmung ins Bewusstsein".[41]

Bei chronischen Schmerzerkrankungen werden oft Antidepressiva verschrieben. Das mag auf den ersten Blick nichts mit den Schmerzen zu tun haben – schließlich haben nicht alle Schmerzkranken auch eine Depression. Oft nagt der Schmerz an den Lebensgeistern und die Betroffenen reagieren mit Rückzug, Lustlosigkeit und eben einer Depression. Hier ist neben einer Psychotherapie unter ärztlicher Kontrolle durchaus eine Medikamententherapie sinnvoll – wiewohl auch therapeutische Motivationen möglich sind. Aber selbst wenn der chronische Schmerz nicht von einer Depression begleitet wird, werden manchmal Antidepressiva verschrieben. Dies hat den Sinn, den bei vielen Schmerzerkrankungen verminderten Serotoninmangel zu erhöhen, der positiv bei Schlafstörungen, Unruhe oder Schwitzen wirkt.[42] Serotonin ist das körpereigene Glückshormon, das wohl auch über nicht pharmakologische Alternativen erhöht werden könnte. So erhöht regelmäßiger Sport den Spiegel, aber ebenso therapeutische Prozesse.

Kommen wir darauf zurück, was bei chronischen Schmerzen neuronal passiert. Aus der Lernpsychologie wissen wir, dass sich unsere neuronalen Strukturen durch Wiederholung ändern. Wenn wir z.B. ein Fremdwort ungefähr 150 Mal hören, haben wir eine gute Chance, dass sich dieses Wort dauerhaft in unser Gehirn einbrennt. Wir haben dann etwas gelernt. Das geschieht ebenso beim Schmerz. Auch dieser kann sich „einbrennen". Dieses Einbrennen können wir aber auch vergessen machen bzw. in den Hintergrund rücken lassen. Dass wir die Schmerzbahnung aus unserem Gehirn unwiderruflich löschen können, ist unwahrscheinlich. Der Schmerzforscher Walter Zieglgänsberger[43] meint, dass das Gehirn keine Löschtaste hat und alles gespeichert ist. Zieglgänsberger gibt aber auch die Lösung vor, was zu tun ist – nämlich die unangenehme Erinnerung an den Schmerz mit neuen Assoziationen zu überschreiben. Hier sind wir wieder beim Thema *„Schmerzen wegdenken"*. Denn das Gehirn kann wieder neue Erfahrungen machen und der Schmerz kann „abtrainiert" werden, wie es Jutta Richter[44] nennt. Schmerz ist mit bestimmten Gefühlen, Gedanken und Erfahrungen verknüpft. Eine Entkoppelung ist möglich, indem zum Beispiel schmerzbesetzte Erfahrungen positiv umgedeutet werden.

Ein einfacher Beweis wie unser Gehirn bei Schmerzempfindungen im positiven Sinne lernt, ist die Gewöhnung an heißes Wasser. Ein Abwäscher wird seine Hände völlig problemlos noch im heißen Wasser behalten können, wenn ein Ungeübter schon nach wenigen Sekunden seine schmerzend roten Hände aus dem Wasser zieht. Wenn Sie gerne heißen Tee trinken, dann lieben Sie es vielleicht, die heiße Tasse in Ihren Händen zu halten. Früher einmal hätten Sie die heiße Tasse fallen lassen. Sie können solche Gewöhnungseffekte beim Schmerz sogar selbst ausprobieren und sich damit selbst beweisen, dass das Gehirn auch beim Schmerz lernen kann. Wichtig dabei ist aber, dass Sie nicht Angst bekommen, dass das Wasser Ihre Hände verbrennt, denn dann würde das angstbesetzte Denken dem Schmerz eine andere Bedeutung geben.

Ohne sehr tief in die Neurowissenschaft eintauchen zu müssen, können wir festhalten: Die zentrale Schaltstelle beim

Schmerz ist das Gehirn. Nachdem alle Nerven ihren End- oder Ausgangspunkt im Gehirn haben, ist diese Erkenntnis nicht gerade sensationell, aber den meisten Schmerzpatienten nicht bewusst. Schließlich spürt er den Schmerz an oder in einer bestimmten Körperstelle und ganz sicher nicht im Gehirn. Lediglich der Kopfschmerz ließe auf das Gehirn schließen, aber dieses verfügt über keine Schmerzrezeptoren. Schon frühe Untersuchungen bzw. Eingriffe haben gezeigt, dass sogar Operationen am offenen Gehirn keine Schmerzen verursachen. Somit sind es die Vorgänge im Gehirn, die mit dem Schmerz in unmittelbarem Zusammenhang stehen. Diese Vorgänge sind die Interaktion zwischen den Gehirnzellen und deren Verbindungen – also elektrische und chemische – und diese Vorgänge sind die gleichen wie bei der sinnlichen Wahrnehmung oder beim Denken. Diese Schlussfolgerung ist wichtig und entscheidend dafür, wenn es darum geht, chronische Schmerzen zu lindern oder zu heilen.

Der Einfluss des Gehirns auf Schmerzprozesse ist ein biologisches Faktum – ist aber genauso psychologisch zu sehen. Der Präsident der Deutschen Schmerzhilfe, Rüdiger Fabian, meint dazu: „Schmerz ist die emotionale Reaktion auf eine Bewertung im Kopf".[45] Emotionale Reaktionen sind aber subjektiv. Nachdem Rezeptoren ein Schmerzsignal irgendwo am oder im Körper wahrnehmen, wird dieses Signal über das Rückenmark ins Gehirn weitergeleitet. Die Verarbeitung dieses Reizes erfolgt im Gehirn aber völlig unterschiedlich. Das meint auch der Präsident der Deutschen Gesellschaft zum Studium des Schmerzes, Professor Rolf-Detlef Treede. Es entscheidet also das Gehirn, wie wichtig dieser Schmerz sein soll.[46]

Offenbar ist der Mensch in der Lage, Schmerzrezeptoren individuell mit Endorphinen zu belegen. In Untersuchungen wurde festgestellt, dass hierin die individuelle Schmerzempfindung begründet ist. Je mehr Schmerzrezeptoren über selbst produzierte Endorphine belegt werden können, desto weniger Schmerzen empfindet man bzw. desto weniger Schmerzmittel müssen von außen zugeführt werden. „*Schmerzen wegdenken*" heißt also, auch möglichst viele eigene Schmerzmittel zu produzieren. Außerdem ist der eigene Denkprozess dafür verantwortlich, wie wichtig man den Schmerz nimmt. Wie man den Schmerz bewertet, könne trainiert werden, sagt auch Professor Walter Zieglgänsberger vom Max-Planck-Institut für Psychiatrie in München. Er meint, dass dafür die Schmerzpatienten aber selbst aktiv werden müssten. Das erfordert ein methodisches Vorgehen und Instrumente – eben solche, wie ich sie in diesem Buch vorschlage.

Warum beschäftigen wir uns mit der Physiologie des Gehirns? Nun wissen wir bereits, dass Schmerzen im Gehirn abgebildet werden – wo immer sie auch auftreten und gespürt werden. Da sind sich die Experten einig und haben die bildgebenden Verfahren bestätigt. Wie stark das Gehirn involviert ist, zeigen Untersuchungen an Patientinnen und Patienten, die nach einer Amputation von Gliedmaßen unter Phantomschmerzen litten. Phantomschmerzen sind Qualen, die vermeintlich vom nicht mehr vorhandenen Körperteil ausgehen. Bei Testpersonen mit amputierten Gliedmaßen registrierten die Forscher fast identische Aktivierungsmuster im Gehirn wie bei gesunden Menschen, die am gleichen Körperteil einen schmerzhaften Reiz erhielten.[47] Für den Neurologen Dr. Thomas Tölle belegt dies, dass funktionelle Schmerzsysteme im Gehirn auch ohne Signale aus dem Körper belegt werden können. Diese Erkenntnis ist für den psychisch bedingten Schmerz von großer Bedeutung. Dies heißt nämlich nichts anderes, als dass das Gehirn alleine auch Schmerzen an den verschiedensten Stellen im Körper „erzeugen" kann, ohne dass von diesen Stellen vorher ein Signal an das Gehirn gesandt wurde. Eigentlich ist dies für jeden nachvollziehbar, schließlich kann ich viele Wirklichkeiten über das Gehirn steuern. Denken Sie doch nur an die sexuelle Fantasie oder an einen Film, der Sie zum Weinen bringt. Alles ist im Gehirn entstanden und hat sich auf den Körper ausgewirkt.

Dementsprechend liegt es durchaus auf der Hand, dass Schmerzen im Gehirn behandelt werden. Dem ist auch so. Die klassischen Schmerzmedikamente wirken im Gehirn bzw. verhindern diese die Weiterleitung der Schmerzsignale ins Gehirn.[48] Es gibt demnach Medikamente, die an den Schmerzrezeptoren im Gehirn wirken und solche, die versuchen bei den Rezeptoren an den schmerzenden Stellen anzudocken, um die Weiterleitung des Schmerzsignals über das Rückenmark ins Gehirn zu verhindern. Neben der medikamentösen Behandlung gibt es noch weitere – zum Beispiel mit Tens-Geräten, die einen elektrischen Impuls auf die Nerven ausüben, Lichttherapien mit speziellen Lampen oder Magnetfeldmatten und viele andere Methoden, die ich allesamt nicht bewerten möchte. Außerdem gibt es weitere Behandlungsmöglichkeiten, die sich auf das Gehirn beziehen. So kann mittels einer ins Gehirn implantierten Sonde Patienten mit Cluster-Kopfschmerzen geholfen werden. Allerdings ist die Erfolgsquote eher enttäuschend und es wurden auch psychische Folgen (z.B. Depressionen) beobachtet.

Solche Methoden nehmen – und das sollte ebenfalls betont werden – dem Einzelnen die Verantwortung für den Schmerz und legen diese in die Hände anderer. Wenn es Wirkungen gibt, dann ist das positiv und entspricht durchaus dem Prinzip, dass es dabei auch eigene Anteile – in Form einer schmerzbefreienden Erwartungshaltung – gibt. Somit haben alle Methoden – egal, ob Medikamente, chirurgische Eingriffe oder physikalische Alternativen – einen Effekt, der mit dem eigenen Denken zu tun hat.

Ein weiterer Grund für dieses neurologische Kapitel ist die Psychosomatik, die mehr oder weniger immer mit abgespeicherten Gedächtnisinhalten zu tun hat – egal, ob man sich der Ereignisse bewusst ist, oder ob man das Problem ins Unbewusste verschoben hat, wo es ein Schlummerdasein mit zum Teil dramatischen Auswirkungen fristen kann.

Solchartiges ist dem 48-jährigen Unternehmer Andreas passiert. Der Sportsmann übernahm die Sanitärinstallationsfirma seines Vaters und führte diese ohne allzu große Motivation weiter. Es gab keine neuen Ideen, keine Expansionsbestrebungen und keine Modernisierungen. Das, was sein Vater begonnen und übergeben hatte, wurde nach dessen Tode weitergeführt. Nicht einmal das Chefbüro erhielt irgendetwas Neues – alles blieb, wie es vorher war. Andreas wuchs behütet auf. Es wurde ihm alles ermöglicht. Insbesondere das sportliche Interesse des Vaters hatte er mitbekommen bzw. hatte der Vater dieses seinem Sohn abverlangt. Eishockey, Tennis, Schifahren, Fußball, Golf – alles wurde professionell betrieben und vom Vater mit Geld und auch mit Zeit unterstützt. Es gab kein Wochenende, an dem Vater und Sohn nicht irgendwo wettkampfmäßig unterwegs waren. Der Vater war aber nicht nur Unterstützer, sondern auch Coach und Trainer – zumindest so lange ihm dies möglich war. Sein Sohn sollte ein Star werden. Sein Sohn sollte es allen zeigen. Er sollte Gesprächsthema sein und er sollte seine Eltern (wohl vor allem seinen Vater) stolz machen – stolz auf etwas, was seinem Vater offenbar verwehrt geblieben war. Zwar war dieser geschäftlich durchaus erfolgreich, sein unerfüllter Traum lag aber in einer Sportlerkarriere, die ihm versagt geblieben war. So musste sein Sohn dafür herhalten. Die Vater-Sohn-Beziehung war eng und intensiv – wahrscheinlich zu eng und zu intensiv. Der Vater ließ kein Tennismatch aus, er war bei jeder Eishockeypartie präsent und wohnte jedem Fußballspiel bei. Aber nicht nur das. Jeden Tag gab es Trainings – von und mit dem Vater. Auch in Zeiten, wo sich Söhne eigentlich von den Eltern abtrennen wollen, gab es keine Chance zum Loslassen. In der Phase der Adoleszenz, also dann, wenn der junge Mensch seine Sturm- und Drangperiode durchlebt, wenn der Körper sich entwickelt und die Hormone verrückt spielen, wenn das Erwachsenwerden beginnt – sogar in dieser Phase waren Vater und Sohn eine symbiotische Einheit. Leider blieb den beiden der sportliche Erfolg versagt. Andreas konnte nie –

in welcher Sportart auch immer – ins Spitzenfeld aufsteigen. Er wurde kein Star und stieg schließlich, als klar wurde, dass es keine Sportlerkarriere mehr geben kann, ins Geschäft des Vaters ein. Er zog in eine Wohnung im Hause der Eltern, heiratete schließlich und der Ehe entsprangen zwei Kinder. Die Familie lebte im väterlichen Hause. Die Vater-Sohn-Beziehung blieb aufrecht, die Frau lief ihm mit einem seiner besten Freunde davon und die Kinder gingen mit ihr. Nachdem Andreas' Vater verstarb, übernahm er endgültig das Ruder in der Firma. Der Vater blieb aber weitestgehend präsent. Es passierte dann bei einer Golfpartie mit einem Sportlerfreund. Andreas konnte plötzlich den Arm nicht mehr bewegen. In so einem Fall spricht man von einer Konversion, bei der ein psychischer Konflikt in ein körperliches Symptom umgewandelt wird, ohne dass ein organisches Leiden vorliegt. Gleichzeitig entstanden Ängste, die sich in der Folge in Panikattacken wandelten und im linken Arm entstanden schlimme Schmerzen, die trotz mehrmaligen Krankenhausaufenthalten und Konsultationen medizinischer Experten nicht vergingen. Schließlich wurde Andreas mein Klient. Die Vermutung lag nahe, dass das Problem aus einem ungelösten Vater-Sohn-Konflikt entstanden war. Dieser Konflikt war zwar latent, aber unbewusst vorhanden. Es gab nie eine Befreiung vom Vater, es gab nicht einmal ein revolutionäres Erwachsenwerden und sogar nach seinem Tod blieb alles unverändert. Außerdem gab es ein unbewusstes Schuldgefühl, den Anforderungen des Vaters nicht entsprochen zu haben, obwohl er immer angepasst gewesen war, den Wünschen seines Erzeugers gefolgt war und den sportlichen Erfolg gesucht hatte. All das existierte auch noch nach dem Tode des Vaters. Nach wie vor wollte Andreas nur eines: dem Vater gefallen und dessen Ziele erreichen. All das war aber nicht mehr möglich. Der Vater war tot und mit 48 Jahren war es für eine Sportlerkarriere wohl längst zu spät.

Das Beispiel zeigt, wie das Unbewusste Wirkungen auf eine andere Ebene bringen kann. Natürlich war das Problem so nicht gleich erkennbar und es brauchte seine Zeit, die Ursache für die Schmerzen aus dem Verborgenen ans Tageslicht zu bringen. Dann war es aber endlich an der Zeit, die Beziehung zum Vater zu bearbeiten und den Schmerz auf der tiefenpsychologischen Ebene „wegzudenken". Gleichzeitig arbeitete Andreas regelmäßig mit meinen Mentalpsychologischen Interventionen – entweder machten wir das gemeinsam im Rahmen unserer Treffen oder er legte sich eine CD von mir in seine Hi-Fi-Anlage. Schon bald verbesserte sich sein Zustand und die Schmerzen hörten auf. Es fiel ihm aber sichtlich schwer, diese behindernden Verbindungsketten zu seinem Vater zu lösen.

In Andreas Gehirn waren die vielen Erlebnisse mit seinem Vater abgespeichert. Diese waren – isoliert betrachtet – schön und mit Wertschätzung bedacht. Es gab keinen Grund, diese abgespeicherten Bilder aus dem Gedächtnis zu löschen. Was sich aber als unbewusste Belastung erwiesen hat, war die Fixierung auf den unbewusst gebliebenen Konflikt, dass er die Erwartungen des Vaters nicht und nicht erfüllen konnte. Liebe und Hass existierten nebeneinander und Zweiteres kam bei einer Übung mit dem sogenannten Familienbrett zu Tage und machte dem Klienten klar, dass er immer noch keine eigenständige Persönlichkeit war.

Körpersysteme und „innere" Schmerzheilung

Das Immunsystem hat die Aufgabe, fremde Substanzen zu identifizieren, anzugreifen und zu eliminieren.[49] Es handelt sich um ein kompliziertes System, dessen Zellen dauernd alle Zellen im Körper überprüfen, ob sie zum eigenen Körper gehören – also „selbst" sind oder „nicht-selbst". Strukturen, die als fremd erkannt werden, bezeichnet man als Antigene. Der eigene Körper ist genial und verfügt über verschiedene Systeme, um Antigene zu bekämpfen.

Die Immunologie des Körpers ist wohl das Um und Auf der Gesundheit. Verfügt man über ein starkes Immunsystem, dann kann eigentlich nichts passieren und auch schlimme Krankheiten können überwunden werden. Umgekehrt ist ein angeschlagenes Immunsystem gefährlich und kann nicht nur Krankheitsverläufe in die Länge ziehen, die Einnahme von sonst nicht notwendigen Medikamenten notwendig machen oder sogar schlimme Krankheiten auslösen bzw. sogar zum Tod führen. Kein Wunder also, dass schon vor der Zeugung eines Wesens das Immunsystem des zukünftigen Nachwuchses als wichtig angesehen wird. Dafür hat der Mensch ein kompliziertes und gleichzeitig geniales biologisches System zur Verfügung. Dieses achtet darauf, dass sich ein Paar fortpflanzen sollte, das immunologisch möglichst weit entfernt voneinander ist. Ich habe in meinem Buch die olfaktorische Wahrnehmung dieses Phänomens ausführlich beschrieben.[50] Mann und Frau „erriechen", ob sie zusammenpassen und starke Nachkommen zeugen können. Dafür verantwortlich sind MHC-Moleküle[51], die über Pheromone zwischen Mann und Frau ausgetauscht werden. Ein daraus abzuleitender Vorteil ist die Vermeidung von Inzucht. Bode et al. berichten von einem Versuch, der die unbewusste Differenzierung von verwandtschaftlich nahe oder fern stehenden Personen nachwies, und diese menschliche Fähigkeit wird als unbewusstes Signal interpretiert, genetisch ähnliche Partnerschaften zu meiden – und umgekehrt.[52] Ein Indiz für diese Theorie sind die vermehrt vorkommenden Früh- und Fehlgeburten in Gesellschaften mit einer geringen Anzahl von Ahnen wie bei den Hutterern in Amerika[53] oder die geringere Lebenserwartung von Kindern aus verwandtschaftlichen Beziehungen[54]. Die in manchen Kulturen verbreitete Praxis, Cousinen und Cousins einander in Kindesjahren zu versprechen und diese schließlich auch schon früh zu verheiraten, ist nicht nur sozialpsychologisch verwerflich, sondern auch biologisch als fragwürdig zu bewerten.

Wenn ein Paar keine Kinder bekommen kann, dann erzeugt das oft einen für die Normalgesellschaft kaum nachvollziehbaren seelischen Schmerz, der in der Folge auch zu körperlichen Krankheiten führen kann. Vor allem die Frau fühlt sich in einer derartigen Situation schuldig und minderwertig. Die Gesundheitswirtschaft hat daraus ein sehr lukratives Geschäftsfeld entwickelt – Kinderwunschpraxen boomen und die künstliche Befruchtung ist sehr einträglich.

Peter war ein Jugendfreund und Alexandra seine Ehefrau. Sie waren zehn Jahre kinderlos verheiratet. Erst später gaben beide zu, dass sie sich sehnlichst ein Kind gewünscht hätten, aber es wollte einfach nicht klappen. Dann kam es doch zur Trennung und ein Jahr später waren beide wieder verheiratet – mit jeweils anderen Partnern und beide hatten mit diesen Partnern Kinder. Es hatte nur ein paar Monate gedauert, was zuvor über zehn Jahre nicht gelungen war. Offenbar waren sich Peter und Alexandra genetisch zu nahe. Nun geht es in diesem Buch um das Wegdenken von Schmerzen nicht um unerfüllte Kinderwünsche, aber das Thema zeigt, wie wichtig die Immunlage für die Zukunft der Menschheit ist.

Gesundheit heißt nun auch, dass man über ein starkes Immunsystem verfügt. Dieses ist allerdings leichter angreifbar als man denkt. So wurde nachgewiesen, dass Stress das Immunsystem schwächt und somit Krankheiten leichter möglich werden. Die Folgen sind dann meistens Schmerzen. „Psychischer Stress bewirkt eine intensive immunologische Reaktion."[55] Eigentlich ist diese Erkenntnis Allgemeinwissen, aber es gibt diesbezüglich keine Programme und kein Handeln. Ein amerikanisches Forscherteam führte eine Studie durch, die zeigt, wie stark das Immunsystem mit der Psyche in Verbindung steht. Bei dem Forschungsprojekt wurde Paaren im Abstand von zwei Monaten jeweils eine leichte oberflächliche Hautverletzung zugefügt. Das eine Mal wurden die Paare aufgefordert, sich danach über ein Streitthema zu unterhalten, das andere Mal über ein erfreuliches Thema. Die Unterschiede bei der Wundheilung

Teil 1: Das Wissen

waren statistisch signifikant. Die Wunden heilten nach dem Streit schwerer aus.[56]

Ein Beispiel für den Zusammenhang von Psyche und Immunsystem aus meiner Praxis ist Helmut, der als selbstständiger Versicherungsmakler tätig war. Helmut hatte ein Selbstwertproblem, das er über vermehrten beruflichen Einsatz zu kompensieren suchte. Er jagte dem Geld nach. Sein Einkommen war weit überdurchschnittlich. Dennoch war es ihm immer zu wenig. Er brauchte die Anerkennung durch seine Kunden und seine Familie. Dort war nichts zu holen – weder von seinen Eltern noch von seiner völlig egoistischen Ehefrau, die ihm nach der Geburt des gemeinsamen Kindes auch die Sexualität verweigerte. Helmut war dann noch mehr bei und mit Kunden unterwegs und war einem Dauerstress ausgesetzt. Er bemerkte es wenigstens und über einen beruflichen Kontakt konsultierte er mich. Seine Haut sah durchaus schrecklich aus. Sie schuppte sich und juckte gewaltig. Dem versuchte er mit Kratzen zu begegnen. Die Folge waren offene Wunden und schlimme Schmerzen. Die Haut wird nicht umsonst als der Spiegel der Seele bezeichnet – so wie Helmuts Haut aussah, sah es auch in seiner Psyche aus.

All das kann man ebenso bei Morschitzky nachlesen: Starke und anhaltende Belastungen führen nach neuesten wissenschaftlichen Untersuchungen zu einer Störung der Immunzellen der Haut, die dann vermehrt Entzündungssubstanzen ausschütten. Diese Störung wird einerseits durch die Ausschüttung von Stresshormonen in den Blutkreislauf verursacht, andererseits durch die Ausschüttung von Entzündungssubstanzen aus den Nervenenden in die Haut. Bei chronisch-entzündlichen Hautkrankheiten führt Stress über verschiedene Mechanismen zu einer Fehlregulation des Immunsystems der Haut, insbesondere der Mastzellen. Grundsätzlich gilt bei vielen dermatologischen Erkrankungen, unabhängig von den Ursachen: Durch eine stressbedingte Schwächung des Immunsystems heilen Hauterkrankungen schlecht". Die Haut ist hier nur beispielhaft zu sehen, denn das, was für Hautkrankheiten gilt, ist auf den gesamten Körper umzulegen.

Es könnten also viele chronische Schmerzkrankheiten vermieden werden, wenn die Menschen auf das eigene Immunsystem mehr achten würden. Dafür gibt es wahrlich viele Ratschläge und Instrumente. Die Pharmaindustrie hat dafür eigene Mittelchen im Angebot, die Nahrungsergänzungsmittelhersteller offerieren verschiedenste Naturprodukte, Institute, die auf Bewegung schwören, bieten gleichfalls Programme und in der Alternativmedizin wie auch bei alternativen Gesundheitsanbietern gibt es ebenso ausreichende Programme zum Stressabbau bzw. zur Stärkung der eigenen Immunsituation.

Leider können all diese Lösungsansätze – die in vielen Fällen wohl sinnhaft wären – das eigene nahe soziale und psychodynamische Umfeld nicht „behandeln". Wenn sich jemand am falschen Arbeitsplatz befindet, mit seinem Chef nicht auskommt, wenn jemand in der falschen Beziehung mit null Liebe und Zuneigung lebt, wenn jemand hasserfüllt gegenüber anderen ist, wenn jemand vom Ehepartner oder der Schwiegermutter andauernd kontrolliert wird, wenn jemand als Getriebener sein Leben fristet, wenn jemand sich nur über Leistung definieren muss und dabei alles in Kauf nimmt, dann entsteht zweifellos Stress. Genauer gesagt entsteht Distress, das ist der schädliche Stress, der das Immunsystem angreift. Im Gegensatz dazu gibt es auch den Eustress, der glücklich macht, motivierend wirkt und einen in ein Flow versinken lässt. Daraus ist abzuleiten, dass man den negativen krankmachenden Stress vermeiden, vielleicht sogar in einen Eustress umwanden sollte.

Die 50-jährige Renate litt unter einer Herzneurose. Sie ging bei Ärzten ein und aus. Organisch war nichts festzustellen, obwohl sie die teuersten und neuartigsten Untersuchungsmethoden in Anspruch nahm. Ihr Hausarzt versuchte mit Tabletten eine Beruhigung zu schaffen. Sie nahm also auch leichte Antidepressiva zu sich. Nur nutzte alles nichts. Sie ortete das Problem auf der körperlichen Ebene. Neben den Herzbeschwerden, die eine tiefe Angst um ihr Leben verursachte, zeigten sich auch Ekzeme auf der Haut. In der Therapie kam dann ein tiefer Konflikt mit dem Schwiegervater, in dessen Haus sie mit ihrem Mann und ihren zwei Kindern wohnte, offen heraus. Lange hatte sie diesen Konflikt ihrer Familie zuliebe unterdrückt, schließlich gab es auch eine finanzielle Abhängigkeit und sie wollte die Familie nicht gefährden. Ihr Mann war seinem Vater immer noch hörig, dieser aber lehnte Renate ab – zeigte das jedoch nur ihr gegenüber und auch das nur in einer überaus versteckten und verschleierten Art. Sie konnte wenig Konkretes der Ablehnung definieren, doch es war ihrer Meinung nach permanent da. So war jede Begegnung mit dem Schwiegervater eine Last und erzeugte Stress. Nur gab es solche Begegnungen täglich, da man ja im selben Haus wohnte. Nachdem dieser Konflikt als mögliche Ursache ihrer Herzneurose offen gelegt wurde, war aber klar, dass es keine Änderung geben konnte. Ausziehen war unmöglich, in ihrem Gatten hatte sie keine Unterstützung, weil er die auch öffentlich kaum merkbare Ablehnung gar nicht wahrnahm und eigentlich mochte sie das Haus, das sie zwischenzeitlich auch nach ihren Vorstellungen adaptiert hatte. Schließlich war der Schwiegervater noch gesund und rüstig und es gab kein Argument, dass er das Weite suchen sollte.

Die Situation stellte sich aus der Sicht der Klientin als verfahren dar. Im Kapitel „Ziele und Veränderungen zur Schmerzheilung" auf Seite 187 werde ich auf mögliche Strategien zurückkommen. Bei Renate war eine Veränderung der Außenwelt nur schwer möglich. So wählte ich ein Konzept, welches die Sichtweise von Renate verändern sollte. Sie sah die Handlungen ihres Schwiegervaters als Kontrolle, Bedrohung und Ablehnung. Sie fühlte sich nicht angenommen. Hier war also anzusetzen – bei ihrer Sichtweise. Dieses verinnerlichte negative Programm galt es zu verändern, denn Ziele und Veränderungen verursachen Heilung. Also arbeiteten wir mit Mentalpsychologischen Interventionen, welche die Beziehung von Renate zum Schwiegervater verändern sollten. Das, was Renate als Kontrolle wahrnahm, wurde zu einer Unterstützung und die von Renate gefühlte Ablehnung wurde mit seiner Unsicherheit gegenüber der Kompetenz von Renate „umprogrammiert". In katathymen Bildern – also mittels Visualisierung in entspannten Zuständen – wurde dem Unbewussten ein anderes Bild des Schwiegervaters zugeführt. Renate „dachte" in diesen Bildern an eine schöne, harmonische Beziehung zum Schwiegervater, sie „erdachte" sich gegenseitige Zuneigung und Anerkennung und einen angstfreien und gesunden Zustand. Renate begegnete nach mehreren solcher Übungen ihrem Schwiegervater völlig anders. Sie wirkte sicherer, zeigte ihm Zuneigung, lobte ihn, ging offener auf ihn zu, sprach über seinen Sohn (ihren Mann) und dessen Vorzüge und involvierte die Kinder, die sich bislang wohl auf unbewusstes Geheiß der Mutter von ihrem Großvater eher fern hielten, stärker in das Beziehungsgeflecht. Es kam, wie es kommen musste: Der Schwiegervater drehte sich in seinem Verhalten um 180 Grad. Er fühlte sich selbst angenommen und als Teil der Familie. In der Folge nahmen die Herzprobleme bei Renate ab, bis sie dann völlig verschwanden. Damit blieben auch die Angstanfälle aus und der Hautausschlag heilte ebenso. Renate konnte ihren Stress besiegen und ließ damit ihr Immunsystem wieder in gewohnter Stärke arbeiten.

Das menschliche Immunsystem steht in unmittelbarer Verbindung mit anderen Systemen wie dem Nervensystem und dem Hormonsystem. Dafür sind die Peptide zuständig.[57] Die Neuropeptide sind für die Schmerzverarbeitung verantwortlich. Darunter finden sich unter anderem auch die opioiden Peptide. Das Wort „opioid" ist das Adjektiv von Opiat und das wiederum erinnert uns an die Droge Opium, in der Opiate enthalten sind. Dass Opiate Schmerzen lindern, ist längst bekannt. „Die opioiden Peptide regulieren offensichtlich eine Vielzahl von Körperfunktionen, wobei Schmerzempfindungen und andere Emotionen häufig ebenfalls reguliert werden. In jenen Gebieten des zentralen Nervensystems, deren elektrische Stimulierung analgetische (Anm: schmerzstillende) Effekte hat, findet man besonders große Mengen dieser Peptide und auch entsprechend viele Rezeptoren. Injektionen dieser Peptide in die entsprechende Hirnregion haben analgetische Wirkung".[58] Die Wissenschaft hat also längst nachgewiesen, dass der menschliche Körper Schmerzmittel produzieren kann. Zu diesen zählen Endorphin, Serotonin, Oxytozin, Neurotensin, Prostaglandin oder Bradykinin. Alle haben unterschiedliche Funktionen, wirken aber schmerzstillend und werden im Körper produziert.

Die Verkäuferin Rebekka wurde eines Abends auf dem Nachhauseweg überfallen und zusammengeschlagen. Jahre später entschied sie sich, das seinerzeitige Trauma aufzuarbeiten, nachdem sie ihre körperlich nicht zuordenbaren Schmerzen nicht mehr aushielt. Rebekka hatte den Überfall eigentlich völlig verdrängt und dachte, er wäre aus dem Gedächtnis gelöscht. Sie erinnerte sich dann aber sehr genau an alle Details. So auch daran, dass sie die Schläge des Angreifers ins Gesicht und auf den Kopf gar nicht wahrgenommen und auch überhaupt keinen Schmerz verspürt hatte.

Rebekka hat etwas erlebt, was nicht nur Traumapatienten – also Menschen, die Schlimmes erlebt haben – kennen. Ihr Körper hat beim Überfall und auch noch die Zeit danach die stärksten Schmerzmittel selbst produziert. Das kennen auch Sportler. Marathonläufer schafften es, den Schmerz abzuschalten, bestätigt auch Prof. Walter Zieglgänsberger vom Max-Planck-Institut für Psychiatrie in München.[59] Das Gehirn schüttet Endorphine und Adrenalin aus, die den trainierten Läufer im sogenannten „Runner's High" unempfindlich gegen Schmerz machen. Bei ernsten Verletzungen reagiert der Körper ähnlich. „Bei einem Verkehrsunfall sorgen Endorphine etwa dafür, dass man trotz eines Bruchs die Beine bewegen kann, um aus dem Auto zu kommen."[60] Halten wir also fest, dass der Körper in der Lage ist, verschiedenste Schmerzmittel selbst herzustellen. Wir müssen unser Gehirn „nur" dazu bringen, die entsprechenden Befehle an jene Stellen weiter-zugeben, die für die Produktion dieser Mittel verantwortlich sind.

Viele Wissenschafter und Autoren gehen davon aus, dass das entscheidende Kriterium des angeführten Mechanismus die Richtung der Aufmerksamkeit ist. Angst oder Stress lassen alles andere – und somit auch das Schmerzempfinden – zur Seite treten. Der Mensch konzentriert sich auf das Wesentliche. Nun stellt sich die Frage, wie solche Situationen künstlich erzeugt werden könnten, ohne dass permanent irgendwelche ungesunden Schocks produziert werden müssen. Die Antwort dafür finden wir in der Hypnose – wie dies zum Beispiel zahnmedizinische Eingriffe unter Hypnose beweisen. Bei einer solchen kommt es unter anderem zu einer extremen Einengung und Fixierung der Aufmerksamkeit auf andere Reize.[61] Somit finden wir bereits einen wesentlichen wissenschaftlichen Beweis für die in diesem Buch beschriebene Methode.

Halten wir einmal fest, dass der Mensch in der Lage ist, die stärksten Schmerzmittel selbst herzustellen. Wir wissen auch, wie so ein Prozess ausgelöst wird. Nun wäre es wohl noch interessant zu wissen, wie diese Schmerzmittel dorthin kommen, wo sie gebraucht werden. In Tierversuchen wurde dieses Rätsel bereits gelöst – und zwar am Beispiel des körpereigenen Angsthemmers Oxytocin, ebenso wie die körpereigenen Schmerzmittel ein Neuropeptid. Wissenschafter am Max-Planck-Institut Heidelberg und am Schweizer Zentrum für psychiatrische Neurowissenschaften in Lausanne konnten die weitreichenden Ausläufer von Oxytocin produzierenden Neuronen im Gehirn bis zu ihren Zielorten verfolgen. Damit wir nicht vor Angst erstarren, benötigen wir diesen Stoff in einem bestimmten Teil des Gehirns, der Mandelkern oder auch Amygdala genannt wird. Dort dämpft eine gezielte Oxytocin-Ausschüttung die Angstreaktion. Die Produktion erfolgt im Hypothalamus und erreicht normalerweise über den Blutkreislauf seinen Zielort. Dieses Hormon steuert auch die Bindung zwischen Mutter und Kind und – so das Ergebnis neuerer Studien – auch ganz allgemein soziale Verhaltensweisen wie Vertrauen in Mitmenschen, Treue oder eben auch Angstverhalten. „Wir konnten in Gehirnschnitten erkennen, dass das Oxytocin aus den Neuronen des Hypothalamus über verzweigte und weit reichende Axone gezielt an die Wirkorte transportiert wird, wo es dann lokal abgegeben wird", erklärt Peter H. Seeburg, Leiter der Molekularen Neurobiologie am Max-Planck-Institut für medizinische Forschung. „Darüber hinaus konnten wir mit Verhaltenstests zeigen, dass das lokal ausgeschüttete Hormon in der Amygdala tatsächlich eine Angst mindernde Reaktion auslöst."[62]

Die Angst ist ein unangenehmer Begleiter des Schmerzes. Sie kann verhindern, dass das Schmerzgedächtnis durch neue, positive Inhalte überschrieben wird und kann so zur Entstehung chronischer Schmerzen beitragen. Das fand das Max-Planck-Institut für Psychiatrie in München heraus. Deshalb müssen wir auch etwas gegen die Angst tun, diese mit dem Schmerz „wegdenken" und den Angsthemmer Oxytocin aktivieren. Dafür finden Sie im Teil 4 entsprechende Übungen.

Es gibt eine Vielzahl von Studien, die beweisen, dass der Mensch in der Lage ist, seine Schmerzen durch eigene innere Prozesse zu steuern. Wir verfügen – und das ist bewiesen – über eine wunderbare eigene Apotheke, die genau weiß, was gebraucht wird und wo die körpereigenen Arzneien einzusetzen sind. Diese selbst produzierten Medikamente haben keine Nebenwirkungen, schaden dem Körper nicht und sind immer verfügbar. Wir produzieren sie durch Vorgänge im Gehirn und können sie durch Denkvorgänge aktivieren. Solche „Medikamente" in Form von Imaginationen wirken – wie Forscher bewiesen haben[63] – positiv auf das Immunsystem. Deshalb ist das Wegdenken von Schmerzen kein mystischer Vorgang, der auf Geistheilungen oder unbekannte Energien beruht, sondern ein nachvollziehbarer Prozess, der in der Verantwortung des Betroffenen liegt. Die Werkzeuge und die Arbeitsmaterialien stehen also zur Verfügung. Was fehlt ist vielleicht noch die Anleitung, wie das alles eingesetzt wird. Das ist der Grund, warum dieses Buch geschrieben wurde.

Teil 2: Das System

Denkprozesse wirken auf den Körper und darüber hinaus

Schauen Sie sich doch einmal in Ihrem engeren oder weiteren Umfeld um. Sie werden nichts finden, was von Menschenhand erschaffen wurde, das vor der Herstellung nicht in einem Kopf war – als Vision, grobes Konzept oder detaillierte Vorstellung. Für die Wirklichkeit ist also ein Gedanke notwendig und umgekehrt sorgen Gedanken für die Wirklichkeit. Dieses Prinzip sollte für jeden leicht nachzuvollziehen sein. Wenn Sie diese Zeilen lesen, dann haben Sie irgendwann einmal vorher daran gedacht, sich dieses Buch zur Hand zu nehmen und es zu lesen. Gedanken werden Realität. Sie werden nichts finden, was sie selber machen, ohne dass Ihr Gehirn nicht beteiligt war. Nun können Sie entgegenhalten, dass Sie schlafwandelnd die Nachbarschaft durchstreifen und sich am nächsten Tag an nichts mehr erinnern können. Aber sogar im Augenblick des Schlafes agiert das Gehirn und auch dessen „Befehl“ aufzustehen und sich in Bewegung zu setzen ist eine Art des Denkens – und Denken schafft Wirklichkeiten. Dieser Prozess bezieht sich allerdings nicht nur auf unsere äußere Welt, sondern auch auf unser Inneres und ist somit zu einem Gutteil auch zuständig bzw. verantwortlich für Gesundheit und Krankheit. Wie sich das mit äußeren Einflüssen verhält – z.B. wenn wir eine Lebensmittelvergiftung erleiden oder wir von einem Räuber niedergeschlagen werden – werde ich in diesem Kapitel noch beschreiben.

Aber bleiben wir noch bei der „äußeren Welt", die wir durch Gedanken schaffen. Nun sind Gedanken, die Handlungen nach sich ziehen, doch logisch nachvollziehbar, wiewohl es den Wenigsten bewusst ist, welches Gesetz hier wirkt – nämlich jenes, dass Gedanken Wirklichkeit werden. Viele Denkprozesse werden verinnerlicht, ins Unbewusste „verschoben" und erzeugen zum Beispiel einen Automatismus. Wir tun etwas, ohne darüber aktiv nachzudenken. So wurden bestimmte Tagesabläufe völlig programmiert. Aber auch das, was unsere Vorfahren uns, unseren Eltern, Großeltern und Urgroßeltern vermittelten, erzeugt Handlungen. So ist die Intensität des subjektiven Schmerzempfindens durchaus auch eine Folge des kollektiven Unbewussten.[64] Wurden wir zu Helden erzogen, macht uns Schmerz weniger aus, als wenn wir bei jedem kleinen Wehwehchen kollektives Mitleid und Sorge erfuhren. Soweit die Auswirkungen von unbewussten Teilen in uns, die natürlich noch weit komplexer sind. Das Bewusstsein kann uns den Zusammenhang zwischen Denken und Realität noch viel klarer verdeutlichen. Wenn ich kognitiv entscheide, am Abend die Tagesnachrichten im Fernsehen anzusehen, dann werde ich danach trachten, dass ich zu dieser Zeit zu Hause bin, dass ich mit meinem Abendessen schon fertig bin oder dass ich zur erforderlichen Zeit die Fernbedienung des Fernsehers zur Hand nehme und das richtige Programm wähle. Ein Gedanke lässt also eine Vielzahl von Handlungen folgen. Der Gedanke wird aber den Fernseher selbst (noch) nicht einschalten und ich schaffe es noch nicht, mich zum richtigen Zeitpunkt von einem anderen Ort in den bequemen Fernsehsessel zu beamen. Gedanken schaffen zwar Realitäten, können aber Äußeres nicht beeinflussen. Das ist zumindest die heute geltende Meinung – und diese ist so nicht haltbar. Ja, sie ist sogar falsch, denn Gedanken haben sehr wohl Auswirkungen auf das Umfeld – ohne dass wir aktive Handlungen wirken lassen. An der Universität in Princeton haben Leute von der Straße die Richtung von Kügelchen, die eine Kaskade herunterrollten, beeinflusst, ohne dass physisch Einfluss genommen wurde – also nur aufgrund der Kraft der Gedanken.[65] Der Psychiater Dr. Jakob Pösch ist überzeugt und sieht es als erwiesen an, dass wir die Materie geistig beeinflussen können.[66] Prof. Dr. Robert Jahn von der Princeton University lässt darüber keine Zweifel aufkommen: „Der Geist ist viel stärker als angenommen. Der Geist beobachtet nicht nur; der Geist gestaltet mit. Der Geist ist imstande, Effekte hervorzurufen. Und das ist irre, entschuldigen Sie den Ausdruck." Seine Kollegin und Laborleiterin spricht von zehntausenden Experimenten, die beweisen, dass es eine Abweichung von der Norm in Richtung der Intention gibt. Für den Biologen Professor Dr. Robert Shaldrake steht fest, dass der Geist über das Gehirn hinausreicht.[67]

Als Wissenschafter ist es in mir verankert, dass ich automatisch alles hinterfrage und auf Plausibilität prüfe. So war es auch, als ich die Aussagen der gerade angeführten Wissenschafter für dieses Buch formulierte. Ganz automatisch machte ich mit mir einen Test. Mein ältester Sohn befand sich gerade in England und ich dachte mir, er solle doch jetzt anrufen – schließlich reichen meine Gedanken ja über mein Gehirn hinaus. Ob Sie es nun glauben oder nicht, keine drei Sekunden später läutete mein Handy und Michael war am Apparat. Eigentlich hätte ich es ja wissen müssen, dennoch erfasste mich ein kalter Schauder und ich spürte, wie sich eine Gänsehaut auf meinem Körper bildete. Ich war auch kaum in der Lage, meinem Sohn zuzuhören, so aufgeregt war ich.

Lassen wir die Quantenphysiker, Biologen und Bewusstseinsforscher ein wenig auf der Seite und lenken wir unsere Aufmerksamkeit dem Denken in Bezug auf unseren eigenen Körper zu. Schließlich wollen Schmerzpatienten keine weit entfernten Krokodile zum Weinen bringen, sondern schlicht und einfach ihre Schmerzen lindern oder zum Verschwinden bringen. Aber das gerade Beschriebene zeigt, dass wir weit mehr

Macht besitzen als wir glauben. Wenn es also eine derzeit nicht begreifbare Energie gibt, wenn unsere Gedanken über unser eigenes Gehirn hinaus wirken, dann sollte es doch ein Leichtes sein, den eigenen Körper zu beeinflussen. Hier wollen wir ansetzen, um den Schmerz wegzudenken.

Machen Sie einen Test – einen, den ich immer wieder in meinen Seminaren und Vorträgen bringe und natürlich meist mit meinen Klienten durchgehe: Stellen Sie sich morgen früh vor den Spiegel, schauen Sie Ihrem Spiegelbild in die Augen und sprechen Sie zu Ihrem Gegenüber: „Der heutige Tag wird schrecklich. Es wird nichts klappen. Der Tag wird voller Misserfolge und voller Probleme. Ich werde nur unfreundlichen Menschen begegnen, sie werden aggressiv und missmutig sein." Am Abend ziehen Sie eine Tagesbilanz und bewerten die Ereignisse des Tages – am besten gleich schriftlich. Am nächsten Morgen führen Sie den zweiten Teil des Experiments durch. Sie stellen sich wieder vor den Spiegel und sprechen neuerlich mit Ihrem Spiegelbild – aber nun mit folgenden Worten: „Mir geht es gut. Ich liebe mich selbst und die anderen. Ich fühle mich gesund und stark. Der Tag wird positiv und erfolgreich verlaufen, alles wird klappen. Mir wird alles gelingen. Die Menschen, denen ich begegne, werden freundlich und zuvorkommend sein – hilfsbereit und wertschätzend. Ich freue mich auf diesen schönen, wunderbaren Tag. Es wird ein Tag der Erfolge und der positiven Ereignisse." Am Abend bewerten Sie auch diesen Tag. Sie ziehen also neuerlich Bilanz. Vergleichen Sie dann die Ergebnisse. Denken Sie auch an die Gefühle, die am ersten Tag vor dem Spiegel aufkamen und vergleichen Sie diese Gefühle mit jenen des zweiten Morgens.

Wahrscheinlich können Sie die Ergebnisse schon vorwegnehmen und brauchen diesen Test erst gar nicht zu machen. Übrigens passiert das auch meist bei meinen Seminaren und meine Klienten wissen ebenfalls, wie so ein Experiment ausgehen würde. Wenn ich die oben genannten negativen Formulierungen verwende, dann verspüre nicht nur ich negative körperliche Reaktionen – so wird meine Körperhaltung passiv, meine Schultern fallen nach unten, mein Gesichtsausdruck versprüht das, was ich in Worten von mir gebe. Meine Zuhörer verspüren augenblicklich Ähnliches. Wenn ich die zweite Variante von mir gebe, dann verändern sich umgehend meine Stimme, meine Mimik und meine Körperhaltung. Ich werde aktiv und positiv und genau das verspüre nicht nur ich selbst, sondern auch meine Seminar- oder Vortragsteilnehmer wie auch meine Klientinnen und Klienten. Somit ersparen sich die meisten auch das Experiment, weil sie spontan spüren und wissen, wie diese zwei Tage ausgehen werden – der erste negativ, destruktiv und emotional belastend, der zweite positiv, erfüllend und freudvoll. Übrigens sollte der positive Teil des Versuchs den Abschluss bilden. Es liegt wohl auf der Hand, warum dies so sein sollte.

Experimente zur selbsterfüllenden Prophezeiung gibt es zur Genüge. Sie funktionieren immer. Die Realität wird also von Ihnen selbst bestimmt. Sie sind dafür verantwortlich. Das Denken schafft Ihre Wirklichkeit. Ihr Denken bestimmt, was passiert.

Ein frühes Experiment, das den Einfluss des eigenen Geistes auf tagesaktuelle Handlungen beweist, ist jenes des Wissenschafters und Schriftstellers Sir Francis Galton (1822–1911). Der Begründer der Differentialpsychologie, der experimentellen Psychologie und Fingerabdruckidentifikation machte eines Tages einen Gedankenversuch: „Bevor er seinen alltäglichen Morgenspaziergang in London antrat, stellt er sich ganz fest vor: ‚Ich bin der meistgehasste Mann Englands.' Nachdem er sich einige Minuten lang auf diese Vorstellung konzentriert hatte, was praktisch einer Selbsthypnose gleichkam, trat er seinen Spaziergang an – wie immer. Doch das schien nur so. Denn tatsächlich passiert folgendes: Einige Passanten riefen ihm Schimpfworte zu oder wandten sich mit Gebärden des Abscheus von ihm. Ein Stauer (Anm.: Hafenarbeiter) aus dem Hafen rempelte ihn im Vorbeigehen mit dem Ellbogen so an, dass Galton der Länge nach in den Dreck fiel. Sogar auf Tiere schien sich die Animosität gegen ihn übertragen zu haben. Denn als er an einem Droschkengaul vorbeiging, schlug dieser aus und trat den Gelehrten in die Hüfte, so dass er erneut zu Boden ging. Als es daraufhin einen kleinen Volksauflauf gab, ergriffen die Leute für das Pferd Partei – worauf Galton das Weite suchte und in seine Wohnung zurückeilte".[68]

Einer, der viel zum Thema „self-fulfilling prophecies" (selbsterfüllende Prophezeiung) geforscht hat, ist Paul Watzlawick, den ich selbst einmal kennenlernen durfte. Der zwischenzeitlich verstorbene österreichische Forscher hat durchaus Bahnbrechendes zu Tage gebracht, was nicht nur den Alltag beeinflusst. So ist sein Beispiel der Benzinkrise weit bekannt. Er meinte damit: Wenn alle Menschen denken, dass es morgen eine Benzinkrise geben wird, werden alle natürlich am Abend vorher noch schnell tanken. Was wird es dann am nächsten Morgen geben? Natürlich eine Benzinkrise und jene wenigen, die von diesem Denken nicht angesteckt wurden, werden vor Tankstellen mit leeren Tanks stehen. Auch bei seinen Vorträgen verblüffte er damit gerne seine Zuhörer. So banal die Geschichte auch ist, so nachvollziehbar ist sie gleichzeitig.

Ein weiteres sehr berühmtes Beispiel von Watzlawick ist jenes vom Hammer[69], das ich hier gekürzt wiedergeben möchte. Dieses lässt unschwer die Nähe zu meinen oben angeführten morgendlichen Versuchen erkennen, zeigt aber auch, wie sich Denken auf die Gefühle (und somit auch auf den Körper) und auf Ergebnisse auswirken.

Ein Mann will ein Bild aufhängen. Den Nagel hat er, nicht aber den Hammer. Der Nachbar hat einen. Also beschließt unser Mann hinüberzugehen und ihn auszuborgen. Doch da kommt ihm ein Zweifel: Was, wenn der Nachbar ihm den Hammer nicht leihen will? Gestern schon grüßte er ihn nur so flüchtig. Vielleicht war er in Eile. Aber vielleicht war die Eile nur vorgeschützt und er hat etwas gegen ihn. Und was? Er hat ihm nichts angetan; der bildet sich da etwas ein. Wenn jemand von ihm ein Werkzeug borgen wollte, er gäbe es ihm sofort. Und warum sein Nachbar nicht? Wie kann man einem Mitmenschen einen so einfachen Gefallen ausschlagen? Leute wie der Kerl vergiften einem das Leben. Und dann bildet der Nachbar sich noch ein, er sei auf ihn angewiesen. Bloß weil er einen Hammer hat. Jetzt reicht es ihm aber wirklich. Und so stürmt er hinüber, läutet, der Nachbar öffnet, doch noch bevor er „Guten Morgen" sagen kann, schreit ihn unser Mann an: „Sie können Ihren Hammer behalten, Sie Rüpel!"

Das Beispiel führt uns die Macht der Gedanken vor Augen. Watzlawick[70] hat mit seinem Team in Palo Alto die Funktionsweise der selbsterfüllenden Prophezeiung erforscht und unterscheidet die Wirklichkeit, die wir mit unseren Sinnen wahrnehmen in Wirklichkeit erster und zweiter Ordnung. Die Wirklichkeit erster Ordnung ist die einfache Wahrnehmung über unsere Sinnesorgane – so sehen wir z.b. einen Blumenstrauß. Die Wirklichkeit zweiter Ordnung weist den Wahrnehmungen einen Sinn, eine Bedeutung oder einen Wert zu.[71] Watzlawick beschreibt dazu viele Beispiele – unter anderem auch jenes eines auf Blumen allergisch reagierenden Arztes, der durch den Anblick vieler in einer Wohnung aufgestellter Blumensträuße starke Allergiesymptome zeigte. Erst als er darauf aufmerksam gemacht wurde, dass es sich um künstliche Blumen handle, verschwanden seine allergischen Reaktionen.

Ein amüsantes Forschungsprojekt wurde in Neuseeland durchgeführt. Studenten wurde ein Tonic-Getränk mit dem Hinweis angeboten, dass es sich um einen Wodka-Drink handle. Die Studenten zeigten sich wirklich leicht betrunken und hatten schlechtere Gedächtnisleistungen.[72]

Viele Schmerzpatienten sind von ihrem Schmerz bestimmt – ja der Schmerz beherrscht die Patienten sogar. In vielen Fällen dreht sich alles nur noch um den Schmerz. Das beginnt schon beim Aufstehen und setzt sich beim Frühstück fort, wo meist das erste Mal schon Medikamente eingenommen werden. Dann gibt es Gespräche mit der Familie und Nachbarn –

Hauptthema ist der Schmerz. Im Laufe des Tages werden in der Regel noch weitere Schmerztabletten konsumiert. Nun stehe ich auf dem Standpunkt, dass unsere Gedanken unsere Realität bestimmen und die Wirklichkeit auch formen. Wenn ich also – wie das in diesem Kapitel Ausgeführte bereits klar macht – nur an den Schmerz denke, dann manifestiere ich ihn. Er wird wichtig und bleibt präsent. Das Unbewusste nimmt wie in einem Sozialisationsprozess den Schmerz auf und lässt ihn zu einer normenden Prägung werden. Gedanken werden Realität. Die Schmerzsoziologie kann dafür als Beweis herangezogen werden. In Ländern und Kulturen, wo Schmerz eine gesellschaftliche „Sprache" hat (z.b. muslimische Frauen) spielt Schmerz eine andere Rolle als dort, wo er nicht geäußert werden darf (z.b. „Indianer kennen keinen Schmerz"). Nun wird im Rahmen von Schmerzbehandlungen und -therapien oft ein Schmerztagebuch gefordert.[73] Mit einem solchen werden der Schmerz, seine Ausformungen, sein zeitliches Auftreten, seine möglichen Verbindungen und seine Intensität dokumentiert. Damit wendet sich der Patient aber nachdrücklich dem Thema zu. Er denkt nicht nur während den Schmerzphasen an sein Leid, sondern das Tagebuch erinnert ihn eigentlich permanent an das Thema. Seine Gedanken kreisen somit noch stärker um den Schmerz und Gedanken haben nun einmal die Tendenz Wirklichkeit zu werden. Das ist der Grund, warum ich Schmerztagebüchern skeptisch gegenüberstehe und empfehle – wenn überhaupt –, dass ein solches nur maximal zwei Wochen lang geführt werden soll. Das Tagebuch hat schließlich den Zweck, einen möglichen Zusammenhang zwischen Schmerz und äußeren Einflüssen zu ergründen. Wenn das nach zwei Wochen nicht möglich ist, dann ist die Chance, dass es später möglich wäre, doch sehr gering. Der Fokus des Denkens sollte also nicht auf den Schmerz gelenkt werden. Leider ist aber gerade dieses Denken weitverbreitet und somit darf man sich auch nicht wundern, dass der Schmerz da ist und bleibt.

Einen Hinweis, dass ich mit dieser These richtig liege, erhalten wir aus der Forschung. Ein Team von der Wake Forest University in Winston-Salem in den USA wies mittels modernster Technik und mithilfe der funktionellen Kernspintomographie (fMRI) nach, dass die Erwartungshaltung eine wichtige Rolle bei der Verarbeitung von Schmerzen spielt. Noch vor den Aufnahmen informierten die Neurologen die Studienteilnehmer, dass sie im Verlauf des Tests schlimme, mäßige oder milde Schmerzen zu erwarten hätten. Bestimmte Signale bereiteten die Testpersonen auf den entsprechenden Schmerz vor. Allerdings signalisierten die Forscher den Probanden milde Schmerzen – in Wahrheit waren diese aber sehr heftig. Die Neurologen waren überrascht, weil die Probanden einen um etwa 28 Prozent geringeren Schmerz angaben. Das bildete sich auch im Gehirn ab, denn gleichzeitig ließ die Aktivität in jenen Hirnregionen nach, die in die Verarbeitung von Schmerzerwartung und -empfinden eingeschaltet sind. Dieses Resultat zeigt nach Meinung des Teams, dass Psychotherapie bei der Bekämpfung chronischer Schmerzen eine Rolle spielen kann.[74]

Verlassen wir einmal die Felder Schmerz und Krankheit und wenden wir uns einer durchaus positiven Sache zu. Einem Thema, das sehr eindrucksvoll beweist, wie wir mit Gedanken den eigenen Körper beeinflussen können. Ich meine die sexuelle Fantasie. Eine solche ist durchaus in der Lage, den Körper in Erregung zu versetzen und somit erzeugen Gedanken ganz eindeutig körperliche Wirkungen. Die ersten sexuellen Erfahrungen werden in der Regel im Kopf gemacht. Bilder entstehen bzw. werden konstruiert und wirken sich letztendlich auf den Körper aus. Solche Gedanken führen beim Mann wie auch bei der Frau zu physischen Reaktionen der Geschlechtsorgane. Außerdem sorgen solche Fantasien, die nichts anderes als Denkprozesse darstellen, dafür, dass Hormone ausgeschüttet und bestimmte Körperdrüsen aktiviert werden. Die sexuelle Fantasie ist wohl ein eindrucksvolles Beispiel dafür, wie Denkprozesse auf den Körper wirken. Einer meiner Klienten litt an einem sogenannten Anorgasmus. Beim Geschlechtsverkehr kam er nicht zum Höhepunkt – der Samenerguss blieb aus. Anders war es jedoch, wenn er ins „Kopfkino" ging – wie er sich ausdrückte –, dann war der Orgasmus möglich. Er stellte sich also Bilder vor und diese ließen dann den Körper bis zum freudvollen Ende reagieren.

Auch das Umgekehrte gibt es. Der 63-jährige Wilhelm litt unter einer erektilen Dysfunktion. Diese trat aber nur dann auf, wenn es um den Geschlechtsakt mit seiner Freundin ging. Wenn er seine Fantasie einsetzte und onanierte, hatte er keine Probleme. Sowohl bei Christian als auch bei Wilhelm werden die Folgen deutlich, wie Denkprozesse Einfluss auf den Körper haben. Nun sind heutzutage sexuelle Fantasien erlaubt und eine durchaus wichtige Vorbereitung auf den realen Kontakt mit dem anderen Geschlecht. Jugendliche beiderlei Geschlechts lernen dadurch sich selbst und ihren Körper besser kennen, entdecken erogene Zonen, deren Berührung die erotischen Bilder im Kopfe verstärken.

Früher einmal waren solche Gedankenbilder verboten und Selbstbefriedigung wurde als Sünde bezeichnet. Meist waren religiöse Tabus dafür verantwortlich. Zwar konnte und kann niemand Gedanken kontrollieren, aber vielfach wurde dadurch ein tiefes Schuldgefühl hergestellt. Man musste Buße tun und beichten. In Anbetracht der in den letzten Jahren bewiesenen Missbrauchsfälle im Umfeld kirchlicher Einrichtungen muten solche Denkverbote als kranker Anachronismus an. Und wirklich machen solche Verbote auch krank.

Der 32-jährige Vinzenz wuchs in einem österreichischen, äußerst katholisch geprägten Bergdorf auf. Das Thema Sexualität wurde negiert und verboten. Weder im Elternhaus noch in der Schule wurde darüber geredet. Vinzenz war Ministrant und das Wort des Pfarrers war ihm Gebot. Seine Jugend war demnach von Asexualität geprägt. Selbstbefriedigung war verboten. Erotische Gedanken waren ebenso verpönt und wurden mit der Gottesstrafe belegt. So lösten derartige Fantasien

Schuldgefühle und ein schlechtes Gewissen aus. Viele erwachsene Männer werden sich möglicherweise noch an jene Zeit erinnern, wo Eltern und Großeltern, aber auch Religionslehrer Masturbation und Onanie mit Angst besetzten. Damals wurden sogar solche Dummheiten wie „Selbstbefriedigung macht blind" verbreitet. Solch verrückte Botschaften werden natürlich kognitiv wahrgenommen und erzeugen im Gehirn einen Denkprozess, der wiederum eine Emotion – z.b. Angst – verursacht. Damit wir mit solchen Gefühlen zurechtkommen und das Leben nicht zu einer ständigen Qual wird, verschieben wir Schuldgefühle und Ängste in unser Unbewusstes. Dort bleibt es nicht ohne Folgen.

Vinzenz kam wegen Schmerzen im Bereich der Geschlechtsorgane zu mir. Medizinisch war alles abgeklärt und es wurde kein Grund für seine Schmerzen gefunden. Auch die Ärzte meinten, es könne nur psychosomatisch sein. Tiefenpsychologisch lag der Schluss nahe, dass seine Geschichte mit den aktuellen Schmerzen in Verbindung steht. Er zeichnete allerdings ein sehr idealisiertes Bild seiner Kindheit und Jugend und verdrängte das damals Versäumte und Verbotene völlig. So war ihm der innere Konflikt zwischen dem natürlichen menschlichen und auch entwicklungspsychologisch durchaus sinnvollen Bedürfnis nach Sexualität und den vorgelebten und verordneten Verboten nicht bewusst. Erst im Laufe der Zeit konnte das ursächliche Problem aufgearbeitet werden. Bis dahin war es aber wichtig, die Schmerzen auch mit Mentalpsychologischen Interventionen zu behandeln.

Das, was wir im Gehirn abspeichern, hat Einfluss auf den Körper. Es wirkt auf unsere Körperzellen und auf unsere Gesundheit. Nun müssen wir das, was im Gehirn gespeichert wird, natürlich erst einmal über unsere Sinnesorgane wahrnehmen und dies ist weit komplexer als wir annehmen. Nicht nur, dass wir unsere fünf Sinne dafür unterschiedlich intensiv gebrauchen, nehmen wir nicht alles, was wir über unsere Sinnesorgane aufnehmen und ins Gehirn gelangt, auch bewusst wahr. Dies ist insofern wichtig zu verstehen, weil auch solche abgespeicherten Informationen Wirkungen zeigen. Zwar neigen wir dazu, kopflastig zu agieren und nur das zu akzeptieren, was wir gedanklich reproduzieren können, aber das scheint eine sehr enge, ja zu enge Betrachtung zu sein. Wenn Sie z.b. ein zeitgenössisches Bild betrachten, dann nehmen Sie über die Augen die Farben und Pinselstriche wahr. Wenn das Bild etwas Gegenständliches darstellt, dann bemüht Ihr Gehirn eventuell vorher schon abgespeichertes Vorwissen und stellt die aktuelle Wahrnehmung einer Erinnerung gegenüber. So passiert es, dass abstrakte Bilder völlig unterschiedliche Assoziationen und Interpretationen verursachen, weil jede Wahrnehmung auf die individuelle Erfahrung aufbaut. Nun kann es sein, dass Sie das Bild auch olfaktorisch wahrnehmen können. Vielleicht riechen Sie noch die Farbe oder Sie verbinden Gerüche im Umfeld des Bildes völlig unbewusst mit dem Dargestellten. Vielleicht haben Sie die Gelegenheit, das Bild zu berühren und erfassen es auch haptisch. Eventuell gibt es eine akustische Erklärung, die das betrachtete Objekt zusätzlich noch auditiv beschreibt. In diesem Beispiel hätten Sie das Bild bereits mit vier der fünf menschlichen Sinne wahrgenommen – eigentlich gibt es noch einen sechsten, den ich in einem früheren Kapitel behandelte (vgl. ab „Schmerzen er- und verdenken wir im Gehirn" auf Seite 64). Auch der Geschmackssinn könnte eine Rolle spielen, wenn Ihnen das Bild zum Kauf angeboten wird und Ihnen ein versierter Verkäufer zum Beispiel ein Getränk oder eine Speise reicht, das in irgendeiner Art und Weise die Bildaussage unterstreicht oder die Kaufentscheidung erleichtert. Vielleicht werden Sie – ohne es dann noch genau in Erinnerung zu haben – dieses Bild mit einem teuren Bordeaux in Verbindung bringen, weil Ihnen dieser im Zuge der oben geschilderten Szenerie serviert wurde.

All das passiert in der Regel in einer komplexen Art und Weise. Unsere Sinnesorgane sind so genial konstruiert, dass wir „intermodal", also gemeinsam wahrnehmen können. In nur wenigen Sekunden haben wir die Szenerie erfasst. Würden wir dann das Wahrgenommene kognitiv beschreiben wollen, dann würden wir vielleicht einige Stunden dafür benötigen. Und trotzdem haben wir alles im Gehirn abgespeichert und mit Vorwissen und Erfahrungen in Verbindung gebracht oder neues Wissen aufgenommen.

Nun ist das nur die halbe Wahrheit, denn wir haben lediglich die rationalen Details berücksichtigt. Sinnliche Wahrnehmungen lösen aber auch Emotionen aus. Wenn zum Beispiel das Auge die Informationen über den Sehnerv ins Gehirn weitergibt, dann kann das Gesehene plötzlich mehr oder weniger starke Gefühle auslösen. Auch hier spielt das Vorwissen eine Rolle – muss es aber nicht. Wenn wir also – um beim Gemäldebeispiel zu bleiben – ein Kunstwerk betrachten, das düster und bedrohlich wirkt, dessen Farben dunkel und abweisend sind, wenn der Bildinhalt für uns Schlimmes darstellt oder uns an solches erinnert, dann wird auch das limbische System die entsprechenden Botenstoffe produzieren und wir werden depressiv oder uns vor Ekel von dem Bild abwenden. Das ist die harmlose Variante. Es kann aber auch sein, dass so ein Bild ein sogenanntes Flashback verursacht. Dies könnte uns – egal, ob es sich um ein reales oder um ein Gedankenbild handelt – an ein vergangenes traumatisches Ereignis erinnern und zu intensiven Gefühlsregungen führen.

Als die 59-jährige Monika zu mir kam, war ihr nicht bewusst, dass sie ein Missbrauchsopfer war. Zwar wiesen ihre jahrelangen Unterleibsschmerzen, die in zig Arztpraxen und Krankenhäusern bereits ohne Hinweis auf die Ursache abgeklärt waren, darauf hin, aber die Klientin war auch eine Meisterin des Verdrängens. Nur so konnte sie mit dem Leben zurechtkommen – wiewohl dieses Leben vor Problemen und Enttäuschungen nur so strotzte. Unter anderem litt sie an den Schmerzen und es fehlte ihr ein erfülltes Liebesleben. Während ihres ganzen Lebens verursachte Geschlechtsverkehr starke Schmerzen bei ihr und wie ein Orgasmus sich anfühlt, wusste sie nicht. Erst die Tiefenpsychologie und die katathymen Bilder brachten Licht in ihre Finsternis. Schließlich hatte sie sehr deutliche Bilder vor ihren Augen, als ihr Vater zu ihr ins Kinderzimmer kam, ihre Geschlechtsorgane liebkoste und sich an ihr rieb. Natürlich war ihr als Sechsjährige nicht bewusst, was richtig und was falsch war. Erst die kognitive Auseinandersetzung – also ein intensiver Gedankenprozess – linderte ihre Schmerzen. Parallel konnte sie mit Mentalpsychologischen Interventionen ihre Schmerzen immer besser kontrollieren. Irgendwann einmal hatte sie mit dem Vater „abgeschlossen" und sich ihre Schmerzen weggedacht.

Nun können emotionale Erfahrungen und Prägungen Krankheiten und Schmerzen auslösen. Das ist das breite und mittlerweile gut erforschte Feld der Psychosomatik. Aufgrund der sehr negativ orientierten gesellschaftlichen Denkweise konzentrieren sich auch Konzepte und Strategien offenbar in erster Linie auf Themen der negativen – also schmerzbedingten – Richtung. Wenn sinnliche Reize in der Folge negative Emotionen und in weiterer Folge zu Krankheiten führen, dann wäre doch auch der umgekehrte Weg möglich. An dieser These orientiert sich auch meine Methodik und dafür gibt es auch wissenschaftliche Studien[75], die das bestätigen. So haben amerikanische Wissenschafter herausgefunden, dass Verliebtheit im Gehirn wie ein starkes Schmerzmittel wirkt. Auch die Ursache dieser Wirkung wurde entdeckt – und zwar stimuliert Liebe ähnlich einer Droge das Belohnungszentrum. Dabei handelt es sich natürlich um vom Körper produzierte Drogen. Nun gibt es kein ärztliches Rezept für Liebe, aber Emotionen sind durch Denkprozesse beeinflussbar, das konnte ich in unzähligen Beispielen mit Patienten beweisen.

Alles, was wir hören, sehen, fühlen, schmecken und riechen, erreicht unser Gehirn – und vieles wird lediglich unbewusst wahrgenommen, wir können uns bereits wenige Augenblicke später nicht mehr daran erinnern bzw. haben wir das Sinneserlebnis selbst gar nicht bewusst wahrgenommen.

Diese unbewussten Informationen haben aber zum Teil recht große Wirkungen. Kinder nehmen z.B. Handlungen der Erwachsenen wahr und imitieren diese völlig automatisch. Sogar Jahrzehnte später werden oft Handlungen gesetzt, die an die Eltern erinnern oder jemand sagt: „Du bist ja wie dein Vater!"

Im Sinne der Ausführungen in diesem Buch ist also der Begriff „Denken" breiter zu sehen, als zum Beispiel darüber nachzudenken, welchen Film man abends anschauen möchte. Dass so ein simples Wort hier Platz benötigt, mag verwundern, allerdings sollte man doch ein einheitliches Verständnis erzeugen. „Ich denke also bin ich" ist der erste Grundsatz des Philosophen Descartes. In der Tat weist das eigene Denken auf das eigene Sein hin – unabhängig vom Inhalt des Denkens. Eine Definition von Denken lautet: „Die Fähigkeit Nachrichten assoziativ zu klassifizieren, sie damit vergleichend zu analysieren, und daraus Schlussfolgerungen zu ziehen, die ihrerseits wieder auf ihre Richtigkeit vergleichend analysiert werden".[76] Denken ist Teil der Kognitionspsychologie und dort beschrieben. Diese beschäftigt sich mit psychischen Zuständen und Prozessen, die beim Menschen zwischen der Reizaufnahme und dem Verhalten vermitteln. „Der theoretische Ansatz der Kognitiven Psychologie ist dadurch charakterisiert, daß er diese Prozesse als Prozesse der Aufnahme, der Verarbeitung, der Speicherung und der Erzeugung von Informationen betrachtet."[77] Lässt die erste Definition den hirnphysiologischen Vorgang unberücksichtigt, hat diese Definition nach Klix auch die Verarbeitung der Prozesse berücksichtigt, aus denen Verhalten entsteht. Schon alleine diese Definitionsvarianten bieten ein breites Spektrum an Interpretationen. Im Wörterbuch der Psychiatrie und medizinischen Psychologie[78] werden 35 Erklärungen zu Wörtern mit „Denken" angeboten und auch das ist nur ein Auszug aus der Vielfalt. Ich möchte damit anregen, das Denken großzügiger anzulegen. Vielleicht ist die Sichtweise, dass alles, was in unserem Gehirn passiert, mit Denken gleichzusetzen ist, ein zu provokanter Ansatz, jedenfalls wäre die Eingrenzung auf z.B. konkretes Denken wohl viel zu eng.

Eine wesentliche Grundlage meiner Methode „*Schmerzen wegdenken*" ist darin zu finden, dass es zwischen Gedanken, die durch reale Sinnesreize erzeugt werden und Gedanken, die nur durch Vorstellung kreiert werden, in der Weiterverarbeitung keine wesentlichen Unterschiede gibt. „Wir können unsere Vorstellungen in ebenso realen, reichhaltigen und vielgestaltigen Formen erleben wie unsere Wahrnehmungen. Genauso wie wir physisch vorhandene Objekte sehen, hören, riechen, schmecken oder tasten können, können wir auch Dinge ‚sehen', die nicht vorhanden sind, Musik ‚hören', die nicht gespielt wird, Speisen ‚schmecken', die wir seit Jahren nicht mehr gegessen haben, und ‚das seidige, traurige, ungewisse Rascheln jenes violetten Vorhangs erleben, wenn wir Edgar Allan Poe lesen."[79] Damit wird eine wichtige Dimension des Denkens postuliert.

In der Psychologie ist der Begriff des Unbewussten institutionalisiert und auch weit darüber hinaus anerkannt. Nun gibt es den Begriff des „unbewussten Denkens", der mit automatischem, absichtslosem und unwillkürlichem Denken gleichgesetzt wird. Somit werden unbewusste Vorgänge dem Denken zugeordnet. Auch dieses Denken wird hirnphysiologisch verarbeitet und wirkt auf das Verhalten, die Psyche oder den Körper.

Eine zentrale Botschaft dieses Buches ist, dass Denkvorgänge direkt auf den Körper wirken. Na ja, das ist wirklich nichts Sensationelles, weil ja klar ist: Wenn ich eine Hand bewege, ist dazu ein Gedanke notwendig. Aber wie ist das, wenn plötzlich Warzen verschwinden oder Hände und Füße zu bluten beginnen? Das mit den Warzen wird schon seit Generationen weitergegeben. Niemand weiß wirklich wie es funktioniert, aber viele Menschen können sich diese einfach wegdenken.[80] Die Sache mit den blutenden Händen und Füßen ist wohl weit dramatischer, denn hier ist gemeint, dass dies ohne Einfluss von außen geschieht. Menschen, die die Wundmale Jesu Christi aufweisen, nennt man Stigmatisierte und was ihnen passiert, heißt Stigmatisation. Es gibt – je nach Quelle – über 300 Personen, welche die Wundmale aufwiesen. Einige leben noch bzw. haben diese Zeichen noch gar nicht so lange. Viele Fälle wurden wissenschaftlich sehr genau untersucht, um Täuschungen und Manipulationen auszuschließen. Einige der bekannten sind Pater Pio aus Süditalien, der 2002 auch heiliggesprochen wurde, die selige Therese Neumann von Konnersreuth und die französische Mystikerin Marthe Robin. Diese drei sind schon verstorben, aber ihre Geschichten sind gut dokumentiert. Zu den bekannten zeitgenössischen Stigmatisierten zählen Bruder Elia (geb. 1962), der in einem kleinen italienischen Kloster lebt, die griechisch-katholische Syrerin Myma Nazzour (geb. 1965) und die Berliner Architektin Judith von Halle (geb. 1972). Die Erklärungsversuche der Mediziner und Theologen gehen von einer psychogenen Ursache der Stigmatisation aus. Die Experten vermuten dahinter psychosomatische Phänomene wie Autosuggestion, Ideoplastie (das sind organische Effekte aufgrund von Vorstellungen und Gedanken) oder Hysterie (heute Konversion – ein psychischer Konflikt wird auf die Körperebene verschoben), die mit einer starken Passionsfrömmigkeit verbunden sind. Diese Körpersensationen hängen meiner Meinung nach (und mit dieser stehe ich nicht alleine) von Gedankenprozessen ab, was neuerlich als ein Hinweis auf die Kraft unserer Gedanken und der damit verbundenen neuronalen Abläufe zu verstehen ist. Das würde nichts anderes heißen, als dass das Gehirn Signale an z.B. die Handflächen weitergeben kann, die dort offene Wunden und Blutungen hervorrufen. Dass keine übersinnlichen Mächte im Spiel sind, zeigt ein auffälliges wie gleichermaßen simples Indiz: Darstellungen von Kreuzigungen Christi bzw. seiner Wundmale zeigen diese immer an den Handflächen und nicht an den Handgelenken. Nun ist aber zu vermuten, dass bei der Kreuzigung die grausame Prozedur der Nagelung zwischen Elle und Speiche erfolgte, weil die Handflächen das Körpergewicht nicht tragen können. Wir kennen aber nur Bilder mit Handmalen und deshalb greift das Denken der Stigmatisierten auf das bestehende Vorwissen zurück und das bezieht sich nun einmal auf die Handflächen. Dieser logische Zusammenhang weist ebenso auf ein Gedankenkonstrukt mit dramatischen Folgen hin. Als ich einmal einen Fachvortrag über die psychische Dimension von Dermatosen (Hautkrankheiten) vor Ärzten, Psychologen und Psychotherapeuten hielt, ist etwas passiert, was die Auswirkungen des Denkens auf den Körper eindrucksvoll unter Beweis stellte. Ich beschrieb in diesem Vortrag verschiedenste Formen von Dermatosen und ihre möglichen psychischen Ursachen. Ganz wie ich es gewohnt war, arbeitete ich mit einer Power-Point-Präsentation, die auch einige bildhafte Beispiele zeigte, mit Fällen aus der Praxis und mit einem Handout. Unter anderem bildeten natürlich die Symptome zentrale Inhalte meines Vortrags. Ich beschrieb diese und Worte wie „jucken", „schmerzhafte Pusteln", „offene Wunden", „kratzen" und Ähnliches waren somit Bestandteile meiner Ausführungen. Da fast jeder Hautausschlag vor allem beißt und juckt, wurden diese Worte gleich mehrmals geäußert. Was im Zuge des Vortrages dann passierte, war sogar für mich überraschend. Wohl auch deshalb, weil es sich ja um ein Expertenpublikum handelte. Die durchaus sehr aufmerksamen Zuhörerinnen und Zuhörer legten ihre Hände – völlig unbewusst und automatisch – auf Stellen ihres Körpers, die ich beschrieb. Im Laufe des Vortrags fingen immer mehr Leute an, sich an den Unterschenkeln, Armen, am Hals oder Kopf zu kratzen. Plötzlich schrie jemand frei heraus: „Jetzt juckt es mich schon am ganzen Körper." Allen anderen, die ebenfalls sanft oder schon forsch eine Stelle des Körpers berührten, wurde ihr Handeln augenblicklich bewusst. Der ganze Saal brach dann in Gelächter aus. Jedem war die psychische Bedingtheit von Dermatosen am eigenen Körper vor Augen geführt worden. Eine bessere Unterstützung für meinen Vortrag hätte ich mir wohl nicht wünschen können und die Beweise wurden gleich mitgeliefert. Ich habe später immer wieder – wenn ich Vorträge zum

Thema der Psychosomatik hielt – ähnliche Beispiele eingebaut und diese funktionierten immer. Wenn ich also den Zuhörern mitteilte: „Stellen Sie sich jetzt vor, dass sich in diesem Saal gerade Läuse von einem Kopf auf den anderen hinbewegen", dann griffen sich viele auf den Kopf und verspürten ein augenblickliches Jucken. Fairerweise „löschte" ich diese Intervention natürlich gleich wieder. Jedenfalls zeigen diese Beispiele, welche Reaktionen durch das Denken im Körper ausgelöst werden können. Vielleicht erinnern Sie sich daran, wenn Sie sich in ein „Krankenhaus" anstelle eines „Gesundenhauses" begeben, oder wenn Ihr Arzt Ihnen in allen Details die Symptome, Auswirkungen und Folgen einer Krankheit beschreiben möchte. Was sollte schon anderes passieren als das, was der Experte und Über-Ich-Repräsentant beschreibt?

Zu meinen Beobachtungen gibt es auch wissenschaftliche Forschungen: Ein Forschungsteam der Emory University in Atlanta fand heraus, wie Metaphern – also Worte – im Gehirn wirken. Formulierungen wie zum Beispiel „hartes Herz" lösen nicht nur Reaktionen im Sprachzentrum des Gehirns aus, sondern auch in Gehirnrealen, die Informationen verarbeiten, die vom Tastsinn stammen.[81] Die Alltagssprache hat viele Sprüche parat, die ebenso Wirkung zeigen. Der Psychiater Alexander Bernhaut (2009) hat mit vielen Beispielen aus seiner Praxis nachgewiesen, dass Redensarten unser Leben bestimmen. Es gibt viele kleine „Prinzessinnen", die beim Arztbesuch mimosenhaft reagieren und schon beim Anblick einer Spritze zu weinen beginnen. Weil „Indianer keinen Schmerz kennen", gibt es auch viele „Indianer" unter den Kindern, die Ärzte besuchen. Man muss es ihnen nur sagen, dass sie „Indianer" sind und man erspart sich Weinkrämpfe. Daraus ist ableitbar, dass es zwischen Worten und körperlichen Reaktionen einen Zusammenhang gibt.

Das Bühnenstück „Der eingebildete Kranke" von Molière (1673) zeigt auf amüsante Art und Weise, wie Krankheit durch Einbildung entstehen kann. Diese beruht auf Fantasie und somit auf konstruierten Denkprozessen. Der Betroffene denkt, er sei krank und ist es dann auch. Die Hypochondrie ist eine anerkannte Diagnose. Bei der hypochondrischen Störung ist das vorherrschende Kennzeichen „die beharrliche Beschäftigung mit der Möglichkeit, an einer oder mehreren schweren und fortschreitenden körperlichen Krankheiten zu leiden, manifestiert durch anhaltende körperliche Beschwerden oder ständige Beschäftigung mit der eigenen körperlichen Erscheinung".[82] Übrigens spielte Molière den Titelhelden in seinem Stück selbst. Doch bei der vierten Vorstellung erlitt er einen Blutsturz und verstarb wenig später. Vielleicht hatte er seine Rolle doch zu ernst genommen. Soweit möchte ich nun die Fantasien nicht bemühen, aber es steht außer Zweifel, dass Schauspieler – um authentisch und gut zu sein – sich tief in ihre Rolle hineinversetzen müssen. Ja, die Schauspieler sind im Augenblick des Spiels die von ihnen dargestellten Personen. Sie fühlen und denken wie sie – vielleicht können sie dann auch so krank werden wie diese. Nun haben Schauspieler Methoden entwickelt, diese übernommenen Rollen wieder loszuwerden und zu sich selbst zu finden. Vielleicht ist das Molière nicht gelungen und er hat seine Rolle „zu gut" gespielt.

Es gibt viele Beispiele, die zeigen, welch endgültige Effekte Gedanken haben können. Wenn man hört, dass Aborigines sich von ihrer Gruppe verabschieden, um dann an einer auserwählten Stelle zu meditieren und zu sterben, dann erinnert das an Elefanten, die zum Sterben an einen schönen Ort gehen. Ein lieb gewonnenes Ehepaar aus meiner früheren Nachbarschaft lebte symbiotisch bis ins hohe Alter. Zuerst pflegte die Frau ihren Mann, dann wurde ihr das zu viel und beide kamen in ein Pflegeheim, wo sie aber weiterhin unzertrennlich blieben. Schließlich verstarb die Frau – inzwischen Mitte neunzig. Innerhalb von wenigen Wochen folgte ihr der gleichaltrige Gatte. Ähnliche Geschichten gibt es viele. Auch der bekannte Countrysänger Johnny Cash starb nur kurz nach dem Tod sei-

TOTSCHWEIGEN

ner geliebten Ehefrau June Carter. Alles Zufälle? Das Denken, dann zu gehen, wenn es Zeit ist oder dem geliebten Partner zu folgen, hat doch eine wunderbare Natürlichkeit.

Ein Sprichwort lautet: „Was ich nicht weiß, macht mich nicht heiß." Umgelegt auf Krankheit würde das heißen, dass, wenn man von einer Krankheit nichts weiß, diese gar nicht wirksam werden würde. Natürlich ist das keine Regel und dieser Schluss auch sehr gefährlich. Deshalb gibt es dazu keine Empfehlung und das folgende Beispiel sollte nicht dazu verleiten, sich erforderlichen Untersuchungen zu entziehen bzw. auf falsche Diagnosen zu setzen! Aber dennoch ist das sogenannte „Linzer Phänomen" erstaunlich und wurde Anfang des Jahrtausends auch sehr kontrovers diskutiert. Der eine oder andere kritisch beurteilte Gesundheitsanbieter versuchte das Ergebnis auch für sich zu nutzen und wohl deshalb fand in der Folge keine seriöse Diskussion statt. Ich selbst kann mit den fragwürdigen Methoden selbsternannter „Gurus" und „Heilslehren", die das Linzer Phänomen als Beweis für ihre Thesen verwenden, auch nichts anfangen und distanziere mich von diesen. Was aber war überhaupt passiert? Aus Gründen der Objektivität möchte ich dazu einen Bericht aus dem renommierten österreichischen Nachrichtenmagazin Profil wiedergeben.

Eine Arzthelferin ließ Krebsbefunde verschwinden. Die auch so gesundeten Patienten dankten es ihr.

„Es ist unbegreiflich, aber es ist passiert", fasste der Richter am Landesgericht Linz den Fall zusammen. Damit meinte er sowohl den Hergang des Verbrechens als auch dessen Auswirkungen. Angeklagt war die damals 33-jährige Astrid S., die als Arzthelferin bei einem Linzer Gynäkologen beschäftigt war. Zu ihren Aufgaben gehörte es, den Frauen unangenehme Befunde mitzuteilen, die aufgrund eines sogenannten PAP-Abstrichs zur Früherkennung des Zervixkarzinoms (Anm. Gebärmutterhalskrebs) erstellt wurden. Die sensible Arzthelferin brachte es jedoch irgendwann nicht mehr übers Herz, „den armen Frauen zu sagen, dass sie krank sind." Statt die Patientinnen mit Krebsverdacht und damit notwendig gewordenen diagnostischen Eingriffen oder Therapien zu belasten, begann sie, die Befunde zu fälschen, oder sie ließ diese einfach tief unten im Archiv verschwinden.

Nach sechs Jahren hielt sie den Stress nicht mehr aus, kündigte und zog nach Wien. Der Betrug flog auf, als sich die Mitarbeiterin eines Labors beim Gynäkologen nach dem Befinden einer Patientin erkundigte, bei der sie Monate zuvor anhand des PAP-Abstrichs Krebs diagnostiziert hatte. Entsetzt stellte der Arzt fest, dass der Befund in der Krankenakte schlummerte, ohne dass die betroffene Frau je davon erfahren hatte. Insgesamt fanden sich 99 ähnliche Fälle. Alle Frauen wurden vorgeladen und untersucht. Erstaunliches Ergebnis: Bei keiner einzigen der Betroffenen ist durch die Verschleppung der Behandlung Schaden entstanden. Im Gegenteil: Die meisten Krebsvorstufen waren bei der Nachuntersuchung verschwunden. Nur in sechs Fällen war eine Konisation erforderlich – die vorsorgliche Entfernung des verdächtigen Gewebes. Doch dies wäre bei wesentlich mehr Frauen geschehen, wären diese sofort behandelt worden. Ein konkreter akuter Krebsbefund löste sich gar in Luft auf. Der Gutachter tippte auf Spontanheilung. In keinem einzigen Fall wurde ein fortgeschrittenes Krankheitsbild festgestellt. Das Urteil für die ehemalige Arztsekretärin fiel dementsprechend milde aus: Sie erhielt fünf Monate auf Bewährung sowie eine symbolische Geldstrafe von 700 Euro.

Nachdem das Urteil ergangen war, ereignete sich etwas nicht Alltägliches. Im Gerichtssaal anwesend war nämlich eine der „betrogenen" Patientinnen des Gynäkologen. Sie bedankte sich bei der Arzthelferin überschwänglich für deren kriminelle Aktion. Sie war nämlich eine der Frauen, die bei der Nachuntersuchung vollständig gesund gewesen war. „Wenn Sie damals den Befund nicht hätten verschwinden lassen", sagte sie und umarmte dabei die Täterin, „wäre ich operiert worden und hätte mich einer Krebstherapie unterziehen müssen."

Dieser Prozess ging als Kuriosum in die Annalen der Medizingeschichte ein. Konsequenzen zur qualitativen Verbesserung der Zervixkarzinom-Früherkennung, die unzählige Frauen mit Krebsalarm und unnötigen Eingriffen belastet, wurden jedoch bis heute nicht gezogen.[83]

Damit keine Missverständnisse aufkommen, möchte ich klarstellen, dass die Vorgangsweise der Arzthelferin kritikwürdig ist – aber dennoch: Es gibt also Nachweise, dass die Symptome einer diagnostizierten Krebserkrankung keine Konsequenzen hatten. Das heißt die Krankheit brach gar nicht aus. Gleichzeitig weiß man, dass die Mitteilung, dass man an einer schweren Krankheit leidet, schlimme Folgen haben und eine schwere psychische Belastung sein kann. Damit einher geht dann die Krankheit – so, als ob die Diagnose eine Bestätigung braucht.

Hierüber gibt es aus der Sicht bestimmter Gruppen und vielleicht verständlichen Gründen keine Untersuchungen, aber die Vermutung, dass Diagnosen den Gesundheitszustand massiv beeinflussen können, hat sich auch nach eigenen Beobachtungen bestätigt. So kam ein 70-jähriger Pensionist gerade von einem Segeltörn zurück und nahm einen Termin für eine Routineuntersuchung wahr, bei der dann leider Prostatakrebs festgestellt wurde. Die Tragödie nahm ihren Lauf. Der Segler verstarb nach nur zwei Monaten. Dann war da noch der Reisebüroangestellte, der gerade in Pension gegangen war und von einer Amerikareise zurückkam. Die nächste Reise sollte mit seiner Frau nach Südafrika führen. Auch er ließ eine umfangreiche Untersuchung durchführen: Diagnose Krebs. Die Südafrikareise fand nie mehr statt. Seine Frau begrub ihren Mann nur vier Monate nach der Diagnose. Nur zur Klarstellung: Beide Herren fühlten sich vor der Untersuchung und der dann folgenden Diagnose vollkommen gesund.

Als vor Jahren meiner Frau Sigrid nach einer Routine-Mammographie mitgeteilt wurde, dass ein Knoten entdeckt wurde, der operativ entfernt werden muss, brach eine Welt für sie zusammen. Erst später erzählte sie von der enormen emotionalen

Belastung und davon, dass sie sich mit dem Tod beschäftigte. Ihre Sorge galt unseren Kindern und mir. Die Sache ging Gott sei Dank gut aus – der Knoten stellte sich als gutartig heraus. Aber was diese Diagnose „anstellte" war eine emotionale Katastrophe.

Diese Beispiele zeigen, dass krankheitsbezogene Denkvorgänge offenbar Krankheiten erzeugen können. Worte der Experten haben für den Körper Folgen – manchmal, wie im Falle von schlechten Nachrichten, auch sehr schlimme. Wenn das möglich ist, dann funktioniert wohl genauso der umgekehrte Weg. Aber bleiben wir vorerst noch auf der Schattenseite der Thematik.

Dass Diagnosen Auswirkungen auf die Psyche und in der Folge auf den Körper haben, ist also nicht nur nahe liegend, sondern kann als gegeben angenommen werden. Das Phänomen kann auch als Noceboeffekt beschrieben werden. Dieser Effekt ist in der Literatur gut dokumentiert und meint nichts anderes, als dass die Nebenwirkungen von Medikamenten auch eintreten können, wenn sie nur entsprechende Beachtung finden. Nun befinden sich Ärzte in einem Konflikt. Einerseits sollen sie ihren Patienten helfen zu gesunden, und andererseits haben sie eine gesetzliche Aufklärungspflicht. Sie müssen also mitteilen, was alles passieren kann – bei Medikamenten, Behandlungen oder Operationen.

Nocebo bedeutet „ich werde schaden" und beim Noceboeffekt handelt es sich um eine negative selbsterfüllende Prophezeiung. Wenn der Arzt nun allzu intensiv auf die Nebenwirkungen von Arzneien hinweist oder der Beipackzettel, der die Nebenwirkungen beschreibt, allzu ernst genommen wird, dann kann es leicht sein, dass gerade diese Nebenwirkungen auch auftreten. Hätte man diese Informationen nicht gehabt, wären die Nebenwirkungen nicht zu spüren gewesen – zumindest nicht so häufig. Der Noceboeffekt kann also die Wirkung von Arzneien wieder aufheben bzw. auch umkehren und somit Schäden verursachen. Amerikanische Epidemiologen schätzen, dass weltweit mindestens fünf Prozent der tödlichen Herzinfarkte auf Nocebo zurückzuführen sind. Allein der Glaube, dass man einen Herzinfarkt erleiden werde, verursacht eine viermal höhere Infarktquote als bei der Durchschnittsbevölkerung.[84] Das Denken der Patienten verursacht also Wirklichkeit. Was dies für unsere krankheitsbezogene Welt bedeutet, kann nur erahnt werden.

Der dargestellte Noceboeffekt ist das Gegenteil des bekannteren Placeboeffekts. Dieser ist besser beschrieben und zeugt von fantastischen Wirkungen. Bei einem Placebo handelt es sich um ein Scheinmedikament – also ein Präparat ohne pharmakologische Inhaltsstoffe, die aber dem Scheinmedikament zugeordnet werden. Das heißt, ein Patient, der ein Placebo erhält, glaubt, er bekäme eine Arznei mit den verordneten Wirkstoffen.

Es gibt kein Medikament, das nicht auch einen Placeboeffekt aufweist und diese Wirkung lässt sich noch durch menschliche Handlungen beeinflussen. So haben Studien bewiesen, dass der Placeboeffekt bei einem Scheinmedikament auch davon abhängt, wer das Medikament verabreicht. Macht das ein Arzt, dann ist die Erfolgsquote ungleich höher, als wenn der Patient es selbst übernimmt und auch höher gegenüber der Verabreichung durch eine Krankenschwester. Leider haben diese Erkenntnisse im Krankenhausalltag noch keine Berücksichtigung gefunden. Denn es läge auf der Hand, dass jedes Medikament direkt vom Arzt verabreicht werden sollte – am besten mit unterstützenden Worten und Erklärungen, was dieses Medikament im Körper für eine Wirkung erzeugen wird. Der Placeboeffekt würde also nicht nur bei Scheinmedikamenten wirken, sondern auch den Effekt der pharmakologischen Inhaltsstoffe der Medikamente verstärken.

Brody und Brody beschreiben in *„Der Placebo-Effekt – die Selbstheilungskräfte unseres Körpers"* diesen Effekt im Detail und meinen: „Der menschliche Körper ist eine einzigartige, wunderbare Schöpfung. Eines seiner besonderen Merkmale ist seine Fähigkeit, gegen die meisten Krankheiten, unter denen er leidet, selbst die nötige Medizin herzustellen."[85] Dazu benötigt der Körper allerdings einen Impuls, den er vom menschlichen Geist erhält. Dann nämlich, wenn sich der Mensch einbildet, ein Medikament zu sich zu nehmen, obwohl es sich nur um eine Zuckertablette handelt. Dabei entsteht eine Erwartungshaltung, die sich in der Regel auch erfüllt. Die Placeboraten sind beeindruckend und reichen bis zu 80 Prozent und erreichen nicht selten die (fast) gleiche Quote wie das Medikament selbst. Vor Jahren wurde eine groß angelegte Studie bei Herzinfarkt-Risikopatienten durchgeführt. 15 Prozent der Compliance-Gruppe (das ist jene, die ihre Medikamente regelmäßig einnahm) starben, bei der Placebogruppe waren es 15,1 Prozent – also fast gleich viele. Die Berichte darüber[86] bleiben allerdings ohne Konsequenzen. Es wird weder auf eine größere Compliance Wert gelegt (was bei einer Dreiminuten-Kassenmedizin auch nicht möglich ist) noch gibt es Auswirkungen auf den Medikamentenkonsum.

Es existieren viele ähnliche Studien, welche die Wirkung von Placebos bestätigen. Aus meiner Sicht beruht der Placeboeffekt auf nichts anderem als auf einer mentalen Intervention. Die Patienten denken, ein wirksames Medikament erhalten zu haben – und dementsprechend reagieren sie. Genauer gesagt reagiert das Gehirn, das die entsprechenden neuronalen Prozesse ausführt. Demnach ist es das Denken, das Reaktionen hervorruft.

Es gibt Schmerzerkrankungen – wie zum Beispiel im Magen-Darm-Bereich –, die über lange Zeit mit Medikamenten behandelt werden und bei denen eine Placeboquote von bis zu 80 Prozent nachgewiesen wurde.[87] Grundsätzlich können Placebos bei allen Krankheiten eine Wirkung zeigen – also auch beim Schmerz.

Der Schmerzforscher Dr. Jon-Kar Zubieta konnte mittels Positronenemissionstomografen nachweisen, dass Kochsalzlösungen als Placebos im Gehirn körpereigene Schmerzmittel in Aktion treten lassen. Nur der Gedanke an ein Schmerzmedikament ließ die Endorphine an die Rezeptoren im Gehirn binden. Reine Suggestion führte zu einer biochemischen Antwort im Gehirn. Die Erwartungshaltung bewirkt also reale Veränderungen im Körper.[88] „Die Befunde der Wissenschaftler lassen keinen Zweifel: Egal ob kranke Menschen Arzneimittel nehmen, sich operieren lassen oder einfach mit einer Therapeutin oder einem Therapeuten reden – jede medizinische oder psychologische Zuwendung ist angetan, Selbstheilungskräfte des Körpers freizusetzen. Die menschliche Vorstellungskraft könne im Körper Mechanismen in Gang bringen, die jenen ähneln, die von Arzneimitteln aktiviert werden.“[89]

Der Placeboeffekt ist ein Beweis für die Kraft der eigenen Gedanken, wobei hier natürlich nicht digitales Denken in Form von Wörtern oder Sätzen gemeint ist. Wahrgenommenes – wie immer es im Gehirn ankommt – erzeugt dort Wirkung und Folgewirkung. Das Einnehmen eines Scheinmedikaments wird meist mit allen Sinnen wahrgenommen. Da erinnert vielleicht der Ehepartner daran, dass die nächste Tablette wieder fällig sei (akustischer Reiz), die Pille nimmt man aus der Packung (visueller und haptischer Reiz), es könnte sein, dass sie leicht riecht (olfaktorischer Reiz) und schließlich wird sie mit oder ohne Flüssigkeit in den Mund geführt (gustatorischer Reiz) und geschluckt. All das passiert mit einem Feuerwerk im Gehirn, denn alle unsere Sinnesorgane schicken Reize ins Gehirn und diese erzeugen nicht nur Gedanken, sondern lassen auch verschiedenste Stofflichkeiten produzieren, die bei einem Placebo den gleichen Effekt haben wie das eigentliche Medikament.

Die klinischen Studien über Placebos sind beeindruckend und auch gesetzlich vorgeschrieben. Jedes Medikament muss pharmakologisch eine signifikant bessere Wirkung haben als das vergleichbare Scheinmedikament. Der eigentliche Nutzen solcher Untersuchungen, dass nämlich Scheinmedikamente ähnliche oder gleiche Wirkungen haben, sind bislang noch ohne große Konsequenzen geblieben. Lediglich in einigen Kliniken – z.B. an der Medizinischen Hochschule Hannover – werden Placebos systematisch eingesetzt. Gemäß einer Umfrage verwenden 74 Prozent der befragten Ärztinnen und Ärzte und 88 Prozent der Pflegerinnen und Pfleger Placebos. Die Wirkung wird allerdings unterschiedlich eingeschätzt. Bei den Ärzten bezeichnen 28,5 Prozent und bei den Pflegekräften 63,8 Prozent die Wirkung von Placebos als hoch.[90]

Wenn Placebos wirken, werden die richtigen Botenstoffe aufgrund der Reize, die im Gehirn eintreffen, produziert und ausgeschüttet. Diese Botenstoffe, die schmerzlindernd oder schmerzunterdrückend wirken, sind die gleichen, die auch in Extremsituationen – zum Beispiel bei sportlichen Aktivitäten oder bei einem Unfall – vom Körper zur Verfügung gestellt werden. Die Ausschüttung von Botenstoffen sei jedoch nicht nur in Ausnahmesituationen möglich, sagt Professor Walter Zieglgänsberger vom Max-Planck-Institut für Psychiatrie in München. Zieglgänsberger verweist – wie so viele andere auch – darauf, dass wirkstofflose Placebomedikamente, die über die Psyche wirken, das Schmerzempfinden verändern können. Dafür sind die körpereigenen Schmerzhemmer verantwortlich, die sich nicht nur bei Marathonläufern auslösen lassen, sondern in jedermanns Vorstellungskraft – nämlich langfristig. Die „coping strategies" (Bewältigungsstrategien) machen sich beispielsweise Autosuggestion und Biofeedback zunutze, mit denen der Patient bewusst auf körperliche Vorgänge Einfluss nimmt.[91]

Bei Medikamenten kann man den Placeboeffekt vielleicht noch nachvollziehen. Aber der Effekt wurde genauso bei Operationen nachgewiesen. Es gibt mindestens 20 wissenschaftlich seriöse Studien zur Placebochirurgie. Im deutschsprachigen Raum werden solche Studien ethisch angeprangert, was aber nichts an den Ergebnissen ändert. Knieschmerzen sind in unserer Gesellschaft ein weitverbreitetes Übel und meist versucht man mit einem kleinen chirurgischen Eingriff Abhilfe zu schaffen. Das nennt sich dann arthroskopische Gelenksspülung. Bereits im Jahr 2002 wiesen US-amerikanische Forscher nach, dass es zwischen einer echten arthroskopischen Gelenkspülung und einer Placebooperation bei Patienten mit Kniegelenksarthrosen über einen Beobachtungszeitraum von 24 Monaten keinen größeren Unterschied gab.[92] Die Placebochirurgie hat aber noch früher auf sich aufmerksam gemacht. 1959 wurde bei Herzinfarktpatienten nur entweder linksseitig eine Ligatur der Brustwandarterie vorgenommen oder die Ärzte unterbanden den Blutfluss nur zum Schein. Das Ergebnis dieser Studie war beeindruckend: Die Symptome verbesserten sich bei 80 Prozent der Patienten, und zwar sowohl bei jenen, die tatsächlich operiert wurden, wie auch in der Placebogruppe.[93]

Mit unserem Denken steuern wir also uns selbst und somit auch unsere Gesundheit oder eben Krankheiten. Es gibt aber auch äußere Einflüsse, die sich auf den ersten Blick unserem eigenen Denken entziehen. Im ersten Absatz dieses Kapitels nenne ich dazu eine Lebensmittelvergiftung oder einen Raubüberfall. Es gibt natürlich außerdem noch Dramatischeres wie Flugzeugabstürze, Tsunamis, Terroranschläge, atomare Gaus und Ähnliches. Wenn man sich zum falschen Zeitpunkt am falschen Ort befindet, dann liegt es mir fern, Hexer spielen zu wollen. Aber zurück zur Lebensmittelvergiftung. Ich befinde mich immer wieder aus beruflichen Gründen im fernen Ausland und da kann es schon einmal vorkommen, dass man sich ein paar Kolibakterien zu viel einfängt. Bis heute hatte ich selbst noch niemals Probleme, sehr wohl aber meine Begleiter. In Indien waren wir eine Gruppe von vier Personen und an verschiedenen Orten unterwegs. Eigentlich besuchten wir ausschließlich sehr gute Restaurants und wohnten in erstklassigen Hotels. Das hatte das Projekt so ergeben. Wir aßen immer das Gleiche. Nun litten meine drei Begleiter bald an schrecklichem Durchfall und Bauchschmerzen. Bei mir stellte sich das Gegenteil ein – nämlich eine Obstipation (Verstopfung). Mir war klar, was in mir vorging. Im Vorfeld der Indienreise wurden wir mehrfach vor dem Essen und der beinahe hundertprozentig eintretenden Diarrhoe (Durchfallerkrankung) gewarnt. In der Tat scheinen unsere westlichen Mägen mit dem, auch in den besten Hotels, verunreinigten Wasser nicht gut zurechtzukommen. Schon alleine die vielen Warnungen erzeugten einen intensiven Denkprozess und bereits bei der Ankunft und auch später hatten meine Begleiter immer wieder von einer möglichen Durchfallerkrankung gesprochen, die dann prompt eintrat – bei allen Dreien. Warum war ich davon nicht betroffen und warum trat bei mir das Gegenteil ein, obwohl wir die völlig gleiche Nahrung zu uns nahmen? Das hat mit dem Denken zu tun, das somit auch auf äußere Einflüsse wirken kann. Ich dachte keinen Augenblick an eine Durchfallerkrankung und jedes Mal, wenn das Thema diskutiert wurde, erzeugte ich in meinem Kopf gegenteilige Gedanken. Natürlich konnte ich die Worte meiner Kollegen nicht ausschalten, aber ich konnte umgehend meine Gedanken vom Thema Krankheit zum Thema Gesundheit umschalten. So dachte ich „ich bleibe gesund" oder „mir bleibt das Verdaute". Der zweite Gedanke war wohl zu intensiv – deshalb trat die für Indien wohl sehr seltene Durchfallerkrankung ein. All das hatte nichts mit parapsychologischen Phänomenen zu tun, sondern ist einfach zu erklären. Mein eigenes Denken wirkt auf das Immunsystem und wenn der Körper nun eine vermehrte Anzahl von Kolibakterien zu bearbeiten hat, dann schafft er das, weil er entsprechend vorbereitet wurde, durch die körpereigene Hausapotheke. Übrigens reise ich seit rund 25 Jahren ohne Medikamente. Früher einmal hatte ich immer eine eigene Box mit allen möglichen Arzneien im Reisegepäck. Aber schon alleine das ist eine krankheitsorientierte Form des Denkens. Seitdem ich ohne die Box reise, habe ich auch noch kein Medikament gebraucht.

Ein zweites Beispiel ereignete sich in Kambodscha, wo ich im Zusammenhang mit einem Gesundheitsprojekt immer wieder zu tun hatte. In den Städten Südostasiens finden sich unzählige Straßenstände und Garküchen. Ein junger Kambodschaner bot frisch gepressten Zuckerrohrsaft an. Sein „Unternehmen" bestand aus einem kleinen Wagen, auf dem eine vorsintflutlich anmutende Rollenpresse angebracht war. Mit dieser wurde der Saft aus den Zuckerrohrstangen gepresst. Ich liebe frisch gepressten Zuckerrohrsaft, blieb stehen und bestellte ein Glas. Mein Begleiter – übrigens ein Arzt – war unsicher und zögerlich, was er auch durch seine Körperhaltung zum Ausdruck brachte. Schließlich wollte er sich aber doch keine Blöße geben und bestellte ebenso ein Glas, dessen Inhalt ihm offenbar auch mundete. Schon am gleichen Abend flogen wir zurück nach Europa. Ich hatte wie immer einen entspannten Langstreckenflug – mein Begleiter allerdings musste sich schon vor unserem Abflug mit Medikamenten eindecken, denn er litt an einer schmerzhaften Magenverstimmung und Durchfall. Es ging ihm während des gesamten Fluges sehr schlecht. Ich bin übrigens überzeugt, dass im Gegensatz zu meinem Reisepartner, der als Mediziner wohl andere sehr krankheitsbezogene Gedanken hatte, keiner der Kunden des jungen Zuckerrohrsaftverkäufers in Phnom Penh nur einen Gedanken an eine Magenverstimmung verschwendet. Nun könnte man einwenden, dass unser Immunsystem anderes gewohnt ist, als jenes der Südostasiaten. Das mag schon stimmen, aber auch das unsere ist beeinflussbar – und zwar mit eindrucksvollen Ergebnissen, die weit über meine eigenen Erfahrungen als Reisender hinausgehen.

Der Noceboeffekt beschreibt also negative Konsequenzen und der Placeboeffekt positive Konsequenzen von Botschaften wie z.B. bei Diagnosen, Medikamentenbeschreibungen, Beipackzetteln oder ärztlicher Aufklärung. In beiden Fällen erzeugt das eigene Denken neuronale Reaktionen, die sich schließlich auf den Körper auswirken. Auslöser sind meist Expertenmeinungen, die eine hohe Glaubwürdigkeit haben. Aber eigentlich verantwortlich ist das eigene Denken, wie bei Carl Wallander. Wallander war der Chef einer berühmten Seilkünstlerfamilie, der 1978 als 73-Jähriger zu Tode stürzte. Nun ist Hochseillaufen ohne Netz eine zweifellos gefährliche Akrobatik. Das psychologisch Interessante daran war allerdings, dass der Routinier bereits wochenlang vor dem Ereignis daran dachte, dass er zu Tode stürzen würde. Darüber berichtete seine Ehefrau und sogar in einem Interview gab er entsprechende Hinweise. Wallander hatte sich also auf das tragische Ereignis hinprogrammiert. Deshalb nennt man einen Zusammenhang zwischen Denken und den daraus resultierenden Ereignissen auch „Wallander-Effekt".

Genau das ist mir selbst auch passiert. Ich hatte meinem jüngsten Sohn ein Schiwochenende versprochen, obwohl ich dafür eigentlich keine Zeit hatte. Ich war mit einem Projekt in Verzug. Versprochen ist versprochen, dachte ich und deshalb fuhren wir nach Heiligenblut am Fuße des Großglockners. Der erste Tag war schön und erlebnisreich. Am zweiten Tag fuhren wir mit dem Lift zur Gipfelstation und bei den Aufwärmübungen dachte ich an einen Schiunfall. Ich bin zwar kein allzu guter, aber ein sicherer Schifahrer, deshalb stürze ich eigentlich kaum. Trotzdem hatte ich schon während der Liftfahrt ein mulmiges Gefühl. Das Wetter war schlecht und es herrschte dichter Nebel – man sah nur wenige Meter weit. Ich war noch vorsichtiger, fuhr nur eine kurze Strecke und bremste ab, um auf meinen Sohn zu warten. Dieser war knapp hinter mir und bremste ebenso ab. Dabei berührte er die Enden meiner Schier, was mich aus dem Gleichgewicht brachte. Mit gegrätschten Beinen rutschte ich rücklings hangabwärts. Meine Beine wurden noch weiter auseinandergerissen und schließlich blieb ich mit einem Muskelfaserriss und einem abgerissenen Seitenband liegen. Somit erlebte ich selbst den Wallander-Effekt. Ich hatte mir den Unfall herbeigedacht.

Kommen wir zurück zu den ärztlichen Interaktionen, die ebenso intensives Denken auslösen. Es ist zwar nachvollziehbar, aber gleichzeitig doch überraschend, dass die meisten Menschen den Worten der Ärzte kritiklos folgen und ihnen mehr vertrauen als sich selbst, denn die Kraft der eigenen Fähigkeiten wird zwischenzeitlich durchaus breit kommuniziert. Natürlich sind Bücher wie dieses oder solche anderer Autoren durchaus präsent. Namen wie Tepperwein[94], Murphy[95], Peale[96], Silva[97] sind weltweit bekannt, haben sie doch Bestseller geschrieben. Alle beziehen sich auf die eigenen mentalen Kräfte, manche vielleicht auch in Kombination mit anderen Mächten. Zweiteres werde ich im Kapitel „Von Wundern und Denken" noch beschreiben. Bei den verschiedenen Mentaltrainings geht es mehr oder weniger immer ums Gleiche – nämlich um indizierte Gedanken, die in der Folge Realität werden. Wenn es also um Gesundung geht, dann wird die Krankheit weggedacht. Immer haben solche Gedanken auch Einflüsse auf den Körper. Hier haben Sportler längst Beweise erbracht. So ist heute davon auszugehen, dass kein erfolgreicher Sportler auf „Kopftraining" verzichten kann. Er trainiert also nicht nur seinen Körper, sondern auch den Geist – er betreibt Mentaltraining. Dafür stehen heute schon eigene Mentalcoaches zur Verfügung und viele Sportler geben unumwunden zu, dass ein Teil des Erfolgs – und genau dieser entscheidet darüber, ob man im Spitzenfeld landet oder sich unter jenen einreiht, die bald wieder vergessen werden – ein spezielles Mentaltraining ist. Jeder macht etwas anderes und jeder „schwört" auf seine Methode bzw. jener seines Mentalcoaches. So hat z.B. die österreichische Spitzenschirennläuferin Anna Fenninger ihre Methode, das österreichische Schisprungteam mit Andy Kofler, Gregor Schlierenzauer und Thomas Morgenstern betreiben intensives Mentaltraining. Der vierfache Olympiasieger in der nordischen Kombination Andreas Gottwald hat ebenfalls zugegeben, mental zu trainieren. Spitzensegler wie Max und Moritz Rieger trainieren mit einem eigenen Mentaltrainer. Der Profigolfer Benjamin Ludwig führt seine Erfolge gleichfalls auf seine mentale Arbeit zurück. Es ist davon auszugehen, dass jeder Spitzensportler mental trainiert und somit Gedanken zur Realität werden lässt. In einigen Sportarten ist dies auch gut nachvollziehbar. Man kann im Fernsehen beobachten, wie die Sportler ihre Bewegungsabläufe in Gedanken vorwegnehmen. Bei gleichem Leistungsniveau entscheidet die mentale Fitness. Das Leistungsniveau kann aber durch Gedankenarbeit verbessert werden und das führen Sportler auch aus. Von Spitzensportlern kann jeder etwas lernen. Das Prinzip der oft als Geheimnis gehüteten Mentaltrainings ist einfach und baut immer auf Denkprozessen auf. Zugegebenermaßen müssen einige Grundsätze eingehalten werden, die ich aber selbstverständlich noch verraten werde.

Die Kognitionspsychologie befasst sich mit Gedanken, Meinungen, Einstellungen, Wünschen und Absichten. „Die kognitive Psychologie beschäftigt sich mit der Untersuchung des Denkens."[98] Unter Kognition versteht man die höheren geistigen Funktionen, insbesondere Denken, Wahrnehmen, Erkennen und Verstehen. Schon im Titel dieses Buches ist das Wort „denken" enthalten und somit ist es durchaus wichtig, sich mit dieser Psychologie zu beschäftigen. Es gibt wissenschaftliche Nachweise darüber, dass ein sogenannter „kognitiver Stil" die Schmerzchronifizierung unterstützt. Der Zusammenhang zwischen Schmerzgedanken und Schmerzen kann also nicht geleugnet werden. So erinnern sich Schmerzpatienten häufiger an negative Ereignisse und bewerten die Folgen von Schmerzerlebnissen negativer. Interessant ist auch, dass der jeweils aktuelle Informationsstand über den Schmerz die schmerzbezogenen Erinnerungen der Schmerzpatienten stärker beeinflusst als bei Gesunden. „Schmerzbezogene Erinnerungen treten somit bei Schmerzpatienten nicht nur aufgrund einer höheren Zahl von Schmerzerlebnissen häufiger auf, sondern auch aufgrund der stärker schmerzorientierten Erinnerungsweise (negativer und leichter verzerrbar). Dieser „kognitive Stil" trägt zur Chronifizierung des Schmerzes bei.[99] Meine Behauptung, dass das Denken über den Schmerz entscheidet, ist also wissenschaftlich belegt.

Es gibt Alltagsphänomene, denen wir wenig Beachtung schenken, die uns aber die eigene Subjektivität bei der Schmerzempfindung offenbaren. Auch hier spielt das Denken – und zwar in Form von Aufmerksamkeit – eine entscheidende Rolle. Fast jedem ist es schon einmal bzw. höchstwahrscheinlich schon mehrmals passiert, dass er sich eine kleinere Verletzung eingehandelt hat, ohne zu wissen, wie das geschehen war. Oder man entdeckt einen blauen Fleck am Körper, dessen Ursache überhaupt nicht erinnerlich ist. Offenbar hat man das Geschehen gar nicht bemerkt. Ich erinnere mich z.b. an einen blutenden Schnitt am Unterschenkel, der mit zirka fünf Zentimetern Länge doch ganz beachtlich war. Ich konnte mich aber beim besten Willen nicht daran erinnern, wo ich mir diese Verletzung zugezogen hatte. Erst als ich darauf aufmerksam wurde, verspürte ich Schmerzen. Ähnliches war mir schon öfter passiert und immer war es so, dass mir die Verletzung offenbar „keinen Gedanken wert war". Ich war auf etwas anderes konzentriert – mein gedanklicher Fokus war auf etwas ganz anderes ausgerichtet. Das kann man sehr oft bei Kindern und Jugendlichen im Spiel beobachten. Wenn z.b. ein Kind beim Fußballspielen einen Schlag auf das Schienbein bekommt, wenn es gerade dabei ist ein Tor zu schießen, dann wird dem Schlag und dem Schmerz einfach keine Beachtung geschenkt. Tennisspieler lassen sich im Siegestaumel auf die Knie fallen, ohne dass sie die Sandkörner wahrnehmen und schon gar nicht, dass es weh tut. Wenn Kinder oder auch Erwachsene herumtollen, dann werden kleinere Blessuren gar nicht beachtet – selbst wenn sie Schwellungen, blaue Flecken oder kleinere blutende Wunden hervorrufen. Schmerz hat also definitiv auch damit zu tun, wie sehr er beachtet wird. Das gilt für den akuten genauso wie für den chronischen Schmerz.

Unser Gesundheitssystem ist nun darauf ausgerichtet, dass Krankheit und Schmerz große Beachtung finden. Gleichzeitig wollen viele Patienten gerade selbst Beachtung erhalten. So gibt es ein äußerst effizientes „Schmerzsystem", das auf den ersten Blick viele Gewinner hat – nur beim Patienten eine anhaltende Krankheit auslösen kann. Der Mensch lernt sehr schnell, dass zum Beispiel Schmerzen auch Zuwendung auslösen. Das kennen wir aus der Kindheit und es ist in unserem Unbewussten abgespeichert. Wenn wir als Baby Bauchkrämpfe hatten und uns mit kräftigem Schreien und tränenden Augen bemerkbar machten oder wenn wir uns als Kleinkind an der Tischkante stießen und dramatisch plärrten, dann waren sogleich Mutter oder Vater zur Stelle, nahmen uns in die Arme, gaben uns Geborgenheit, Sicherheit, Zuneigung und Liebe. Das hatten wir schnell gelernt und deshalb nutzen wir dieses Wissen auch später. Wenn uns also emotional etwas fehlt, dann wäre – gemäß unserem abgespeicherten Wissen – Schmerz durchaus ein Mittel, um die emotionale Lücke eventuell zu schließen. Krankheit hat somit auch einen Nutzen. Diesen realisieren wir allerdings nicht auf der bewussten Ebene – zumindest geben wir das meist nicht zu. Ein Schüler, der „krank" wird, um eine Matheschularbeit zu schwänzen, dem ist der Nutzen natürlich sehr wohl bewusst. Meist steckt in solchen Fällen eine Simulation dahinter – das heißt es gibt keine Kopf- oder Magenschmerzen. Allerdings – als weitere Bestätigung dafür, dass Gedanken Schmerzen verursachen können – gibt es auch die sogenannte Aggravation (Verschlimmerung, Übertreibung).[100] Bei dieser sind tatsächliche Krankheitsveränderungen vorhanden, die jedoch absichtlich überbetont werden.

Schon Sigmund Freud hat erkannt, dass es einen primären und einen sekundären Krankheitsgewinn gibt. Beim primären Krankheitsgewinn gibt es indirekte bzw. innere Vorteile, welche der Kranke – also zum Beispiel ein Schmerzpatient – durch seine Symptome nutzen kann. Unter anderem kann er dadurch schmerzlich empfundenen oder aktuell ausweglos erscheinenden Situationen oder unangenehmen Konflikten aus dem Weg gehen. Dem Kranken ist es nicht bewusst, dass sein Problem mit einem Konflikt zusammenhängt. Aber nicht nur das, in der Regel wird dieser Zusammenhang für nicht möglich gehalten. Dazu ein Beispiel aus meiner Praxis.

Sonja arbeitet in einem sozialen Betrieb und pflegt betagte

Menschen, die selbst nicht mehr in der Lage sind, sich selbst zu waschen. Die Arbeit in einem Pflegeheim war eigentlich ihr Traumberuf, aber etwas schien doch nicht zu passen. Sonja entwickelte ein chronisches Schmerzsyndrom, das zu weit überdurchschnittlichen Krankentagen führte. Sonja kam eigentlich wegen eines Coachings zu mir und gar nicht wegen der Schmerzen, da sie sich bei Ärzten gut aufgehoben sah, obwohl sich seit fast einem Jahr keine Besserung einstellte. Natürlich kam dieses Problem auch zur Sprache. In der Folge trat eine starke Überforderung zu Tage. Sonja wollte es nicht nur allen recht machen, sondern hatte diesen Beruf auch deshalb gewählt, weil sich vor Jahren niemand ausreichend um ihre geliebte Großmutter gekümmert hatte. Das wollte sie überkompensieren, obwohl sie für diese Tätigkeit aufgrund ihrer Persönlichkeit kaum geeignet war. Als sich dann nach einer harmlosen Krankheit Schmerzen einstellten, waren diese nicht mehr wegzubekommen, weil sie dadurch kaum mehr arbeiten musste. Sie hatte also einen primären Krankheitsgewinn.

Krankheit verursacht in vielen Fällen Aufmerksamkeit und Beachtung. Wenn jemand unter starken Schmerzen leidet und deshalb in seinem Handeln eingeschränkt ist bzw. sein Leiden seiner Umwelt zur Kenntnis bringt, ist ihm Anteilnahme wohl sicher. Dies wird als sekundärer Krankheitsgewinn bezeichnet und betrifft äußere Vorteile, die der Kranke aus bestehenden Symptomen ziehen kann.[101] Krankheit – auch Schmerzen – haben so eine kommunikative Aufgabe. Mit dem Symptom teilt der Betroffene seiner Umwelt etwas mit, was sonst nicht mitteilbar wäre.[102]

Vor einigen Jahren betreute ich einen Klienten mit einer schweren tödlichen Krankheit. Meinhard war Anfang fünfzig und wurde von seiner Ehefrau aufopfernd gepflegt. Die Gattin war ausgebildete Intensivkrankenschwester und gab für ihren Mann ihren Job im Krankenhaus auf. Meinhard trug zwar eine schwere Last seiner Eltern, die sehr Grausames im Krieg erlebt hatten, mit sich herum, aber eines Tages erregte etwas anderes meine Aufmerksamkeit. Meinhard sprach spontan und sehr emotional vom früheren Job seiner Frau und meinte, dass im Krankenhaus zwischen Ärzten und Schwestern immer „etwas läuft", dass die Ärzte es mit den Schwestern „treiben" würden und „herumgehurt" würde. Vor allem bei den Nachtdiensten ginge es nur um Sex. Die wenigen Sätze waren von tiefer Frustration, Hass und Abneigung begleitet. Meinhards Frau hatte als Intensivkrankenschwester natürlich immer wieder Nachtdienste und nach schwierigen Operationen kam sie oft sehr spät nach Hause. Mit seiner Krankheit holte sich Meinhard seine Frau nach Hause und sicherte sich ihre ganze Aufmerksamkeit.

Es besteht noch ein drittes Vorteilsfeld für Krankheiten, das als tertiärer Krankheitsgewinn bezeichnet wird. Bei diesem sind die Nutznießer andere Personen, wie zum Beispiel Ärzte, Therapeuten, Pfleger, Verwandte oder Nachbarn. Was hätten denn die Angehörigen von Gesundheitsberufen zu tun, wenn es keine Krankheiten mehr gäbe? Krankheiten sind volkswirtschaftlich gesehen ein attraktiver Umsatzbringer. Aber es muss nicht immer nur ums Geld gehen, denn auch emotionaler Nutzen ist wichtig und Dankbarkeit oder Anerkennung sind durchaus entscheidende Motivatoren. So sind Entwicklungen zu erklären, die eigenartig anmuten: Natürliche Bewegung wird in Fitnesscentern zu einem Gesundheitsprogramm, einfaches Essen braucht schon einen Ernährungscoach, eigentlich natürliche Ereignisse wie z.B. eine Schwangerschaft, der Wechsel etc. werden zu Krankheiten hochstilisiert und das Altwerden ebenso. Auf jeden Fall haben die handelnden Protagonisten immer Vorteile.

Das Themenfeld „Krankheitsgewinn" wird durchaus kontroversiell diskutiert. Der Gesundheitsjournalist Thomas Hartl stellt sich auf die Seite der Patienten und meint, dass man niemandem unterstellen darf, er leide absichtlich unter Schmerzen bzw. sei absichtlich krank, leide absichtlich, um sich zum Beispiel interessant zu machen, sich bemuttern zu lassen oder gepflegt zu werden.[103] Hartl hat natürlich recht, wenn er von bewusster Absicht ausgeht. Allerdings sind die Strategien nicht bewusst zu klassifizieren – in diesem Fall beherrscht das Unbewusste den Körper und die daraus folgenden Handlungen. Ich vertrete die Meinung, dass der Krankheitsgewinn sehr wohl zu selbstschädigendem Verhalten führen kann. Da dies in der Regel keinem der betroffenen Patienten bewusst ist, wäre von außen – eben therapeutisch – ein Prozess einzuleiten, der zum Selbsterkennen führt.

Es ist für mich immer wieder erstaunlich, dass es trotz Tausender Beweise immer noch keine Änderung im Gesundheitssystem gibt, die auf die psychischen Einflüsse auf den Körper systematisch eingehen. Das Denken der Patientinnen und Patienten wird nicht verändert – dafür verabreicht man lieber Pulver und Pillen. Nun gibt es eine Vielzahl von sogenannten Autoimmunerkrankungen, deren Ursachen völlig im Dunkeln liegen und die meisten sind auch als unheilbar bekannt. So existieren rund 400 verschiedene Rheumaerkrankungen – unheilbar und mit dem Nimbus der körperlichen Abnützung ausgestattet. Lassen wir hier ein wenig Fantasie walten. Wenn wir die Macht der Psyche über den Körper akzeptieren, dann wäre – ich formuliere bewusst im Konjunktiv – bei einer Autoimmunerkrankung der Angriff der körpereigenen Zellen auf gesunde Zellen wohl ein Produkt des eigenen Denkens. Natürlich denkt niemand aktiv daran. Aber jeder denkt daran, dass er älter wird, das eine oder andere nicht mehr selbst erledigen kann, er will vielleicht Unterstützung, fühlt sich einsam oder zurückgestoßen, ist mit seinem Körper nicht mehr zufrieden, findet sich unattraktiv und sexuell nicht mehr anziehend – fühlt sich einfach schon alt und nicht mehr gebraucht. Wenn ich mich so fühle, dann muss ich es wohl werden – oder? Und dann sollen eben meine Körperzellen ein bisschen nachhelfen und diesen Prozess einleiten oder forcieren. Mag sein, dass dies ein absurder Gedanke ist, aber er wäre wohl ein konsequenter.

In diesem Zusammenhang fällt mir eine selbst durchgeführte – empirisch aber nicht haltbare – Beobachtungsstudie zum Thema Demenz ein. Die Altersdemenz wird heute schon als eine der häufigsten Alterskrankheiten bezeichnet, Tendenz steigend. Ich fand es im Rahmen meiner kleinen Studie spannend zu beobachten, dass von der Demenz nur Menschen betroffen waren, die keine Ziele, keinen Lebensinhalt und keine Verantwortung mehr trugen. Andere, die sich engagierten, die noch Aufgaben wahrnahmen und die sich aktiv zu beschäftigen wussten, waren geistig helle und rege. So wie der 84-jährige Karl, der in diesem Alter sein erstes Buch schrieb und dann damit auf Tournee ging und in vielen Städten Lesungen abhielt. Oder mein ebenso 84-jähriger Schwiegervater Heribert, der als Obmann des regionalen Briefmarkenvereins als anerkannter Experte gefragt ist, der auch sein selbst gebautes Haus pflegt und nach wie vor daran weiterbastelt oder seine Fremdsprachenkenntnisse in verschiedenen Freundesrunden pflegt und dabei großen Spaß verspürt. Beide Männer versprühen Optimismus, Freude und Glück – und sind gesund.

Die „gesunde" Welt von Krankheit und Schmerz

In weiten Teilen unserer Welt hat sich schulmedizinisches Denken durchgesetzt. Die Ärzte haben eine Stellung erhalten, die ihnen schon beinahe Allmacht verleiht. So werden von den wenigsten Patientinnen und Patienten Entscheidungen der Mediziner hinterfragt. Ärztinnen und Ärzte haben ihre „Geheimmedizin" gepflegt und agieren mit Fremdwörtern, die niemand versteht. Damit untermauern sie ihre Kompetenz, lassen aber den Patienten im Dunkeln. So werden Medikamente unreflektiert eingenommen – in der Annahme, dass sie helfen und den Schmerzen ein Ende bereiten. Gleiches gilt für die verschiedensten Arten von Therapien. Wenn das eine nicht den gewünschten Erfolg bringt, dann wird ein anderer Stoff versucht oder die Dosis erhöht. Dass die chemischen Bomben dem Körper auf Dauer nicht gut tun können, leuchtet den meisten ein. Dies wird aber in der Regel nicht diskutiert – schließlich will man seinen Schmerz loswerden, zumindest im Augenblick des Leids. Dass dies nicht immer so ist und manchmal die Krankheit oder Schmerzen Vorteile bringen, wurde im vorangegangenen Kapitel gerade beschrieben.

Liegt dem Schmerz ein seelisches Problem zugrunde oder entstehen durch Schmerzen solche, bleiben viele Patientinnen und Patienten auf der Strecke. Medikamente werden von unserem Kassensystem bezahlt – egal, wie teuer sie sind und in welchen Mengen sie eingenommen werden. Eine Seelentherapie muss man großteils oder zur Gänze selbst bezahlen (das gilt jedenfalls für Österreich). Schon alleine diese Tatsache lässt die meisten Patienten im Glauben, dass Medikamente besser wirken als zum Beispiel eine Psychotherapie. Viele denken sich: „Wenn die Psychotherapie helfen würde, dann würden die Sozialversicherungsanstalten diese wohl bezahlen." Dass andere Gründe für diese Einseitigkeit ausschlaggebend sein könnten, kommt kaum einem in den Sinn.

Ich sehe es als eine große Herausforderung der Medizin an, Instrumente und Lösungen zu finden, das krankheits- und somit auch schmerzbezogene Denken durch positive Denkmuster bzw. durch eine „Glückspsychologie" zu ersetzen. Freilich zeigt uns das Umfeld derzeit das Gegenteil. Schmerz ist ein Riesengeschäft. Die volkswirtschaftlichen Kosten für die Schmerzbehandlung wie auch für Rehabilitation und Frühpensionen sind enorm. Alleine die Rückenschmerzen verursachen in Deutschland, laut einer Untersuchung des Statistischen Bundesamtes, Behandlungskosten in der Höhe von knapp zehn Milliarden Euro pro Jahr. Das ist aber nur ein Teil der Schmerzkrankheiten und es sind auch nicht alle Kosten berücksichtigt. Wenn die eine Seite die Ausgaben trägt, dann hat die andere Seite Einnahmen zu verzeichnen. So ist das Geschäftsfeld Schmerz wirtschaftlich ein äußerst gesundes.

Gilbert konsultierte, bevor er sich doch für eine Psychotherapie entschied, viele Krankenhäuser und Ärzte. Seine Rückenschmerzen waren so heftig, dass er oft wochenlang im Krankenstand war. Er nahm Tabletten ein, machte Spritzenkuren, versuchte verschiedene Physiotherapien und wurde schließlich auch zweimal operiert – alles ohne Erfolg. Aufgrund der starken Schmerzmedikamente waren seine Leberwerte bereits schlecht und dies war schließlich der Grund für einen Sinneswandel – der aber eine Vorlaufzeit von insgesamt zehn Jahren benötigte. Gilbert fällt in die Gruppe der rund 30 Prozent Rückenschmerzpatienten, deren Ursachen für die Leiden nicht klar auffindbar sind. Dass er sich dennoch auf den Operationstisch legte, war einer auf den Röntgen- und MRT-Bildern sichtbaren Abnützung zu verdanken. Der Erfolg des Eingriffs blieb aber aus. Schließlich kam ein unbewusster Vater-Sohn-Konflikt ans Tageslicht, was Veränderungen und neue Ziele möglich machte.

Patienten sind gut beraten, bei der Diagnostik unterschiedliche Expertenmeinungen einzuholen. Ärztinnen und Ärzte sind nun einmal keine Götter und machen auch Fehler – viele sogar: Studien haben gezeigt, dass alleine in Österreich 30.000 Kunstfehler im Jahr passieren[104] und bis zu 2.500 Menschen daran auch sterben.[105] „Das Robert-Koch-Institut in Berlin gibt 40.000 Fälle, davon 12.000 anerkannte Behandlungsfehler pro Jahr an. Der Patientenschutzbund geht von 680.000 Fällen aus, die Ärztekammer Berlin von 600.000 Beispielen. Die Dunkelziffer dürfte aber noch viel höher ausfallen, sodass Schätzungen von bis zu einer Million ärztlichen Behandlungsfehlern in Deutschland pro Jahr sprechen."[106]

Aber nicht immer sind es Fehler, die zu falschen oder unnötigen Behandlungen, Operationen oder Therapien führen. Die jeweils fachspezifische Ausrichtung der Fachärzte, die jeweils nur medizinische Teilbereiche abdeckt, verursacht eine logisch einseitige Suche und Diagnostik. Das gilt zwar für alle Bereiche des Gesundheitswesens, die Konsequenzen aus ärztlichen Diagnosen sind aber weit schwerwiegender, weil davon meist kostenintensive Behandlungen, Operationen, Therapien und vor allem die Gesundheit abhängen. Was ich damit zum Ausdruck bringen möchte, ist schlicht und einfach, dass Mediziner nicht unfehlbar sind und ihr Handeln ein einseitiges ist, das immer auf dem eigenen Vorwissen aufbaut.

Ein Radiologe gab mir im Zuge einer früheren Forschungsarbeit einen Einblick in die Diagnostik. Nun ist die Expertengruppe der Radiologen eine meines Erachtens weit unterschätzte Ärztegruppe, weil sie meist anonym in verdunkelten Zimmern arbeiten und recht wenig Patientenkontakt haben. Die Allgemeinmediziner oder andere Fachärzte haben meist die Aufgabe, den Patienten die Befunde mitzuteilen. Die jeweilige Diagnose stammt aber vom Kollegen aus dem Fachbereich der Radiologie. Der mir gut bekannte Radiologe – nennen wir ihn Dr. Alfred – erzählte von einem Fall, bei dem er eine Fraktur eines Handknochens übersah, weil der zuweisende Arzt den falschen Knochen zum Diagnostizieren aufschrieb. Der gebrochene Knochen war zwar auch deutlich am Bild zu sehen, aber die Aufmerksamkeit des Radiologen galt ausschließlich jenem Knochen, den der praktische Arzt am Überweisungsschein angeführt hatte. Sein fachlich geschultes Auge hatte diesen Teil rasch analysiert, eine kurze Druckprobe bestätigte, dass hier keine Fraktur vorlag. Die Patientin verspürte auch keinen Schmerz und ging mit dem negativen Befund (das heißt, es ist alles in Ordnung) zurück zum Hausarzt. Der drückte die richtige Stelle, sah sofort, dass Dr. Alfred sich geirrt hatte und rief den Kollegen an, ob er denn nicht die Fraktur des Nachbarknochens gesehen hätte.

Dieses Problem ist durchaus bewusst und Radiologen sind auch dazu angehalten, jedes Bild nach einem vorgegebenen Schema umfassend zu betrachten. Aber dennoch gilt, dass in den meisten Fällen nur das gefunden wird, was auch gesucht wird. Das kennen wir aus dem Alltag und es ist als selektive Wahrnehmung bekannt. Eine solche haben auch Ärzte und sie bezieht sich immer auf das gegebene Vorwissen und dieses kann nicht umfassend sein. Also sind Kontrolluntersuchungen durchaus sinnvoll, wiewohl solche teuer werden können. In Indien gibt es zwischenzeitlich radiologische Ärzteteams, die zu viert MRT- oder Röntgenbilder ihrer amerikanischen zuweisenden Kolleginnen und Kollegen betrachten – und zwar ganz unabhängig voneinander. Es versteht sich von selbst, dass die Gefahr, dass vier Experten etwas übersehen könnten, weit kleiner ist, als wenn nur ein Facharzt die Diagnose erstellt. In Österreich sind solche Untersuchungsmethoden verboten. Als Argument wird angeführt, dass der Arzt den Patienten sehen muss und auf den jeweiligen Fall auch eingehen kann. Außerdem könnte er weitergehende Untersuchungen durchführen. Das könnte wohl auch mit dem amerikanisch-indischen System möglich sein, so ist es nicht verwunderlich, dass Kritiker den Ärzten finanzielle Gründe unterstellen, dass sie der Vier-Ärzte-Diagnose ablehnend gegenüberstehen.

Der mir sehr gut bekannte Allgemeinmediziner Dr. Martin hatte eine erfolgreiche Karriere als Unfallchirurg hinter sich und sah mit diesem Fachwissen ausgestattet, seine Patienten, die mit Schmerzen des Bewegungsapparates zu ihm kamen, völlig anders als sein Vorgänger, der keine Facharztausbildung hatte. Verschrieb der Vorgänger Unmengen von Medikamenten, behandelte Dr. Martin zum Beispiel Patienten mit Knieschmerzen mit Infiltrationstherapien. Das brachte ihm eine Rüge der Krankenkasse ein, weil diese Therapien teurer waren.

Ein anderes Bespiel: Dr. Burkhard folgte einem Allgemeinmediziner in einer Landarztpraxis. Dr. Burkhard war ein engagierter Mediziner, der eine kritische Einstellung zur übermäßigen Verabreichung von Medikamenten hatte. Die Patienten waren bei seinem Vorgänger immer mit einem Säckchen voller Medikamente nach Hause gegangen und waren dies gewohnt.

Es entstand eine konditionierte Erwartungshaltung. Dr. Burkhard merkte, dass er Patienten verlor, weil er alternative Methoden bzw. Hausmittel empfahl. Aus wirtschaftlichen Gründen stellte er seine Behandlungen auf die Verabreichung von Medikamenten um.

Der praktische Arzt Dr. Arnold, der mich wegen eines Coachings engagierte (das sich dann als Therapie herausstellte), „mauserte" sich zum Schmerzspezialisten, indem er allen Schmerzpatienten eine Infusionstherapie verordnete. Damit hatte er nicht nur wirtschaftlichen Erfolg, sondern sorgte für eine hohe Patientenzufriedenheit. Bei näherem Hinschauen waren seine Infusionen eine besondere Art einer Gruppengesprächstherapie. Die Patienten unterhielten sich angeregt, machten Späße, genossen die sozialen Kontakte und erzählten von ihren Problemen und Sorgen. Bei allen Patienten stellten sich Besserungen ein. Nun verabreichte Arnold nicht nur nebenwirkungsreiche Medikamente, sondern auch Vitamininfusionen – die eigentlich auf den Schmerz keine direkten Auswirkungen haben. Der Mediziner erkannte das eigentliche Defizit seiner Patienten und sorgte dafür, dass ihre inneren Bedürfnisse befriedigt wurden. Der Erfolg gibt ihm recht. Ob allerdings sofort teure Medikamente verabreicht werden müssen oder ob eine professionell moderierte Gruppentherapie weit effizienter wäre, darf in den Raum gestellt werden. Hier wird durchaus ein Problemfeld des Systems deutlich. Wenn der Arzt seine Schmerzpatienten, die offenbar mehrheitlich an funktionellen Syndromen[107] – das sind körperliche Krankheiten ohne organische Diagnose – litten und die in erster Linie psychologischen Beistand bräuchten, weiterschicken würde, dann wäre er die Patienten los und würde das Geld verlieren, das diese Patienten Dr. Arnold bringt.

Ich selbst bin auch ein Beispiel der wirtschaftlich „gesunden" Denkweise der Ärzte. Auch wenn ich weiß, wie Schmerz funktioniert, bin ich vor diesem natürlich nicht gefeit. Mein Körper reagiert so wie jener meiner Klientinnen und Klienten. Da ich eine Zeitlang auf den Flüssigkeitshaushalt meines Körpers zu wenig achtete, wurde ich dafür mit Nierenkoliken bestraft. Diese verursachten schlimme Schmerzen. Die Untersuchung brachte einige kleinere Kristalle zum Vorschein, die natürlich heraus sollten. Der behandelnde Arzt in der Klinik stellte mir drei Möglichkeiten zur Auswahl. Die erste wäre, dass ich einfach nach Hause ginge und warten könnte, bis der Stein auf natürlichem Wege abginge. Er verabsäumte es nicht, mich auf die Schmerzen, die damit verbunden wären, hinzuweisen. Akute Schmerzen haben einen Sinn, das war mir klar – auch wenn mir selbst Methoden zur Verfügung standen, diese zu lindern. Die zweite Variante wäre das Zertrümmern der Steine und anschließend könnten – der Arzt betonte die Möglichkeitsform – die dann kleineren Steine abgehen. Die dritte Variante wäre ein kleiner Eingriff mit einer Schlinge und danach könnte ich beschwerdefrei gleich wieder nach Hause gehen. Ich entschloss mich natürlich zu der suggestiv als beste Lösung vorgetragenen Schlingenvariante, die sich im Nachhinein als die nicht wirklich beste herausstellte. Erst später und in Gesprächen mit anderen Ärzten wurde mir die beeinflussende Aufklärung bewusst, die wohl darauf zurückzuführen war, dass der beratende Arzt ein Chirurg war und an dem Eingriff bei mir als Privatpatient durchaus gutes Geld verdienen würde, was bei den Varianten eins und zwei nicht der Fall gewesen wäre. So konnte ich die wirtschaftliche Ausrichtung einiger Ärzte am eigenen Leib verspüren.

Nicht jedem Arzt darf natürlich ausschließlich wirtschaftliches Interesse um jeden Preis unterstellt werden, aber ein solches ist zweifellos auch gegeben, schließlich möchte jeder gut leben und das gilt genauso für Psychologen, Psychotherapeuten und Energetiker.

Nun sollte nicht alles gleich mit Geld verbunden sein. Der deutsche Arzt und Psychoanalytiker Mitscherlich hatte schon vor rund 40 Jahren in seinem Buch aus dem Jahre 1974 „Krankheit als Konflikt" Kritik am ärztlichen Vorgehen geübt.

Für ihn trägt der Hausarzt die Hauptlast für die „funktionellen Leiden" – also jene Krankheiten, die organisch keine Ursache haben und wo ein psychischer Einfluss sicher oder wahrscheinlich ist. Zur Rolle des Hausarztes im Kontext derartiger Krankheiten meint er: „Seine Ausbildung hat ihm für diese Krankheiten nicht nur keine brauchbaren diagnostischen Handlungsweisen gegeben; sie läßt ihn auch weitgehend im Stich bei der Therapie der Kranken in deren eigener Umwelt, bei der Berücksichtigung der Einflüsse einer gewandelten Sozialstruktur auf Krankheitsentstehung. Was weiß er von den Motiven eines Krankheitsgefühls? Kann er abwägen, in welcher Notlage Krankheit zur Waffe wird? Erkennt er die Rolle der Krankheit in gespannten Familien- und Gruppenbeziehungen, für deren Bewältigung dem Individuum offenbar kein anderer Ausweg als sie erreichbar war? Bei diesen letztgenannten Krankheitsverursachungen liegt beileibe nicht Simulation vor, wie unsere Kurzformulierung vermuten lassen könnte, sondern dem Bewußtsein entzogene seelische Konflikte mit leiblichen Auswirkungen."

Mitscherlichs Zeilen mögen alt sein, der Inhalt scheint aber höchste Aktualität zu besitzen. Ein Arzt meinte einmal zu mir: „Ich bin Teil des Systems und kenne mich nur in der Medizin aus. Deshalb überweise ich auch nur zu Medizinern." Es gibt natürlich ebenso andere Beispiele wie jenes eines Ehepaares – er ist praktischer Arzt und sie Psychologin. Hier kommt es automatisch zu einer Zusammenarbeit und zu einer Zusammenführung der Kompetenzen. Gerade beim Schmerz sollte dies ein hehreres Ziel sein.

Was nicht sein darf, kann nicht sein

Unser Denken ist auf unsere Gesellschaft ausgerichtet. Wir ordnen uns dieser einfach unter – meist ohne etwas zu hinterfragen. Eigentlich ist das durchaus zu verstehen, schließlich benötigen wir Orientierungen und Regeln. Wir würden sicherlich ein Chaos verursachen, wenn wir an einem Tag die Entscheidung treffen würden, mit unserem Auto die andere Seite der Straße zu benützen oder an der Ampel bei Grün stehenzubleiben. Und gefährlich wäre es ebenso. Also haben wir über die Jahrtausende gelernt zu lernen und das Gelernte so zu nehmen wie es ist. Kleinere Abweichungen sind durchaus gestattet und an diesen lernen wir weiter. So baut neues Wissen immer auf Vorwissen auf. Völlig Neues bleibt uns aber durch dieses Paradigma verschlossen. Zumindest wird solches gesellschaftlich nicht anerkannt. Auch das ist verständlich, schließlich könnte etwas, was wir nicht erklären können und das dennoch funktioniert, das Bestehende gefährden. Mit einigen unerklärlichen Phänomenen haben wir zu leben gelernt. Diese sind dann ein gefundenes Fressen für Religionen und Sekten. Vieles wurde ins Reich der Mystik und Fantasie gedrängt. Heute haben wir für unsere Fantasien Instrumente gefunden, wo sie ausgelebt werden können und sogar für andere zugänglich sind. Wir nennen das Science-Fiction. Filme und Romane boomen schon seit Jahrzehnten. Aber nicht alles, was sich Autoren ausdenken, bleibt Fiktion. Jule Verne hätte sich wohl niemals ausmalen können, dass seine Romane „20.000 Meilen unter dem Meer" (1869), „Reise um den Mond" (1869), „Reise um die Erde" (1876) oder „In 80 Tagen um die Welt" (1873) Wirklichkeit werden könnten. Zu seiner Zeit wurde er zweifellos als Fantast bezeichnet. Seine Bücher beweisen aber auch das Prinzip, dass Gedanken Realität werden, auf eindrucksvolle Weise.

Als empirisch Geschulter und wissenschaftlich Denkender bin ich selbstredend den diesbezüglichen Paradigmen verpflichtet. Gleichzeitig zeigt die Welt immer wieder Unerklärliches – zumindest aus heutiger Sicht. Deshalb sollte uns Jule Verne durchaus ein Vorbild dafür sein, dass wir mutig denken dürfen und uns öffnen sollten für etwas, was vielleicht heute noch als unbewiesen gilt, morgen aber schon selbstverständlich sein könnte. Im Zusammenhang mit dem Schmerz heißt dies nichts anderes, dass wir an Schmerzheilung denken dürfen, auch wenn der augenblickliche Stand der Wissenschaft dafür keine Erklärung hat und zum Beispiel Spontanremissionen einfach als solche abtut – ohne hier weiter zu forschen. Die Wissenschaft wurde immer schon mit Problemen konfrontiert, mit denen sie nicht umgehen konnte. Wenn zwei sich widersprechende Theorien diskutiert wurden, dann musste eine das Nachsehen haben. Die unterlegene Ansicht hat in der Regel kaum mehr eine Chance – zumindest nicht im aktuellen Kontext – und musste „warten".

Folgen wir doch einmal einer Science-Fiction-Idee á la Jule Verne und versetzen wir uns in die Situation einer nahrungslosen Gesellschaft. Sie wäre wohl eine äußerst gesunde! Die Organe könnten durch Fehlernährung nicht beeinträchtigt werden. Wäre sie aber nicht gleichzeitig lustlos – ganz zu schweigen von den wirtschaftlichen Auswirkungen?

Ein Leben ohne Nahrung ist offenbar nicht erstrebenswert und laut der geltenden wissenschaftlichen Meinung gar nicht möglich – oder doch?

Mataji Prahlad Jani ist einer von einigen Personen, die P. A. Straubinger in seinem Film „Am Anfang war das Licht"[108] vorstellt. Der indische Yogi ist wohl das bekannteste Beispiel, weil er in einem renommierten Krankenhaus sehr genau untersucht und auch über Tage mittels Sicherheitsteams und Videokameras überwacht wurde, ob er nicht doch geheim und versteckt Nahrung oder Wasser aufgenommen hatte. Aber nein. Prahlad Jani lebt schon über 70 Jahren ohne Nahrung, ohne Flüssigkeit, ohne Ausscheidung von Urin oder Kot – das zumindest behauptet Jani und das wurde über diesen Beobachtungszeitraum von den Forschern auch bestätigt. Es gibt weltweit Berichte von Menschen, die sich von Licht ernähren sollen. Das bleibt natürlich von naturwissenschaftlicher Seite nicht unwidersprochen – auch wenn der Leiter der Studie Prahlad Jani,

Dr. Sudhir Shah, sich euphorisch zeigte: „Die ganze Wissenschaft muss umgeschrieben werden."[109]

Freilich bleiben die wissenschaftlichen Erklärungen für solche Phänomene aus. Zwar gibt es Ansätze. So meint der Biophysiker Prof. Dr. Fritz-Albert Popp, dass der Mensch sich von Informationen ernährt, die im Licht enthalten sind. Über die Nahrung wird das Licht aufgenommen. Wir leben nicht von Stoffen, sondern von Informationen. Der Organismus ist ein Lichtwesen. Der Organismus könnte von Licht leben. Theoretisch ist das möglich, meint Popp. Er spricht in der Möglichkeitsform. Haben die Yogi und viele andere es bereits bewiesen?[110]

Fehlernährung ist ein verbreiteter Krankheitsauslöser und wird für viele Schmerzbilder verantwortlich gemacht. Im Grunde ist es wohl egal, ob die angeführten Personen nichts oder geringe Mengen von Nahrung zu sich nehmen – auch Zweiteres verlangt nach einer großen mentalen Anstrengung und wäre für den Normalsterblichen schwer nachvollziehbar.

Ich möchte mit dem Beispiel „Lichtnahrung" auch nicht die Ernährungsprobleme thematisieren und schon gar nicht in diesem wissenschaftlichen Streit Stellung beziehen, sondern vielmehr auf „Phänomene" aufmerksam machen, die entweder noch nicht ausreichend erforscht sind oder von der Schulmedizin abgelehnt werden. Das gilt für die beispielhaft angeführte Lichtnahrung ebenso wie für die Psychologie per se. Viele Schulmediziner können mit der Psychologie bzw. mit Psychotherapie nichts anfangen und lehnen es ab, ihre Patienten seelisch behandeln zu lassen. So werden die unzähligen Schmerzpatienten lediglich medikamentös behandelt, obwohl es sinnvolle Ergänzungen gibt – eben auf der psychologischen Ebene.

Ich kenne viele Ärzte, die Patienten mit schweren Krankheiten behandelten und trotz der vorliegenden hoffnungslosen Befunde plötzliche bzw. vollständige Genesungen zur Kenntnis nehmen mussten. In solchen Fällen spricht man von Spontan-remissionen. Eine Remission bedeutet in der Medizin das tem-poräre oder dauerhafte Nachlassen von Krankheitssymptomen körperlicher oder psychischer Natur. Unter Spontanremission versteht man regulär nicht zu erwartende Heilungsprozesse. Solche Remissionen können in der Regel von der Schulmedi-zin auch nicht erklärt werden. Bei leichten bzw. bei nicht le-bensbedrohenden Krankheiten denkt man meist darüber auch nicht näher nach. Ärzte „bemerken" derartige Remissionen meist gar nicht, weil die Patienten einfach nicht mehr kom-men – schließlich haben sie ja keinen Grund mehr, die Medizin in Anspruch zu nehmen. Selbst die Patienten sind sich dieser Heilungen oft gar nicht bewusst, weil sie in der Regel ja nicht von heute auf morgen eintreten, sondern „schleichend" erfol-gen. Auch bei Schmerzen fällt das augenblicklich nicht zwin-gend auf – sie werden leichter, weniger häufig und sind dann plötzlich weg. Lebensbedrohliche Krankheiten verursachen allerdings ein anderes Denken. Wenn die Diagnose Krebs im Endstadium gestellt wird, dann gibt es von der Medizin einen mehr oder weniger endgültigen Befund. Der Patient wird di-rekt oder indirekt aufgefordert, seine „Dinge" zu regeln und sich auf das Ende vorzubereiten. Wenn dann dieses Ende nicht kommt, weil sich eben eine Spontanremission einstellte – was zugegebenermaßen selten eintritt –, dann fällt das zweifellos allen Involvierten auf, auch den Ärzten. Allerdings sind solche Ereignisse kein Anlass, der Ursache auf die Spur zu kommen. Die Remission wird einfach akzeptiert und abgetan. Dahinter versteckt sich – so ein versuchter psychologischer Befund – die Angst, sich getäuscht, Fehler gemacht zu haben, die eigene Ar-beit und Methode anzuzweifeln oder einfach Unwissenheit zuge-ben zu müssen, was der Medizin mit ihrem gesellschaftlichen Status aus deren eigener Sicht nur schwer zuzuschreiben wäre.

Die Zahnmedizinerin Sieglinde ist dafür ein Beispiel. Sie litt an Rückenschmerzen, an Schmerzen im Nacken und in den Oberarmen. Als Angestellte in einem Krankenhaus hatte sie alle medizinischen Kompetenzen vor Ort und versuchte diese auch zu nutzen. Ihre Kolleginnen und Kollegen fanden aber keine organischen Ursachen. Neben den Schmerzen stellte sich eine Depression ein. Da war ihr Vertrauen in die Krankenhauskollegen doch überstrapaziert und sie suchte einen Psychiater in freier Praxis auf. Nach einem Jahr Antidepressiva, Schmerzmittel und vielen Krankenstandstagen entschloss sie sich, einen Blick auf ihre Seele zu wagen und landete schließlich bei mir. Die Therapie führte uns in die Untiefen ihrer Ursprungsfamilie und in die eigene aktuelle Beziehung. Irgendwann einmal sprach sie den lange im Unbewussten schlummernden Zweifel aus, dass sie nicht die Tochter ihres Vaters wäre. Ihre Beziehung war ein Scherbenhaufen und die Berufswahl orientierte sich an dem Wunsch des „falschen" Vaters, der selbst Mediziner war. Nach einiger Zeit waren in den Therapiesitzungen die Schmerzen kein Thema mehr. Auf Nachfragen meinte sie nur, dass sie noch manchmal da wären – dumpf, aber nicht mehr so belastend. Etwas später schienen die Schmerzen ganz verschwunden zu sein. Sieglinde konnte als Naturwissenschafterin und mit ihrer Ausbildung diesen Prozess schwer nachvollziehen, akzeptierte aber das Ergebnis zum eigenen Vorteil. Allerdings nicht ohne darauf hinzuweisen, dass ja die Medikamente irgendwann gewirkt haben werden. Sie war aber nicht bereit, einen Zusammenhang zwischen ihren Schmerzen und den aufgedeckten seelischen Konflikten zu äußern. Ich vermutete, dass es ihr wohl klar war, aber sie konnte es eben nicht zugeben, so wie sie nach außen auch nicht zugeben konnte, dass sie eine Therapie benötigte. Davon wussten ihre Ärztekolleginnen und -kollegen im Krankenhaus nämlich nichts.

Spontanremissionen gibt es viele. Bei einer solchen handelt es sich um eine medizinisch nicht erklärbare Heilung. Im Zuge von vielen Gesprächen mit Ärzten wusste jeder über so ein Beispiel zu berichten, auch wenn alle Mediziner darüber eigentlich nicht reden wollten. In Österreich gibt es 40.000 Ärzte. Wenn nur jeder zehnte einen Fall hat, dann reden wir dennoch über eine erstaunlich große Zahl.[111]

Obwohl von den Ärztekammern und auch von offiziellen Stellen akzeptiert, werden alternative medizinische Methoden kritisiert. Die Homöopathie ist ein Beispiel, die Traditionelle Chinesische Medizin (TCM) ein weiteres. Beide Richtungen sind nach strengen wissenschaftlichen Kriterien nicht nachvollziehbar und werden deshalb von vielen Experten abgelehnt. Nun sind die Berichte über positive Ergebnisse von homöopathischen und TCM-Behandlungen nicht wegzuleugnen, deshalb braucht man dafür eine logische Erklärung, die im Placeboeffekt auch gefunden wird. Dieser Effekt wird zwar anerkannt, aber es gibt daraus keine wesentlichen Erkenntnisse.

Offenbar kann nicht sein, was nicht sein darf. Seit Jahren gibt es öffentlichkeitswirksame Protestaktionen[112] gegen homöopathische Präparate. Nur wozu? Die Gegner ereifern sich, dass es keine pharmakologische Wirkung gäbe und werfen den Homöopathen vor, Scharlatanerie zu betreiben. Bei der Traditionellen Chinesischen Medizin verhält es sich mit der Kritik ähnlich. Aber sind nicht gerade die Kritiker zu kritisieren, weil sie nicht anerkennen wollen, dass offenbar mit gesunden und völlig unschädlichen Mitteln Krankheiten geheilt werden können – auch wenn damit „nur" die Selbstheilungskräfte der Menschen aktiviert werden und Erwartungshaltungen in Bezug auf Gesundungsprozesse in Erfüllung gehen? Lassen wir eine mögliche pharmakologische Wirkung oder eine davon abgeleitete Wirkung im Sinne von Schwingungen oder in den Globoli enthaltenen Informationen (als mögliche weitere Erklärung) beiseite. Dann haben wir immer noch einen (Placebo-)Effekt, der wirkt und auf diesen wäre nicht zu verzichten. Dieser Effekt würde also unserem Denken entspringen und die körpereigene Apotheke in Gang setzen – auch bei Schmerzen.

TCM und Homöpathie sind vom Gesundheitssystem anerkannt und sollten somit außer Streit stehen. Aber es gibt viele
Anbieter, deren Methoden und Gerätschaften als fragwürdig zu bezeichnen sind bzw. wo Geschäftemacherei ein vor-
dergründiges Ziel zu sein scheint. Man ist gut beraten, seine
Schmerzen nicht jedem Versprechen auszuliefern.

Schmerzen in die richtigen Hände legen

Schmerzen haben immer schon Gesundheitsanbieter aus dem
nicht medizinischen Umfeld auf den Plan gerufen. Geschicht-
lich gesehen waren früher einmal Ärzte, Heiler und Priester
ein und dasselbe – zumindest vereinfacht ausgedrückt. Den
Arzt per se gibt es in der Geschichte der Menschheit eigentlich
erst seit erstaunlich kurzer Zeit und früher einmal waren Ärzte
wohl kaum mit jenen der heutigen Zeit vergleichbar. Heute
wären die früheren Ärzte Scharlatane, Kurpfuscher, Schamanen, Medizinmänner oder Geistheiler. Diese „Berufsgruppen"
halten der heutigen Gesetzeslage nicht stand, auch wenn es sie
in der einen oder anderen Abwandlung auch noch gibt. Wer
weiß, vielleicht bezeichnet man die aktuelle Schulmedizin in
hundert Jahren gleichfalls als verfehlt und deren Vertreter als
Scharlatane und Irregeleitete. Denken wir positiv und nehmen
das im Sinne der Medizin, derer vielen Vertreter und auch im
Sinne der Patienten einmal nicht an. Würden wir heute die Zeit
zurückdrehen, dann würden wir dennoch mit Erstaunen feststellen, dass die heute nicht akzeptierten Gesundheitsberufe
doch auch Erfolge hatten. Da es darüber keine Statistiken gibt,
sind wir natürlich nicht dazu in der Lage einen Vergleich herzustellen, aber Heilungserfolge müssen wohl vorhanden gewesen sein, denn sonst hätte es diese Leute einfach nicht gegeben. Es hat immer schon chirurgische Eingriffe gegeben – auch
wenn diese sehr brutal und archaisch anmuten. Auch Arzneien

haben eine jahrtausendelange Tradition und Gleiches gilt für die Heilung ohne Messer und Medikamente – also jene des Wortes.

Viele Patienten können nicht zwischen einem Psychologen, Sozial- und Lebensberater, Klinischen Psychologen, Psychotherapeuten, Psychiater und Energetiker unterscheiden. Diese Listung ist unvollständig und könnte auch Heiler, Kinesiologen, Coaches und viele andere mehr umfassen. Manchmal verschwimmen auch die Tätigkeiten dieser Berufsgruppen. Auf jeden Fall sind sie sehr vielfältig und für den Laien kaum zu durchschauen. Ohne auf die Details eingehen zu wollen, ist es mir ein Anliegen, wenigstens ein paar Unterschiede aufzuzeigen.

Nehmen wir einmal den Psychiater oder Neurologen. Das ist immer ein studierter Mediziner, der diese Richtung als Fachbereich gewählt hat. Psychiater können Psychopharmaka verschreiben, was sie in der Regel bei psychischen Krankheiten auch tun. Nachdem psychische Krankheiten auch als seelische Krankheiten bezeichnet werden, liegt es auf der Hand, dass bei der reinen Verabreichung von Medikamenten etwas fehlt. Leider sind nur wenige Psychiater auch gleichzeitig Psychotherapeuten bzw. haben sie aufgrund des Systems kaum Möglichkeiten, therapeutisch einzugreifen. Die Verschreibung von Psychopharmaka hat in den letzten Jahren exorbitante Ausmaße angenommen und es darf bezweifelt werden, dass hier vorhandene alternative Potenziale ausgeschöpft werden. Im Gegenteil: Alle meine Patienten, die bei Neurologen in Behandlung waren und die zum Teil über Jahre Psychopharmaka einnehmen mussten, wurden lediglich medikamentös behandelt. Kein Arzt hat eine psychotherapeutische Begleitung empfohlen. Mag sein, dass einige Ärzte – wenn sie entsprechend ausgebildet sind – selbst Psychotherapien durchführen, aber diese stellen Ausnahmen dar. Dieses System der alleinigen Medikamentenverabreichung wird vielfach kritisiert – ich schließe mich dieser Kritik durchaus an.

Der Psychotherapeut durchläuft eine lange mehrjährige Ausbildung. Die meisten haben vorher ein Psychologiestudium abgeschlossen, einige ein Medizinstudium. In Österreich ist ein Studium aber keine zwingende Voraussetzung für diesen Beruf, wohl aber das sogenannte Fachspezifikum. Es gibt dazu eine große Auswahl an Methoden, zu den bekanntesten zählen zum Beispiel die Psychoanalyse, die Gesprächstherapie, die Katathym-imaginative Psychotherapie, die Hypnotherapie oder die Verhaltenstherapie. In Österreich sind knapp zwanzig Therapieformen gesetzlich anerkannt. Alle sind wissenschaftlich fundiert und unterliegen strengen Auflagen. Psychotherapeuten sind erste Adressen, wenn es um seelische Krankheiten geht. Dafür wurden sie ausgebildet und sind somit auch in den Themenfeldern der Psychosomatik kompetent. Welche Methode am besten passt, muss der Patient selbst ausprobieren. Ich selbst bin ein Anhänger von tiefenpsychologischen Methoden. Ich vertrete die Ansicht, dass seelische Schmerzen früher oder später auch körperliche Schmerzen hervorrufen und deshalb die Ursachen in der Seele zu suchen sind. Umgekehrt gibt es körperliche Krankheiten, die auf die Psyche wirken und somit auch eine therapeutische Betreuung brauchen.

Psychologen können vielfältig tätig sein. Die Klinischen Psychologen müssen nach ihrem Studium zwar auch eine eigene Zusatzausbildung absolvieren, diese ist aber im Vergleich mit der Psychotherapieausbildung ungleich kürzer und der Schwerpunkt liegt in der Diagnostik. Deshalb findet man Klinische Psychologen sehr oft in Testzentralen oder sie sind in Krankenhäusern für Testungen, Analysen und Diagnosen zuständig. Absolventen eines Psychologiestudiums müssen nicht unbedingt etwas mit der Arbeit mit und am Menschen zu tun haben.

Nun gibt es eine Gruppe von Menschen, die sich *nicht* aufgrund ihrer Ausbildung, sondern aufgrund ihrer Konstitution besondere Fähigkeiten zuschreiben oder eine aus ihrer Sicht besondere Methodik beherrschen. Mir liegt es fern, diese Gruppe

zu diskreditieren, zweifellos beinhaltet sie überaus unterschiedliche Ansätze und es ist schwer, sie in verschiedene Kategorien
zu unterteilen. Wahrscheinlich muss man allen zugute halten,
dass sie ihren Mitmenschen helfen wollen, manchmal eben mit
esoterischen Methoden oder wissenschaftlich nicht belegbaren
Instrumenten. Nun hat aber auch die Komplementärmedizin –
z.B. die Homöopathie oder die Traditionelle Chinesische Medizin – Probleme, ihre Wirkung wissenschaftlich nachzuwei-
sen und dennoch gibt es zweifellos Erfolge. Solche haben auch
Energetiker und Heiler (eine Berufsgruppe, die in Deutschland
anerkannt ist, aber es in Österreich so bezeichnet nicht geben
darf). Es gibt keinen Heiler oder Energetiker, der sich nicht
auf Erfolge beruft und die meisten wissen von der Heilung
schwerster Krankheiten zu berichten. Diese Fälle sind Fakten
und können somit nicht angezweifelt werden.

Auf der Suche nach Gemeinsamkeiten der oben erwähnten
Berufsgruppen, die direkt am Patienten arbeiten, gibt es eine
auffällige Parallele – alle treten direkt (manchmal auch indirekt) mit ihren Patienten in Interaktion. Hier ist wiederum die
Schlussfolgerung zulässig, dass die Behandler bei ihren Patienten einen Denkprozess auslösen, der die Selbstheilungskräfte
aktiviert – das gilt selbstredend ebenso für den Schmerz wie
auch für seine Ursachen.

Einen derartigen Denkprozess haben Heiler, die vom Chef
der Onkologie des Wilheminenspitals in Wien, Dr. Heinz Ludwig, in dessen Abteilung eingeladen wurden, ausgelöst. Ludwig
ist überzeugt, dass der Mensch mehr ist, als die Summe seiner Organe und bringt damit einen biopsychischen Ansatz zum
Ausdruck. Bei seinen zwei Protagonisten handelte es ich um
einen Heiler und einen Schauspieler, der den „Heilberuf" bei
seinem Kollegen für diese Studie abgeschaut hatte. „Der All-
gemeinzustand der Patienten verbesserte sich signifikant, die
Schmerzen und Depressionen wurden gelindert, die Kranken
waren entspannter und innerlich ruhiger", berichtete Dr. Gud-
run Pohl, die Leiterin der Studie. Allerdings stellte sich auch

heraus, „dass es keinen Unterschied machte, ob der Heiler oder der Schauspieler die Behandlung vornahm".[113] Diese Studie ist ein Hinweis darauf, dass von außen Selbstheilungskräfte initiiert werden können, was wiederum beweist, dass man sich auch selbst heilen kann. Dann liegt die Verantwortung aber bei einem selbst – beim eigenen Denken.

In meiner Familie gibt es ebenfalls Erfahrungen mit Heilern, die hier kurz wiedergegeben werden sollen – ohne dass diese Beispiele repräsentativ für alle stehen sollen. Sowohl mein Bruder Reinhard wie auch unsere Mutter ließen sich über die Vermittlung einer ORF-Redakteurin von Wilhelm Smolina mittels Handauflegen behandeln. Eigentlich suchte die Redakteurin ein paar Testpersonen, die sich für eine Sendung mit dem Heiler zur Verfügung stellen sollten. Sowohl Bruder als auch Mutter kamen der Bitte der Redakteurin, die gleichzeitig eine sehr gute Bekannte meines Bruders war, nach und ließen sich behandeln, um dann in einer Gesundheitssendung über ihre Erfahrungen zu berichten. Mein Bruder litt damals an Kopfschmerzen, die durch eine Chiari Malformation (Verschiebung von Kleinhirnanteilen durch das Hinterhauptloch) verursacht wurden. Meiner Mutter machten eine abgenützte Hüfte und ein desolates Hüftgelenk zu schaffen. Ich selbst hatte zu jener Zeit mit Schmerztherapie im Sinne dieses Buches noch nicht gearbeitet. Die Behandlung des Heilers verlief auf jeden Fall erfolgreich und das wurde in einer ORF-Sendung auch kundgetan. Beide verspürten eine positive Wärme während der Behandlung und eine Linderung ihrer damaligen Beschwerden.

Eine ehemalige Studienkollegin, die sich heute Sophie-Sybille nennt, bezieht sich bei ihren Heilungen auf eine spirituelle Energie und konnte schon vielen Menschen einen neuen Anfang ermöglichen. Sie hat sich vom Wissenschaftlichen abgewandt und konzentriert sich auf die Wirkung ihrer Methoden, die das Spirituelle zu Hilfe nehmen.

Ein weiterer Kontakt betraf meinen Onkel, der ebenso noch vor meiner schmerztherapeutischen Ausrichtung sich im Zuge einer Krebserkrankung von einer Heilerin behandeln ließ und dabei spirituelle Erlebnisse hatte, die ihn mit seiner kurz nach seiner Geburt verstorbenen Mutter zusammenbrachte. Frau Hannelore hat meinem Onkel, zu dem ich ein tiefes Naheverhältnis hatte, einen Zugang zum Vergangenen verschafft und helfen können.

Im Laufe der Jahre gab es immer wieder Kontakte mit Energetikern, die über ihre Erfolge berichteten, die natürlich wissenschaftlich nicht dokumentiert sind. Die meisten Heiler und Energetiker beziehen sich auf eine existierende Energie, die sich nicht messen lässt. Ein Heiler, der als Universitätsprofessor und Soziologe der Wissenschaft verpflichtet ist, ist William Bengston, der viele Krebspatienten heilen konnte und seine Fähigkeiten wissenschaftlich zu untermauern versuchte, was ihm zum Teil auch gelang. Seine Studien konnten zwar die Wirkung seines Tuns nachweisen, nicht aber woher diese Wirkung stammt und was nun genau wirkt. Er arbeitet mit Handauflegen, wie viele andere Heiler auch. Bengston ist deshalb ein so interessanter „Fall", weil er seinen wissenschaftlichen Zugang nie in Abrede stellte. Er vertritt die Meinung, dass seine Behandlung das Immunsystem stärkt und er eine unbekannte Energie einsetzen kann. Gleichzeitig meint er, dass jedem die Heilkräfte zur Verfügung stehen.

Im wissenschaftlichen Grenzbereich oder auch außerhalb des Nachweisbaren gibt es viele Berichte und Literatur. Gerhard Buzzi weiß gleich von einigen Heilungen zu berichten – unter anderem auch von einem MS-Patienten (Multiple Sklerose), der seine Krankheiten (er erkrankte auch an Bauspeicheldrüsenkrebs) in Gedanken einfach mit einem Feuerwehrschlauch wegspülte.[114]

Psychotherapeuten, Ärzte und Heiler haben eines gemeinsam: Sie geben ihren Patienten Aufmerksamkeit. Sie nehmen sie (zumindest in der Regel) wichtig und gehen auch wertschätzend mit ihnen um. Ferner widmen sie ihren Patienten ihre Zeit. Lediglich jene Kassenärzte, die nur aufgrund einer hohen Anzahl von Patienten einen attraktiven bzw. erforderlichen Umsatz erzielen können, sind hier zumindest teilweise eine Ausnahme, weil sie meist nur einige Minuten pro Termin zur Verfügung haben. Vielleicht versuchen sie deshalb, viel mit Arzneien auszugleichen, was auch anderweitig zu lösen wäre. Behandler, die sich mit ihren Patienten und Klienten eingehend beschäftigen, werden in der Regel auch Erfolge erzielen – egal, mit welcher Methode sie nun arbeiten. Da Schmerzpatienten eher ungeduldig sind, ist die richtige Methode nun doch wichtig und entscheidend. Vor allem Behandler, die sich nur auf das Symptom beziehen, laufen Gefahr, über kurz oder lang Enttäuschungen zu verursachen. Die Gefahr, dass das Symptom dann später an gleicher oder anderer Stelle oder in anderer Form wieder auftaucht, ist sehr groß. So waren alle meine Schmerzklienten in medizinischer Behandlung und die überwiegende Mehrzahl hatte bereits eine Odyssee durch Arztpraxen und Kliniken hinter sich.

Eine weitere Gemeinsamkeit jener, die sich um die Gesundheit anderer kümmern, ist etwas sehr Essenzielles. Es ist wohl die wichtigste Kraft, die Therapeuten, Ärzte und Energetiker zur Verfügung haben. Es ist etwas, was einfach passiert und so niemandem bewusst ist. Es ist etwas, was die zentrale Botschaft dieses Buches darstellt: Jeder Kontakt, jede Behandlung, jede Botschaft, jede Intervention, ja, jedes Wort verursacht auf der Patienten-/Klientenseite einen neuronalen Prozess. Es passiert etwas im Gehirn. Es wird gedacht oder weggedacht. Der Patient/Klient selbst setzt also einen Vorgang in Bewegung, der kompliziert und gleichzeitig einfach ist. Kompliziert deshalb, weil Gedanken einen komplexen Vorgang darstellen, bei dem elektrische und chemische Prozesse ablaufen, körpereigene Stoffe gebildet und an bestimmten Stellen im Körper eingesetzt werden und insgesamt gesehen ein System wirkt, das den Wissenschaftern in seiner Gesamtheit immer noch verborgen ist. Einfach ist der Vorgang deshalb, weil es um Wirkung zu erzielen, offenbar nur eines braucht – nämlich das richtige Denken.

Wagen wir uns ein Stück weiter nach vorne – zuvor sollten wir uns noch an eine der ersten Physikstunden in der Schule erinnern. Damals hatten wir gelernt, dass es einen unmittelbaren Zusammenhang zwischen Masse und Energie gibt. Aus Energie kann nur eine andere Form von Energie oder eben Masse entstehen und aus Masse entsteht Energie. Die Quantenphysik hat uns weitere Erkenntnisse gebracht und uns gelehrt, dass alles Energie ist. Nun gut, wenn alles Energie ist, dann sind auch Gedanken Energie und wenn Energie sich in eine andere Form umwandeln lässt, dann stellt sich die Frage, in welche Form von Energie sich Gedanken verwandeln lassen?

Nun brauchen wir, damit unser Gehirn arbeitet, Energie, die wir in Form von Nahrung zuführen. Diese Energie benötigen wir natürlich nicht nur zum Denken, sondern auch für all unsere Körperfunktionen. Wenn wir uns bewegen, wird die durch Nahrung aufgenommene und in den Muskeln gespeicherte Energie in Bewegungsenergie umgewandelt. Was aber passiert beim Denken? Im Gehirn gibt es chemische und elektrische Prozesse. Zweifellos wird deutlich, dass hier Energie verbraucht wird und diese kann nur in andere Energie oder in Masse umgewandelt werden. Gedanken lassen Synapsen in unserem Gehirn entstehen, was als Umwandlung von Energie in Masse zu interpretieren wäre (zumindest nach den Ausführungen meiner Physiklehrer). Dass Gedanken Veränderungen im Gehirn verursachen, ist wissenschaftlich erwiesen. Damit beschäftigt sich die Neurobiologie im Rahmen der Studien zur Neuroplastizität.

Laien und Experten sprechen oft von „Gedankenenergie". Gedanken haben Kraft und sie haben Macht. Ja, man kann es nicht oft genug erwähnen, dass Gedanken Wirklichkeiten schaffen und somit wohl auch zweifellos energetisch sind. Nun kann man das eher im übertragenen Sinne verstehen und nicht als physikalischen Vorgang. Oder doch? Deshalb nochmals zurück zur Physik. Was entsteht aus Gedanken? Doch wohl auch Energie. Man kann Gedanken nicht nur mit einem EEG messen und mit bildgebenden Diagnostikverfahren darstellbar machen, es gibt auch faszinierende Forschungsergebnisse, die Gedankenenergien bestätigen, wiewohl es noch kein technisches Gerät gibt, das dies messbar macht.

Als mich Lisa das erste Mal aufsuchte, sah sie traurig aus. Sie war schlecht gekleidet, ungeschminkt, legte keinen Wert auf ihr Äußeres und „strahlte eine negative Energie aus". Diese im Alltag oft gehörte Redewendung wirkte auch bei mir. Die depressive Stimmung, die Lisa mit in den Therapieraum brachte, war richtiggehend spürbar. Ihre Stimme klang leise und schwach. Sie vermied den Blickkontakt und sah aus wie ein Häufchen Elend. Andauernde Misserfolge an der Uni, mangelndes Selbstvertrauen und das Gefühl, mit ihren zwanzig Jahren auch auf der Beziehungsebene übrigzubleiben, verursachten Kopfschmerzen und eine depressive Stimmung, die wohl jeder spürte, der sich in ihrer Nähe befand. Lisas Gedankenenergie verbreitete sich in ihrer Umwelt. Eine meiner ersten Handlungen bei Lisa war eine Mentalpsychologische Intervention, die sie Erfolg, Zuneigung und Wertschätzung erfahren ließ. Am Ende der Stunde sah ich eine andere Lisa und ihre Stimmung war schon weit besser.

Lisa hat etwas bewiesen, was wohl jeder, der seine Umwelt bewusst wahrnimmt, gleichfalls kennt – wahrscheinlich in Hunderten Beispielen. Nämlich, dass wir in der Lage sind, Gedanken zu lesen und uns von diesen Gedanken auch anstecken zu lassen. Wir treten in Resonanz, wie es z.B. Andrea Heyligenstädt nennt. Sie ist Energieheilerin und bezieht sich auf das „Gesetz der Resonanz"[115] wie viele ihrer Kolleginnen und Kollegen. Dieses „Gesetz" geht gleichfalls von der Logik aus, dass Gedanken unsere Zellen beeinflussen können und somit muss es auch Wirkung auf den Schmerz geben. Wir können solche körperlichen Reaktionen, die von unseren Gedanken ausgehen, immer wieder beobachten – auch an uns selbst.

Manchmal können wir hochrot vor Wut werden und dann wieder kreidebleich vor Schreck und es kann uns schon passieren, dass uns die „Haare zu Berge stehen". All das wird durch Gedanken ausgelöst – egal, ob vorher etwas passiert ist, wir können Botschaften über sinnliche Reize aufnehmen und daraus entstehen Gedanken oder wir erleben dies nur in unserer Fantasie.

Unsere Stimmung färbt auf andere ab. Wir sind meist in der Lage zu erkennen, ob am Arbeitsplatz unseres Ehepartners alles gut gelaufen ist oder ob es Probleme gab. Wenn die Kinder von der Schule nach Hause kommen, weiß man auch, ob die Prüfung positiv verlief oder nicht. Dazu muss uns niemand etwas sagen. Der Körper hat seine Ausdruckskraft und diese Sprache verstehen wir sehr gut. Aber sogar dann, wenn jemand versucht, bewusst neutral zu wirken, nehmen wir oft wahr, was gerade gedacht wird. Natürlich nicht die Gedankensätze oder die Vorstellungen, die andere im Kopf haben, aber wir erkennen eine bestimmte Stimmung – manchmal mehr, manchmal weniger. Wenn wir achtsam sind und versuchen, uns in den anderen hineinzuversetzen, dann fällt es uns noch leichter. Es gibt Situationen, da fragen wir jemanden, den wir treffen, was denn gerade passiert sei oder erkennen Glück und Freude. Das „In-Resonanz-Treten" ist also kein übersinnliches Tun, sondern etwas, das jeder beherrscht und wir im Alltag erleben. Es ist den meisten nur nicht klar, was man damit auch alles anfangen kann. Der Autor Pierre Franckh bezieht sich auf wissenschaftliche Untersuchungen, wenn er meint, „dass wir durch unsere Gedanken, Gefühle und Überzeugungen zu mehr in der Lage sind, als wir jetzt glauben. Denn gerade unsere emotional untermauerten und gespeicherten Überzeugungen sind es, die ein beachtliches Resonanzfeld aufbauen. Und alles – alles auf dieser Welt –, (sagen die Wissenschaftler) was mit diesem Resonanzfeld mitschwingen könnte, wird von dieser Schwingung ergriffen und kann gar nicht anders, als mitzuschwingen"[116].

Ich hatte vor geraumer Zeit mehrmals beruflich in Kambodscha zu tun. Bei diesen Reisen besuchte ich das berühmt-berüchtigte Gefängnis S 21 in Phnom Penh und die rund eine halbe Stunde vor der Hauptstadt gelegenen Killing Fields. Die Geschichte Kambodschas war Ende der 1970er-Jahre – das ist also noch nicht so lange her – eine brutale und blutige. Insgesamt starben rund zwei Millionen Menschen in Folge des Pol-Pot-Regimes. Im Gefängnis Tuol Sleng – auch als S 21 bekannt – war „Genosse Duch" Herrscher und Henker. Zirka 15.000 Menschen kamen dort zu Tode bzw. wurden auf den Killing Fields umgebracht – darunter auch viele Kinder. Als ich durch die ehemalige Schule, die das S 21 einmal war, schritt, die Tausenden Fotografien der Ermordeten sah, die mit leeren, aber anklagenden Augen den Betrachter ansahen und zu fragen schienen „Wo warst du?", „Warum hast du das zugelassen?", „Was hab ich getan?", trat ich in Resonanz mit den dort herrschenden Schwingungen. Ich verspürte eine tiefe Traurigkeit und mir traten die Tränen in die Augen. Tiefer emotionaler Schmerz kam auf und ich spürte sogar körperliche Reaktionen. Ich fühlte eine depressive Stimmung und Schuld stellte sich ein. „Warum hat niemand geholfen?" Das gleiche emotionale Erlebnis hatte ich einige Monate später auf den Killing Fields.

Erst 2010 kam es zum ersten Prozess. Angeklagt war Genosse Duch, der als evangelischer Pastor in einem Dorf in Kambodscha untergetaucht war und schließlich von einem amerikanischen Journalisten aufgegriffen wurde. Der Prozess wurde im Fernsehen übertragen. Die Bilder, die um die Welt gingen, zeigten einen sanften Menschen und es war schwer vorstellbar, welch kranker Geist sich hinter diesem Gesicht verbarg. Auch diese seine Wandlung war ein Resultat seines Denkens. Selbst dreißig Jahre nach seinen grausamen Taten war er sich seiner Schuld nicht bewusst. Nach dem von ihm mitverursachten Völkermord mutierte er vom Schänder, Folterer und Mörder zum evangelischen Seelsorger, dem das Wohl der Menschen am Herzen lag und der für internationale Hilfsorganisationen wie World Vision International arbeitete. Dieses absurd anmutende

Beispiel zeigt, was Denken verursachen kann. Im Dritten Reich war der Bewältigungsprozess der Täter wohl nicht anders. Was nun Täter können, sollten eigentlich auch die Opfer können. Traumatische Erlebnisse fristen im Unbewussten ihr Dasein und verursachen nicht selten Schmerzen.

Begriffe wie „Energieheilung", „Resonanz", „Schwingungen", „Heilmeditationen" haben zwar einen mehr oder weniger esoterischen Anstrich, allerdings finden sich in allen Programmen auch wissenschaftliche Anteile und man verweist auf anerkannte Schulen. Das mag wohl der Grund dafür sein, dass immer mehr Mediziner auf solche Methoden schielen bzw. diese auch bei ihren Patienten einsetzen. Es schreiben außerdem immer mehr Medizinerinnen und Mediziner Bücher, die den Genres Esoterik oder Grenzwissenschaften zuzuordnen wären. So entdeckte der Arzt Reiner Banis, dass Konflikte als emotionale Blockaden im feinstofflichen Energiesystem abgelagert werden. Mir liegt es fern, solchen „Alternativen" unreflektiert zu folgen, genauso liegt es mir fern, diese vorschnell zu verurteilen. Eines ist aber gewiss: Keine der in diesem Kapitel angeführten Expertengruppen – also weder Ärzte, Psychotherapeuten, Psychologen, Energetiker oder Heiler – noch solche, die sich in dieser Aufstellung nicht wiederfinden –, verfügen über die absolute Weisheit. Aber es gibt bei allen eine Parallele: Sie denken, initiieren das Denken bei anderen und heilen!

Dieses Buch sollte Menschen mit chronischen Schmerzen, die oft eine „Ärzte-Rallye" hinter sich haben, nicht zu einer „Psychologen-Rallye" animieren. Grundsätzlich liegt die Verantwortung für den Schmerz bei den Betroffenen selbst und im Sinne des Titels dieses Buches können sie mithilfe ihrer Selbstheilungskräfte auch Großartiges leisten. Fairerweise muss aber auch gesagt werden, dass es gerade bei unbewussten Ursachen für den chronischen Schmerz nahezu unmöglich ist, alleine auf die Quelle zu stoßen. Wäre das so leicht, dann wäre das Problem bewusst und eben nicht unbewusst. Deshalb ist hierzu

Hilfe erforderlich und diese sollte von kompetenter Seite kommen. Aufgrund der eigenen Erfahrungen mit meinen Klientinnen und Klienten spreche ich mich für eine tiefenpsychologisch angelegte Psychotherapie aus.

Glück – Glückseligkeit – Schmerzfreiheit

Ich saß gerade bei einer Nachbetrachtung einer Therapiesitzung. Die Klientin Christine klagte nicht nur über Schmerzen, sondern erzählte von einer schweren Kindheit und von einer lieblosen Beziehung – sie war zutiefst unglücklich. Kurt, der nächste Patient – er war schon einige Male zu mir gekommen – trug einen Vaterkonflikt in sich, dessen er sich bislang nicht bewusst war, und er ist auch vom Unglück gezeichnet. Vor Christine war Dominique bei mir gewesen. Ein aufgewecktes Bürschchen von zwölf Jahren, das die Erwartungshaltungen seiner Mutter nicht erfüllen konnte und unter ihrem Druck zu zerbrechen drohte. Als ich ihn das erste Mal sah, zeigte sich ein tieftrauriger Ausdruck in seinem Gesicht – seine ganze Erscheinung war eine des Unglücks.

Plötzlich fiel es mir wie Schuppen von den Augen. Unglück – das ist der Begleiter meiner Klienten durchs Leben. Mir wurde plötzlich klar, dass keiner meiner Patienten mit chronischen Schmerzen ein glücklicher Mensch war. Nein, nicht weil sie Schmerzen hatten, sondern weil sie die jeweiligen Rahmenbedingungen zum Unglücklichsein beisteuerten. Alle Schmerzpatienten waren unglücklich – viele sogar angstbesetzt. Mir fiel plötzlich Friedrich ein, der über unbestimmte Schmerzen und über einen hohen Blutdruck klagte. Die Therapie hat seine Wut und seinen Ärger gegen seine Geschwister zutage gebracht, von denen er sich betrogen fühlte. Er konnte damit nicht umgehen und das ließ seinen Blutdruck steigen. Unterdrückte Wut und Ärger im frühen Erwachsenenalter führen laut Studien eher zu einer Hypertonie. Diese Menschen weisen sogar eine höhere Todesrate auf. Sie sterben also früher. Mit Wut und Ärger in sich kann man allerdings schwerlich glücklich werden. Ich versuchte die Gegenprobe und achtete auf glückliche Menschen. Diese hatten keine Schmerzen – zumindest keine chronischen, die auf psychische Ursachen hinwiesen. Und wenn doch, dann waren diese offenbar kein Grund, einen Therapeuten aufzusuchen. Ist Glück der Schlüssel zu Schmerzfreiheit? Wenn ja, wo gibt es die Glückspille? Die Antwort hatte ich ja auf der Hand – ich verwende diese „Pille" schon seit Langem und deshalb gesunden meine Klienten bzw. werden diese von ihren Schmerzen befreit.

Seit Jahren arbeite ich nach dem Konzept der positiven Psychologie. Es gab auch niemals einen Vortrag, den ich hielt, ein Seminar oder einen Workshop, den ich leitete, bei dem nicht explizit auf die Kraft der Stärkenorientierung hingewiesen wurde. Positive Gedanken werden Positives hervorrufen. Gedanken sind aber auch initiierbar. Jeder sinnliche Reiz wie zum Beispiel meine Worte, die meine Zuhörer erreichen, verursacht ein neuronales Feuerwerk – eben Gedanken. Positive Wörter werden auch positive Gedanken produzieren. Also stehen bei meinen Veranstaltungen, Therapien und Coachingsitzungen immer positive Zuschreibungen im Zentrum. Es gibt stets etwas Positives zu finden und darauf kann man aufsetzen. Das halbe Glas Wasser kann ich als halb leer sehen – ich betrachte es immer als halb voll. Diesen Grundsatz pflege ich seit Jahren, dennoch war es mir lange Zeit nicht bewusst, in welcher Konsequenz das durch positive Interaktion hervorgerufene Glücksgefühl mit dem Schmerzthema unmittelbar zusammenhängt.

Stärken und nähren, das sind die Basiselemente in der Katathym-imaginativen Psychotherapie. Ich ging immer ein Stück weiter und versuchte schon alleine durch Bestärkungen, eine positiven Körpersprache und natürlich auch durch Mentalpsychologische Interventionen einen Ausgleich zu schaffen. Gerade im Coaching ist das ein sehr aktives Element. Schüre ich bei meinen Coachees Selbstbewusstsein, dann erzeuge ich auch Selbstbewusstsein. Hole ich aus den Menschen das Positive hervor und stelle ich es in den Vordergrund, dann rücken das Negative und die Schwächen automatisch in den Hintergrund. Vor Jahren entwickelte ich ein Konzept für teilleistungsschwache Kinder. Ein wesentliches Umsetzungsdetail waren meine damals neuen Mentalpsychologischen Interventionen. Teilleistungsschwächen äußern sich darin, dass bestimmte schulische Anforderungen nicht erwartungsgemäß erbracht werden können. Legasthenie (Lese-Rechtschreib-Schwäche), Dyskalkulie (Rechenschwäche), Aufmerksamkeitsdefizite (ADS – Aufmerksamkeits-Defizit-Syndrom) oder Hyperaktivität sind Diagnosen, die auf Teilleistungsschwächen beruhen und den Kindern das Leben schwer machen. Ich entwickelte für solche Kinder Mentalpsychologische Interventionen, die parallel zu kognitionspsychologischen Tools eingesetzt wurden. Bei diesen Interventionen kehrte ich die Schwäche in eine Stärke um. Vereinfacht formuliert, erhielt ein Kind, das zum Beispiel Probleme beim Rechnen hatte, im Trancezustand die Botschaft, dass es eben sehr gut rechnen könne. Diese Botschaft war immer eine Imagination, die in eine positive Szene eingebettet war. Zum Beispiel rechnete das eigentlich rechenschwache Kind in seiner Fantasie an der Tafel vor den Augen des Lehrers und der Mitschüler völlig perfekt und natürlich fehlerlos. Der Schüler sah sich in einer Szene des Erfolgs und erfühlte die Situation als Rechenmeister. Im Sinne dessen, dass Gedanken Wirklichkeit werden, wurden solche Interventionen auch bei den teilleistungsschwachen Kindern immer Wirklichkeit. Sie gingen leichter mit ihrem Problemgegenstand um, lernten dafür motivierter und konzentrierter und wurden letztendlich das, was sie sich immer wieder vor ihrem inneren Auge vorstellten. Aber nicht nur das. Die Rückmeldungen der Eltern bezogen sich auf viele emotionale Kriterien. So verhielten sich die Kinder ausgeglichener, sie waren weniger aggressiv oder verloren ihre Aggressivität, sie gingen gerne zur Schule, kamen mit ihren Lehrern besser aus, das Verhältnis zu den Eltern verbesserte sich, das Lernen wurde freudvoller und brauchte weniger Druck. Es gab noch viele andere positive Konsequenzen, aber alle führten zu einem Ergebnis: Die Kinder wurden glücklicher.

Dieses Prinzip ist eines, das bei Schmerzpatienten ebenso gilt. Glück ist der Motor für Gesundheit. Was aber Glück für den Einzelnen bedeutet, scheint unterschiedlich zu sein. Die Definition des Begriffs ist nicht so einfach. Oft wird das Wort „Glück" mit Lust, Erfolg, Zufriedenheit, Wohlbefinden, Freude oder Sinn gleichgesetzt. Aus der Sicht der Psychologie ist „Glück" eine starke positive Emotion, die Zufriedenheit schafft. Solches kann für den Augenblick gelten oder auch von Dauer sein – im Sinne von „Lebensglück". Die Eigenschaften von Glück werden ausführlich beschrieben. Große Freude, Begeisterung, Entzücken, positive Sichtweise, Wachheit, positive Wahrnehmung und Erinnerung, Selbstzufriedenheit, positives Selbstkonzept, Aufgeschlossenheit, Flexibilität, Produktivität, schöpferische Kraft, Kreativität, Schönheit, Harmonie, Freiheit und vieles andere mehr sind Beispiele für das, was man mit Glück in Verbindung bringt. Es ist unschwer zu erkennen, dass Krankheit und Schmerz in diese Listung nicht hineinpassen. Wenn Krankheit und Schmerzen das Leben bestimmen, dann fehlen in der Regel auch die „glücklichen" Eigenschaften. Somit sind glücklichmachende Interventionen bei kranken Menschen mit Schmerzen Teil meines Therapiekonzepts.

Einer, der sich von der negativen Psychologie abwandte, ist Martin Seligman, der mit seinen Studien zur erlernten Hilflosigkeit[117] internationale Anerkennung erfuhr. Eines Tages erkannte er, dass sich die Psychologie hauptsächlich mit der Schattenseite des Lebens beschäftigte. Die klassischen Psychologien fanden ihren Ausdruck in Therapien und Heilungen von psychischen und davon abgeleiteten körperlichen Problemen. Die positive Psychologie geht der Frage nach, was den Menschen glücklich macht. Seligman gilt als Hauptvertreter dieser psychologischen Disziplin. Seine Studien bestätigen die mächtigen Konsequenzen einer Orientierung hin zum Glück. Eine viel zitierte Studie bestätigt dies. Diese untersuchte die Aufsätze von Novizinnen und stellte deren emotionale Qualität ihrer Lebenserwartung gegenüber. Novizinnen, die wahrhaftig ihr Glück in einer Hinwendung zu Gott sahen, lebten weit länger als jene, deren Aufsätze wenig Euphorie zeigten.[118] Glück sorgt also auch für ein längeres Leben. Das impliziert aber, dass dieses Leben gesünder ist, schließlich hängt Leben per se mit Gesundheit zusammen.

Nun hat die positive Psychologie nicht das Geheimnis für das Glück gefunden. Überall gab und gibt es glückliche Menschen, deren Leben erfüllt ist von positiven Emotionen. Es gibt auch jede Menge von Wissenschaftern oder anderen Experten, die Glück als Ausdruck eines „positiven Denkens" sehen. Namen wie Dale Carnegie[119], Joseph Murphy[120], Napoleon Hill, Norman Vincent Peale, Vera F. Birkenbihl[121] oder Jürgen Höller[122] haben zweifellos bei vielen Menschen Veränderungen gebracht. Deshalb ist es eigenartig, dass es den Versuch gibt, beim positiven Denken eine Unterscheidung zwischen einer Form, die der positiven Psychologie zuzuordnen ist, und einer anderen, die im esoterischen Sinne zu sehen ist, zu erzeugen. Die angeführten Autoren wären demnach der zweiten Gruppe zuzuordnen. Seligman versucht diese Grenze ebenso zu ziehen und meint unter anderem: „Positives Denken besteht oft darin, sich Dinge einzureden wie ‚Jeden Tag, in jeder Weise, geht es mir besser und besser' und das auch – ohne jeden Beweis oder trotz dagegensprechender Beweise – zu glauben. Wenn Sie an solche Sprüche wirklich glauben können – bravo! Der Punkt geht an Sie. Vielen gebildeten und in kritischem Denken geschulten Menschen gelingt diese Art der Selbstüberhöhung jedoch nicht." Die Vertreter der „Positiven Psychologie" bewerten den Ansatz, dass eine, wie sie es nennen, „mechanische Bewusstseinsprogrammierung" möglich oder sinnvoll wäre, ohne dass die Persönlichkeit des einzelnen Menschen berücksichtigt wird, negativ. Ich kann diese Kritik nicht nachvollziehen und finde es auch sehr schade, dass Psychologen dermaßen auf Abgrenzung bedacht sind. Dafür habe ich mehrere Gründe.

Erstens: Die „Positive Psychologie" geht ebenso davon aus, dass das „Positive Denken" im psychologischen Sinne das Ziel hat, eine positive Grundhaltung zum Leben zu schaffen. Hier kann ich den Unterschied zum Denken im Sinne der selbsterfüllenden Prophezeiung nicht nachvollziehen, schließlich ist diese empirisch breit erforscht und wissenschaftlich fundiert. Ein anhaltendes positives Denken wird mit hoher Wahrscheinlichkeit auch die Lebenseinstellung verändern und den Optimismus fördern.

Zweitens: Seligmann widerspricht sich in seiner oben angeführten Kritik selbst, weil er meint, dass die positive Wirkung bei kritischem Denken nicht gelingt. Hier impliziert er aber auch, dass dieses kritische Denken einen Gegenpol zum Positiven bildet. Wenn ich also negativ denke, kann ich nicht gleichzeitig positiv denken bzw. werden negative Gedanken immer – ebenso wie die positiven – Wirkung zeigen. Seligman fand in eigenen Forschungen heraus, dass man zehnjährigen Jugendlichen die Fähigkeit des optimistischen Denkens und Verhaltens beibringen kann und damit die Depressionsrate halbiert wird.[123] Das ist wohl als ein weiterer Widerspruch zu werten.

Drittens: Meine eigenen Erfahrungen mit lernschwachen Kindern, Managern, Neurotikern oder Schmerzpatienten zeigen eindeutig die Wirkung autosuggestiver Methoden. Hier möchte ich nochmals auf die Wirkung von fokussierten Denkprozessen hinweisen. Es steht außer Zweifel, dass, wenn ich eine Urlaubsreise in die Karibik plane, diese selektiv wahrnehme und ich dabei auch positive Gefühle entwickle. Ich sehe plötzlich Fernsehberichte über die Karibik, nehme entsprechende Werbeeinschaltungen wahr und meine Bekannten sprechen plötzlich über ihre Erfahrungen an karibischen Urlaubsorten. Das alles deshalb, weil ich diesen Gedanken „gepflanzt" hatte. Ich erinnere mich noch sehr genau an die Schwangerschaften meiner Gattin Sigrid. Plötzlich sah ich auf den Straßen nur noch schwangere Frauen, die mir vorher wie auch nachher nicht aufgefallen waren. Jedenfalls war jeder Anblick einer Schwangeren mit dem glückseligen Gedanken an das eigene Kind verbunden, das bald das Licht der Welt erblicken würde. Die Glücksgefühle traten eigentlich schon viel früher ein – nämlich schon bei der Entscheidung, die Familie mit Kindern zu bereichern. Mein Denken verursachte also zweifellos im Sinne einer Autosuggestion eine „glückliche Wirkung". All das ist nicht nur wissenschaftlich bestätigt, sondern es sind auch weitverbreitete Alltagserfahrungen.

Viertens: Die neuronalen Effekte der „Positiven Psychologie" und des „Positiven Denkens" sind ohne Unterschied. Unserem Gehirn ist es doch völlig egal, in welche Kategorie ein Wissenschafter unsere positiven Gedanken einordnet. Wenn wir denken, dann kommt es zu neuronalen Effekten. Das steht definitiv außer Zweifel: „Wir haben die Fähigkeit, die Chemie des Gehirns zu verändern, indem wir unsere Gedanken korrigieren. Was wir denken, verändert die Neurotransmitter. Um Ihre Gefühle zu ändern, ändern Sie die Art und Weise Ihres Denkens".[124]

Ich möchte also das „Positive Denken" durchaus als Teil der „Positiven Psychologie" betrachten. Es sollte doch völlig unerheblich sein, ob ein Arzt, ein Psychotherapeut, ein Esoteriker oder ein Schuhputzer mich zum positiven Denken bringt. In jedem Fall wird sich meine Stimmung verändern und ich werde ein Stück Glück empfinden. Aus dieser Erkenntnis heraus kann ich Glück lernen und dieses Glück wiederum verschafft mir Gesundheit und ein schmerzfreies Leben.

Von Wundern und Denken

„Meine Heilung war ein Wunder." Derartige Aussagen hört man gar nicht so selten. Ärzte sehen wissenschaftlich nicht begründbare Heilungen als Spontanremissionen, Laien sehen darin gerne Wunder. Die Alltagssprache lässt mehr Wunder zu als die Wissenschaft. Als Naturwissenschafter habe ich einen besonderen Zugang zum Beweisbaren. Deshalb stehe ich Wundern eher skeptisch gegenüber. „Wunder" ist im Kontext mit Gesundheit und Heilung ein vornehmlich religiöser Begriff, und ein Ereignis, das als solches seitens der Institution Kirche anerkannt werden soll, muss einer eingehenden Prüfung der Kirche standhalten. Als im April 2005 Papst Johannes Paul II. starb, gingen unmittelbar nach seinem Tod mehr als 70 Meldungen über Heilungen im Vatikan ein, die auf den Papst zurückzuführen waren. Johannes Paul II. wurde am 1. Mai 2011 von seinem Nachfolger, Papst Benedikt XVI., seliggesprochen. So schnell werden Wunder normalerweise nicht anerkannt. Bei Johannes Paul II. ist das wohl auf seine weltweite Beliebtheit zurückzuführen. Er selbst war es übrigens, der den Prozess der Seligsprechung erleichterte. Die meisten Wunder, die als solche gebilligt sind, passierten vor langer Zeit. Im kirchlichen Kontext werden Wunder meist mit der Offenbarung in Verbindung gebracht. „In vielen Fällen lässt die Bibel göttliche Offenbarungen von wunderbaren Naturereignissen begleitet sein. Solche Wunder dürfen nicht mit der Offenbarung selber verwechselt werden, sie sind meist sogar nur literarische Stilmittel, um die Bedeutung des verheißenden oder drohenden Gotteswortes hervorzuheben".[125] Diese Worte stammen nicht von einem glaubenskritischen Autor, sondern finden sich in einer Bibel-Enzyklopädie. Aber Kritik an Selig- und Heiligsprechungen, die immer mit Wundertaten in Verbindung stehen müssen, gibt es trotzdem. Als der letzte österreichische Kaiser seliggesprochen wurde – er hatte eine Gläubige von ihren Krampfadern befreit – sprach der Theologe, Philosoph und Autor Adolf Holl von „Kaberettreife".[126] Der Erzbischof von Wien,

Kardinal Christoph Schönborn, verweist in einem Interview bei den Wundern auf die ärztliche Urteilskraft: „Immer wieder sagen uns herausragende Ärzte, auch solche, die nicht kirchlich gebunden sind, dass es unerklärliche Heilungen gibt."[127] Nun gut, so sehen es die Kirchenleute. Schulmediziner würden die Heilungen wohl als Spontanremissionen abtun und ich sehe solche Fälle als Selbstheilungen aufgrund von Gedankenfolgen und daraus resultierenden neuronalen Effekten.

Andere Quellen beschreiben Wunder als außergewöhnliche, der menschlichen Erfahrung von der Wirkung der Naturgesetze widersprechende Ereignisse.[128] Im Alltagsdiskurs sind Wunder etwas vielfältiger zu sehen. So zum Beispiel sind herausragende Ereignisse ebenso „Wunder" wie überraschende. Glückliche Ereignisse zählen genauso dazu, wie besondere Leistungssteigerungen in der Schule oder rasche Genesungsprozesse nach einem Unfall oder einer schweren Krankheit.

Ich möchte Wunder keinesfalls in Abrede stellen. Wundersame Ereignisse hat es immer schon gegeben. Ob nun jene, die in der Bibel beschrieben sind, lediglich literarische Verstärker darstellen, um die Menschen in ihrem Glauben zu bestärken bzw. sie erst einmal zu einem solchen hinzuführen oder ob es wissenschaftlich einfach nicht erklärbare Ereignisse sind und auf denselben Prinzipien wie zum Beispiel Spontanheilungen beruhen, das ist einerlei. Wunder und Spontanheilungen haben aber etwas gemeinsam: Sie lösen einen kognitiven Prozess aus – das heißt der Betroffene aktiviert sein Gehirn. Er denkt und seine Gedanken werden real.

Wenn jemand einen Sturz aus dem fünften Stockwerk überlebt, gilt dies als Wunder. Vor allem sind es unerklärliche Begebenheiten, die wir als Wunder bezeichnen. Hier nähern wir uns dem naturwissenschaftlichen Gesetz von Ursache und Wirkung, das bei Wundern – zumindest auf unserem Wissensstand beruhend – nicht anzuwenden ist. Deshalb spricht man bei Spontanheilungen so gern von Wundern, weil die Mediziner mit ihrem streng naturwissenschaftlichen Denken keine

Erklärung parat haben. Hier haben einige Psychologien schon mehr „Fantasie".

„Wunder", welche die Gegenwart zutage bringt, sind aber nicht wegzuleugnen. So kennt wohl jeder solche Wunder und wahrscheinlich gibt es auch in Ihrem Bekannten- oder Verwandtenkreis Menschen, die auf unerklärliche Weise zum Beispiel von einer Krankheit geheilt wurden, obwohl die Ärzte nicht mehr weiter wussten. Erst 2011 wurden wieder zwei Lourdes-Wunder vom dafür zuständigen internationalen Ärztekomitee gutgeheißen – das ist erst einmal die Voraussetzung zur Anerkennung als Wunder.

Bischof Jacques Perrier von Tarbes und Lourdes werde die Unterlagen an die Bischöfe der Herkunftsdiözesen der beiden Geheilten weiterleiten. Dort müsse entschieden werden, welche religiöse Interpretation den Vorgängen zu geben sei. In einem Fall handelt es sich nach Angaben des Komitees um eine 1946 geborene Frau, die seit 1982 mehrere schwere Operationen über sich ergehen lassen musste. Mit ihnen versuchten die Ärzte vergeblich, die Ursachen für schwere Bluthochdruckkrisen zu beseitigen. Erst bei einer Wallfahrt nach Lourdes 1989 spürte sie eine plötzliche Besserung und ist seither beschwerdefrei. Das Ärztekomitee habe in einer übergroßen Mehrheit den Fall als eine mit Lourdes verbundene und medizinisch nicht erklärbare Heilung eingestuft.[129]

Im zweiten Fall handelt es sich um eine 1934 geborene Ordensfrau, die seit 1962 unter schweren Schmerzen und Lähmungserscheinungen im linken Bein litt. Medizinische Eingriffe bis hin zu Wirbelsäulenoperationen seien ergebnislos geblieben. Auf einer Trage habe die Ordensfrau 1965 an einer Lourdes-Wallfahrt teilgenommen und dort eine Spontanheilung erfahren. Auch in diesem Fall habe das Ärztekomitee nach zusätzlichen neuen Untersuchungen die Heilung als unerklärlich eingestuft. Seit 2006 prüft das Medizinerkomitee Heilungsberichte in drei Stufen. In einem ersten Verfahren wird mit Blick auf die Krankengeschichte festgestellt, ob es sich um eine „unerwartete" Heilung handelt. In einem zweiten Schritt wird geklärt, ob es eine „bestätigte" Heilung ist. Erst in einem dritten Schritt wird der „außergewöhnliche Charakter" der Heilung anerkannt, wie jetzt in den beiden Fällen geschehen. Für die Betroffenen sind ihre Fälle zweifellos „Wunder". Lourdes als Wallfahrtsort gibt es seit 150 Jahren und in dieser Zeit wurden 30.000 Heilungen (für die Geheilten eben Wunder) gemeldet. Von diesen Fällen wurden 7.500 genauer geprüft und 2.500 einem internationalen Expertenkomitee vorgelegt.[130] Rund 70 Fälle wurden von der Kirche als Wunder anerkannt.

Die vielen Heilungen in Lourdes – wovon rund 67 sogar offiziell als Wunder anerkannt sind – oder an anderen Wallfahrtsstätten sind im Vergleich zu den vielen verbrieften und von Ärzten, Verwandten und Betroffenen bekannten Spontanheilungen nur einige Beispiele. Zur Feststellung der übernatürlichen Wunderheilungen in Lourdes gilt Folgendes: „Die öffentliche und amtliche Bestätigung des übernatürlichen Wundercharakters einer Heilung steht erst am Ende eines langen Vorganges der Überprüfung. Zuvor muss das zivile und rein wissenschaftlich arbeitende Untersuchungsbüro den Sachverhalt feststellen und dokumentieren. Dann wird noch weitere fünf Jahre gewartet. Erst nach diesem medizinischen Erweis, dass es sich bei der Heilung nicht um eine nur seelisch bedingte Spontanheilung handelt, gibt das Medizinische Büro von Lourdes die Erklärung ab, dass es sich bei der dokumentierten Heilung um ein Ereignis handelt, das mit natürlichen Mitteln (medizinisch) nicht erklärbar ist".[131]

Pater Bösner ist Diözesanbeauftragter für das Wallfahrtswesen in der Diözese St. Pölten und Sekretär des Österreichischen Arbeitskreises „Wallfahrtsseelsorge" und sein Zitat stammt aus einer Sendung über „Fatima und seine Botschaft(en)" im Radio Maria Österreich vom 7. 9. 2000. Der Priester grenzt die Wunderheilung von einer seelisch bedingten Spontanheilung ab – ohne die Differenz zu erläutern. Was aber sind Heilungen, bei denen Lahme spontan ihre Krücken in die Ecke stellen und wieder gehen können, unheilbar Kranke von ihren Leiden oder Schmerzgeplagte von ihrer Marter erlöst werden, anderes als Spontanheilungen. Wunderheilungen sind nichts anderes als Spontanheilungen und diese sind für die Betroffenen wahre Wunder, die nicht erklärt werden können. Lediglich die Medizin, die mit dem Wort „Wunder" wenig anfangen kann, zieht sich auf den Begriff „Spontanheilung" zurück.

Die Wundertaten von Jesus Christus von Nazareth brauchten noch keine ärztliche Kommission und auch keine Genehmigung der Kirche, um als Wunder anerkannt zu werden – schließlich war er Kirche. Ohne damit die im Neuen Testament angeführten Wunderheilungen in Abrede stellen zu wollen, möchte ich doch darauf hinweisen, dass Wissenschafter für jedes der Wunder Jesu eine Erklärung gefunden haben – z.b. Placeboeffekte (bei Heilungen), Eisbildung (bei übers Wasser gehen) oder soziale Hilfe (bei Brotvermehrung).[132] Ohne von Gott abzustammen, vollbrachten auch Jesus Apostel Wunder. Wir werden es wohl nicht erfahren, ob Jesus seine Fähigkeiten an seine Jünger weitergegeben hatte oder ob diese Macht schon immer in ihnen schlummerte. Zweiteres ist zumindest eine Möglichkeit, die gar nicht von der Hand zu weisen ist, schließlich behautet ja auch der Soziologe William Bengston[133], dass jeder heilen kann.

Als ich 2007 in Südtirol eine Seminarreihe zur Wirkung meiner Mentalpsychologischen Interventionen hielt, waren bei einem der Seminare auch zwei Theologen anwesend. In einer Pause kamen sie auf mich zu und gaben mir eine religiöse Bestätigung für mein Handeln. Nun kamen Religion und Kirche in meinen Seminaren eigentlich nicht vor, wiewohl mir deren Kräfte sehr wohl bewusst waren. Die beiden Priester teilten mir im Zuge des Gespräches mit, dass sie meine „jesuanischen Prinzipien" bestätigen können. Nun war ich etwas erstaunt, schließlich hielt ich Gott wie auch seinen Sohn Jesus aus meinen Seminaren und Vorträgen immer heraus. Ich wurde zwar katholisch erzogen und habe im Rahmen meiner wissenschaftlichen Arbeit auch immer wieder mit der Bibel zu tun gehabt – vor allem als ich mein Buch „Die Rachegesellschaft" schrieb[134] – aber zugegebenermaßen hab ich niemals beide Testamente zur Gänze gelesen. Die beiden frommen Herren erkannten mein Unverständnis, sahen die Verblüffung in meinen Augen und klärten mich auf: „Auch Jesus meinte ‚das Wunder liegt in dir'." In der Folge suchte ich diese Bibelstelle und wurde natürlich auch fündig. Bei Markus wird über eine Wundheilung eines Blinden berichtet. Hier verweist Jesus recht deutlich auf die Selbstheilungskräfte: „Gehe hin, dein Glaube hat dich geheilt. Im gleichen Augenblick konnte er wieder sehen und folgte ihm auf seinem Weg."[135]

Mir scheint es so, dass es wohl immer das eigene Denken ist, das Wunder und Wunderheilungen auslöst, auch wenn die Impulse von außen kommen. Kranke und Verzweifelte, die Wallfahrtsstätten mit der Absicht aufsuchen, von irgendwelchen Leiden erlöst zu werden oder große Veränderungen zu erfahren, denken genau zum dem Zeitpunkt, wenn sie am Ziel angekommen sind, intensiv an die Lösung ihres Problems. Nicht selten malen sie sich schon Tage zuvor aus, was sie „sagen" (also denken) werden, welche Bitten sie in Gedanken oder mit leiser Stimme äußern werden, und sie lassen in ihren Köpfen Bilder entstehen – diese Bilder handeln von Heilung und Problemlösung. Diese Menschen meditieren im Angesicht einer Marienstatue intensiv, vergessen ihre Umwelt und sind nur mit sich und ihrer Anbetung beschäftigt. Sie wünschen sich in diesem Augenblick nichts sehnlicher als die Erlösung von ihren Problemen. Sie vollbringen einen intensiven Denkprozess in einer meditativen Phase. Ja, sie denken und werden (zumindest manchmal) geheilt. Aus naturwissenschaftlicher Sicht werden in diesem Augenblick keine unbekannten Strahlungen frei, es öffnen sich weder Himmel noch Erde und es erscheinen keine Engel oder Geister – was bleibt und nicht zu verleugnen ist, ist das intensive Denken des Heilungssuchenden und wenn sonst nichts da ist, dann führt eben dieses zu Heilungen und Wundern. Es ist also das Denken, das Wunder verursacht. Aber Achtung – es ist eigentlich egal, wer heilt oder wie die Heilung zustande kommt. „Wer heilt, hat recht", das soll schon Paracelsus gesagt haben.

Wenn dieser Prozess für Heilungen und andere „Wunder" gilt, dann gilt dies wohl auch für alles andere, wovon Menschen heimgesucht werden – zum Beispiel von Krankheit und Schmerz. Nun gut, dann sind „Wunder" somit möglich – wenn man sich an bestimmte Prinzipien hält.

Teil 3: Die Methoden

Ursachenforschung und Aufdeckung – das Unbewusste

Der Titanic wurde seinerzeit deshalb der Schiffsrumpf aufgerissen, weil ihr ein Eisberg im Weg stand und die Ausmaße unter Wasser nicht sichtbar waren. Ein Eisberg liegt zu rund sechs Siebtel unter Wasser und nur ein Siebtel ist an der Oberfläche zu sehen. In der Psychologie findet man den Eisberg als Metapher für das Verhältnis zwischen Bewusstsein und dem Unbewussten. So geht das Eisbergmodell auf den Begründer der Psychoanalyse Sigmund Freud zurück, auch wenn er selbst diesen Vergleich nie herstellte. Freud wies in seiner Lehre auf die überstarke Bedeutung des Unbewussten im menschlichen Handeln hin.[136] Im Unbewussten liegen unsere Ängste, verdrängte Konflikte, traumatische Erlebnisse, Triebe und Instinkte verborgen und diese steuern unser Handeln. Nur wenig davon ist dem Menschen bewusst. Das ist auch notwendig und zum eigenen Schutz auch sinnvoll. Wenn wir z.B. erlebte Gewalt als traumatische Erfahrung permanent präsent hätten, dann würde unser Leben wohl zur Hölle. Also nutzen wir die sogenannten Abwehrmechanismen, die Sigmund Freud und später seine Tochter Anna Freud[137] als wesentliche Elemente in die Psychologie einführten. Mittels dieser verdrängen wir z.B. ein belastendes Ereignis, verschieben die Wut gegenüber einer Person auf ein anderes Objekt, verleugnen für uns unangenehme Ergebnisse, unterdrücken Schuld- oder Schamgefühle, negieren bestehende Fakten einfach oder projizieren eigene Stimmungen auf andere. Es gibt noch weitere dieser Abwehrmechanismen, die uns das Leben erleichtern sollen. Aber die belastenden Ereignisse sind dennoch noch da und fristen ihr Dasein im Unbewussten. Wir kennen zwei Abwehrmechanismen, bei denen die Abwehr unter Beteiligung körperlicher Symptome erfolgt. Bei der Somatisierung wird der Konflikt nicht in seiner eigentlichen Gestalt wahrgenommen, sondern äußert sich in Form von körperlichen Beschwerden. Gleiches passiert bei der Konversion, bei der aber das körperliche Symptom eine symbolische Beziehung zum Konflikt hat. Generell sind also seelische oder körperliche Krankheiten oft auf im Unbewussten verankerte Ängste, Traumata oder Konflikte zurückzuführen. Wenn der Körper schmerzt, dann ist dies ein Ausdruck einer schmerzenden Seele.

Immer wieder stoße ich bei Schmerzpatienten auf traumatische Gewalterfahrungen, die verschüttet, verleugnet oder vergessen wurden, aber offenbar aus dem Unbewussten heraus auf den Körper wirkten. Erlebte körperliche oder seelische Gewalt braucht wohl ein Ventil – so meine Erfahrungen. Den Einfluss von Gewalterfahrungen auf chronische Schmerzen bestätigt auch Wilfried Ilias vom Krankenhaus der Barmherzigen Brüder in Wien, der darauf hinweist, dass 35 bis 50 Prozent aller Patientinnen mit chronischen Schmerzsymptomen Erfahrungen wie Missbrauch, Misshandlungen, emotionale Vernachlässigung, Entwertung und – im Fall von Asylwerbern häufig – kriegerische Auseinandersetzungen haben. Somit gibt es Hinweise darauf, dass durch physische und psychische Gewalt frühkindliche Erinnerungen ins Schmerzgedächtnis zurückgerufen werden und auf diese Weise zu chronischen Schmerzen führen können.[138]

Greta (62) war eine Schmerzpatientin, die in der Kindheit sexuellen Missbrauch durch den Vater erlebt hatte. Die Ereignisse hatte sie über Jahrzehnte ins Unbewusste verschoben, wo sie dennoch Wirkung zeigten. Der Missbrauch war ihr aber nicht bewusst. Greta hatte brennende Schmerzen an verschiedenen Stellen des Körpers. Verschiedenste medizinische Schmerz-

Teil 3: Die Methoden

therapien zeigten keine Wirkung. Es konnte ihr kein Arzt helfen – außer mit immer stärker werdenden Medikamenten. Das wollte Greta aber nicht akzeptieren. Sie spürte, dass die Medikamente ihr nicht gut taten. Sie versuchte auch komplementärmedizinische Methoden – ebenso ohne Erfolg. Kuren und Krankenhausaufenthalte halfen ebenfalls nicht. Irgendwann wurde die Diagnose „Fibromyalgie" gestellt – also ein unbestimmtes Schmerzsyndrom. Die Schmerzen wurden zu einer schweren seelischen Belastung. Schließlich war eine Depression der Grund, dass wir uns kennenlernten. Eigentlich wollte sie ihre Depression los werden und hatte nicht erwartet, dass ich mich auch für ihre Schmerzgeschichte interessierte. Der Zusammenhang war aber offensichtlich. Die Depression war eine Folge der Schmerzen und die Schmerzen waren eine Folge von was? Das war die Frage. Nach einigen Sitzungen wurde der Missbrauch aufgedeckt, der von der Patientin schließlich eingestanden wurde, aber ein Zusammenhang mit den Schmerzen wurde immer noch geleugnet. Sie war diesbezüglich zu sehr auf den Körper fixiert. Dann ereignete sich etwas Interessantes. Ich ließ den Vater einige Sitzungen lang bewusst unbeachtet. Dann konfrontierte ich die Patientin damit – wie aus heiterem Himmel – in einer schmerzfreien Phase. Es war Sommer und die Patientin hatte ein Kleid an – ohne Strümpfe. Plötzlich zeigte Greta heftige Schmerzreaktionen und machte auf ein Brennen an den Beinen aufmerksam. „Es brennt wie Feuer", meinte sie und setzte nach: „Ich verbrenne gerade!" Und wirklich zeigten sich an den Beinen feuerrote Stellen. Ab dieser Sitzung konnte die Klientin den Missbrauch mit ihren Schmerzen in Verbindung bringen.

Das Beispiel zeigt, wie das Unbewusste den seelischen Schmerz zum Ausdruck bringen kann. Das Trauma lag tief versteckt im Unbewussten. Die Medizin suchte die Ursache des Schmerzes aber auf der körperlichen Ebene und wurde dort natürlich nicht fündig. So nahm die Patientin über Jahrzehnte starke Schmerzmedikamente und wanderte von einem Arzt zum anderen. Den väterlichen Missbrauch hatte sie verdrängt und erst als er über die Psychotherapie offengelegt wurde, wurde eine Bearbeitung möglich.

Missbrauch ist eine häufig anzutreffende Ursache für psychosomatome Formen von Krankheiten. In den letzten Jahren wurden in Österreich gleich verschiedene Skandale aufgedeckt – solche aus Kinderheimen oder im Umfeld kirchlicher Einrichtungen. In sehr vielen Fällen gab es dramatische Folgen des Missbrauchs. Viele der Betroffenen leiden zeitlebens an verschiedensten seelischen und/oder körperlichen Krankheiten. Erst Jahrzehnte später konnten sie sich den traumatischen Ereignissen stellen und diese zu verarbeiten beginnen – aber leider viel zu spät.

Ich bin Vater von drei Kindern. Das alleine wäre schon Grund genug, wenig Verständnis für Missbrauchstäter aufzubringen, dazu kommen aber noch die langen und oft schweren Leiden der Opfer. Ich sehe dann Menschen vor mir, die von jenen missbraucht wurden, denen vertraut wurde, die Autoritätspersonen waren, gegen die sie sich nicht wehren konnten, denen sie ausgeliefert waren. Diese Opfer haben nicht selten deshalb auch noch Schuldgefühle. Der Schutz von Minderjährigen sollte selbstverständlich sein – ist es aber offenbar nicht. Wir gehen heute davon aus, dass etwa ein Viertel der Mädchen und rund zehn Prozent der Buben sexuell missbraucht werden (wurden). Die Betroffenen leben mit einer dreifachen Last. Nur selten wird der Täter zur Rechenschaft gezogen, die Opfer fühlen sich schuldig und sie leiden in der Seele, die das auch über körperliche Symptome zum Ausdruck bringt. Bei Missbrauchsopfern habe ich eigentlich als Symptom immer auch Schmerz wahrgenommen – auf einer körperlichen Ebene, ohne klinischen Befund.

Es müssen nicht immer so dramatische Ereignisse für körperliche Symptome maßgebend sein. Immer wieder habe ich bei Klienten festgestellt, dass Kränkungen genau das verursachen, was das Wort zum Ausdruck bringt – nämlich Krankheit.

Kränkungen schmerzen und erzeugen ausgehend vom seelischen Schmerz körperliche Schmerzen. Die Quelle der Kränkungen finden sich oft im Elternhaus, wenn zum Beispiel Elternteile ihre Kinder abwerten und emotional diskriminieren. Es muss nicht immer körperliche Gewalt sein, die tiefe Wunden verursachen kann, sondern Gleiches bewirkt auch seelische Gewalt. Im Laufe der Entwicklung erleben Menschen viele Gelegenheiten, wo sie gekränkt werden. Neben dem Elternhaus ist oft die Schule ein Ort der Kränkung. Hier haben Pädagogen ein zweifelhaftes, aber wirkungsvolles Instrument zur Verfügung, um abzuwerten und zu kränken – das sind die Noten. Schlechte Noten werden als Kränkung aufgefasst und machen über kurz oder lang krank. Die Peergroups selbst – also jene Gruppen in denen sich Jugendliche bewegen – können ebenso Quelle von Kränkungen sein. Bei Kindern und Jugendlichen werden – meiner Erfahrung nach – Kränkungen von Über-Ich-Repräsentanten (also Eltern, Lehrern und anderen Erwachsenen) wichtiger genommen als solche von Gleichaltrigen. Später bietet das Berufsleben ebenso Möglichkeiten zur Abwertung und Kränkung. Letztlich ist die Beziehung zum anderen Geschlecht – zum Beispiel im Rahmen einer Ehe – gar nicht so selten ein psychisch belastendes Umfeld. Viele Ehepartner werden beleidigt und tief gekränkt.

Um mit Kränkungen umzugehen, werden solche abgewehrt und ins Unbewusste verschoben. Dort treiben sie ihr „Unwesen" und in Form von seelischen oder körperlichen Krankheiten – wie eben Schmerz – kommen sie zu Tage. Die 39-jährige Sylvia wuchs in einem kleinen Dorf auf. Ihre Mutter starb früh und der Vater heiratete bald wieder, um seine drei Kinder versorgt zu wissen. Zu Sylvia kamen noch zwei jüngere Geschwister hinzu, die im Mittelpunkt der Familie standen. Ihre zwei älteren Geschwister verließen bald das Haus und konnten sich so unabhängig entwickeln. Sylvia aber blieb zu Hause und war das fünfte Rad am Wagen. Die Stiefmutter wandte eine sehr subtile Art von seelischer Gewalt an. Sylvia wurde – wie sie mir versicherte – nie geschlagen, aber die seelische Gewalt, die Kränkungen, Abwertungen, Diskriminierungen und Zurückstellungen waren für sie weit schlimmer. Kein Wunder, dass sie ein unbestimmtes Schmerzsyndrom entwickelte. Wenn der Konflikt nicht bearbeitet werden kann, dann bleiben Behandlungsmöglichkeiten auf der Symptomebene. Zwar gibt es durchaus auch psychotherapeutische Methoden, die auf der Verhaltensebene wirken, wenn aber die Ursache aufgespürt werden kann, dann sollte dem Symptom – z.b. dem Schmerz – die Basis genommen werden. Freud geht sogar so weit, dass er meint, wenn man die unbewussten Vorgänge, die den Sinn des Symptoms enthalten, dem Bewusstsein zuführen kann, die Symptome verschwinden würden.[139] Dazu ein Beispiel aus meiner Praxis.

Die knapp 50-jährige Anneliese litt unter chronischen Kopfschmerzen und versuchte schon seit Jahren dieser mit Medikamenten Herr zu werden. Verschiedenste medizinische Untersuchungen blieben ohne Ergebnis. Die Diagnose Migräne war eine endgültige, mit der sie sich aber nicht abfinden wollte, weil den Anfällen immer öfter depressive Phasen folgten. Im Zuge der Therapie wurde auch die Beziehung zum Vater erörtert. Dieser war ein gestrenger Mann, der selbst eine schwere und von Gewalt begleitete Vergangenheit hatte. Seine Strenge äußerte sich in Gewalt gegenüber der Tochter. Dabei schlug er ihr immer mit der geballten Faust auf den Kopf, sodass es keine sichtbaren Verletzungen gab. Manchmal reichte eine winzige Kleinigkeit aus und die Wut des Vaters landete auf dem Kopf von Anneliese. Nun liebte Anneliese natürlich ihren Vater und fühlte sich sogar ihm gegenüber schuldig. Schließlich war er ja im Recht, wenn sie unfolgsam war. Natürlich hatte sie das alles längst ins Unbewusste verschoben und erst nach einigen Sitzungen und mit Hilfe der KiP-Technik wurde das Trauma offenbart. Annelieses Symptom dafür – eben die Kopfschmerzen – verloren ihre Berechtigung, weil die unbewussten Vorgänge bewusst gemacht wurden.

Teil 3: Die Methoden

Freud zeigt mit seiner für ihn bewiesenen Ansicht, wie der Zusammenhang zwischen Ursache und Symptom wirkt. Es reichte, der Patientin die Ursache bewusst zu machen, damit das Symptom aufhörte zu existieren. Die Auseinandersetzung mit dem ursächlichen Konflikt ist also ein Denkprozess, der das Symptom Schmerz durchaus verschwinden oder zumindest lindern lassen kann.

Es gibt nun verschiedene Gründe für die Entstehung von psychosomatischen Erkrankungen. Diese haben tiefer liegende Ursachen, die im Unbewussten zu suchen sind. Ich möchte einige hier kurz darstellen, um einen Überblick zu möglichen Motiven für psychosomatische Schmerzerkrankungen zu bieten. Als einer der bedeutendsten psychischen Krankmacher wird heute der Stress genannt. Die Stressforschung hat den negativen Stress schon längst als Krankmacher identifiziert. Stress wirkt sich auf das neuronale System negativ aus und verringert zum Beispiel die Ausschüttung von wichtigen Botenstoffen wie z.b. das Serotonin (Glückshormon). Dauerstress wirkt sich auch negativ auf das Immunsystem aus und man wird anfälliger für Krankheiten. Der Körper beginnt schneller zu schmerzen und kann sich selbst dagegen nicht mehr wehren. Stress ist aber nicht nur eine Frage der Arbeitsleistung, wiewohl die heutige Leistungsgesellschaft viel dazu beiträgt (Stichwort: Burnout-Syndrom). Stress kann auch in Beziehungen, in der Freizeit oder durch Familiensituationen entstehen, aber sich schon in der Kindheit formen. Für den Mainzer Universitätsprofessor Ulrich Egle sind häufige Stress- und Schmerzerfahrungen in der Kindheit Ursache für die somatoformen Schmerzstörungen. Es wird schon zu dieser Zeit die Verbindung von Stress und Schmerz hergestellt.[140]

Bei der Konversion wird ein psychischer Konflikt in einen körperlichen umgewandelt. Dieser Problematik kann zum Beispiel ein unterdrückter Triebimpuls zugrunde liegen. Wenn exemplarisch ein innerer intensiver Wunsch nicht ausgelebt werden kann, entsteht ein Konflikt, der ein Ventil braucht. Konversionen sind den Patienten nicht bewusst. Sie leugnen in der Regel auch den inneren Konflikt und konzentrieren sich auf die körperliche Ebene. Der auf Seite 72 dargestellte Fall von Andreas ist dazu ein Beispiel. Ein anderes betrifft den 22-jährigen Lorenzo, der über die Haut einen tiefen Vater-Sohn-Konflikt auslebte. Der Vater verleugnete ihn, nahm ihn nicht an und wollte von ihm nichts wissen. Als Lorenzo seinen Vater eines Tages aufsuchte und ihn überraschte, drang er in eine völlig andere Welt ein und wurde emotional abgelehnt. Diese Zurückweisung, die bei Lorenzo als emotionales Trauma wirkte – der junge Mann versank in der Folge in eine tiefe Depression – äußerte sich auch über die Haut, die zu „blühen" und zu schmerzen begann. Lorenzo hätte gerne Berührungen seines Vaters erfahren – emotionale Zuneigung, auf die er immer verzichtet hatte und auch bei seinem Besuch vergeblich erhoffte.

Bei der vegetativen Neurose wirken sich starke Emotionen wie zum Beispiel Wut, Angst oder Kränkungen auf das vegetative Nervensystem aus. Grundsätzlich ist die Reaktion wichtig und natürlich. Wenn Ihnen im Wald plötzlich ein Bär begegnet und dieser hungrig aussieht, dann brauchen Sie einen wachen und reaktionsschnellen Körper. Also wird in einer solchen Situation Ihr Herz schneller schlagen und der Blutdruck wird ansteigen. Wenn jedoch Gefühle nicht zugelassen werden, diese verboten oder unterdrückt wurden, dann tritt leicht ein „Stau" ein und die normalen Reaktionen (z.B. Weinen) finden kein Ventil, aber das vegetative System reagiert trotzdem. Dann kann es schon vorkommen, dass der gestaute Konflikt einem „auf den Magen schlägt" oder dem anderen „auf die Brust drückt" oder jemanden „rasend im Kopf" macht und wieder jemand anderem eine „Last auf den Schultern" liegt. Solche psychischen Spannungen führen zu körperlichen Symptomen. Hier wird deutlich, was aus dem Denken entstandene Gefühle bewirken können.

Manfred Stelzig[141], seines Zeichens Experte für psychosomatische Krankheiten, sieht auch die Armut als Krankmacher an. Er verweist dabei auf weltweit durchgeführte Studien. Armut verursacht chronischen Stress mit allen psychosomatischen Folgeerkrankungen. Zu diesen gehören unter anderem Kopfschmerzen, Schlafstörungen, Herz-Kreislauf-Erkrankungen, Übergewicht, Alkohol- und Nikotinsucht, aber auch ein erhöhtes Krebsrisiko und Probleme mit dem Gelenks- und Stützapparat, was natürlich wiederum zu Schmerzen führt.

Gewalt und Missbrauch sind meinen Erfahrungen mit meinen Klienten zufolge häufige Ursachen für psychosomatische Krankheiten – vor allem für Schmerzerkrankungen. Mit dieser Meinung stehe ich nicht alleine da. Johannes Kruse ist Leiter einer psychosomatischen Klinik und bestätigt, dass sich im Kindesalter Gewalt in die Psyche einbrennt. „Die Krankheiten und Beschwerden, die sich in der Folge entwickeln, kommen erst Jahre später ans Licht".[142] Es gilt heute als bestätigt, dass Opfer sexueller oder körperlicher Gewalt als Erwachsene anfälliger für chronische anhaltende Schmerzstörungen oder Erkrankungen der Herzkranzgefäße sind. Eine Metastudie des Mayo Clinic College of Medicine in Minnesota stellte fest, dass Missbrauchsopfer häufig an unspezifischen Schmerzen, chronischen Unterleibsschmerzen und unter Nervenzusammenbrüchen leiden. Das bestätigt auch Kruse: „Bei einem Drittel der Menschen mit Unterleibsschmerzen stellt sich später heraus, dass sie Missbrauchsopfer sind".[143]

Rosa hat sich vor einigen Jahren von ihrem Ehemann getrennt, lebt alleine und versucht sich und ihren Sohn irgendwie durchzubringen. Früher einmal hatte sie ein großes Haus, Dienstmädchen, ein Kindermädchen und konnte den Sohn auf eine teure Privatschule schicken. Der Konkurs der Firma ihres Gatten verursachte bei der nunmehr 46-Jährigen Panikhandlungen, sie verließ ihren Mann und ließ sich scheiden. Sie fühlte sich von ihm verraten und im Stich gelassen. Es stellten sich eine Depression und unbestimmte Schmerzen ein, die den ganzen Körper, aber vorzugsweise den Unterleib betrafen. Rosa war eine, die in sich hineinhören konnte, und sah von Beginn an eine psychische Ursache für ihre Probleme. Zwar waren die harten Fakten der plötzlichen Armut – allerdings nur im Vergleich zum vorhergehenden Reichtum – durchaus dazu angetan, eine Depression zu erzeugen, aber da war wohl noch mehr. Sie sprach dann auch offen von einem langjährigen Missbrauch durch ihren älteren Bruder, was sie lange Jahre verdrängt hatte, aber nun immer wieder in Nacht- wie auch in Tagträumen auftauchte. Sie hatte den schlafenden Bären wohl selbst aufgeweckt, denn aufgrund ihrer finanziellen Situation erbat sie Unterstützung vom wirtschaftlich gut abgesicherten Bruder. Eine Unterstützung, die man wohl auch als Schweigegeld ansehen könnte. Ihr war es nicht bewusst, dass diese Art der Wiedergutmachung keine adäquate ist. Die ohnehin vorhanden gewesenen unbewussten Schuldgefühle verstärkten sich. Der latent vorhandene Konflikt stellte sich als körperliche Krankheit ein.

Ich stelle meinen Klienten, aber auch meinen Zuhörern bei Vortragsveranstaltungen oft die rhetorisch gemeinte Frage, was im Wort „Kränkung" steckt. Die Antwort liegt auf der Hand. Der Satz „Was kränkt, macht krank" ist durchaus ernst zu nehmen. Kränkungen führen immer in eine Opferrolle, vor allem dann, wenn es nicht gelingt, für einen raschen Ausgleich zu sorgen. Hier finden wir auch eine Begründung für unsere Alltagsrache, die ich im Buch „Die Rachegesellschaft"[144] beschrieben habe. Wenn jemand zum Beispiel im Büro von seinem Chef kritisiert, beschämt oder beleidigt wird und somit Kränkung erfährt, dann sehnt er sich nach Ausgleich. Manche gehen nach Hause und lassen ihre durch die Frustration entstandene Aggression am Ehepartner oder an den Kindern aus, andere betreiben Sport oder beschimpfen den Schiedsrichter am Fußballplatz. Die erste Variante wäre tunlichst zu vermeiden, weil es wieder Kränkungen schafft und das Opfer zum Täter wird. Die Sportvariante ist wohl die bessere, hilft aber nicht jedem. Viele finden keinen adäquaten Ausgleich und flüchten sich sogar in die Opferrolle. Jedenfalls ist die Opferrolle eine weitere verbreitete Ursache für psychosomatische Schmerzerkrankungen. Die Opferrolle führt aber in eine psychische Sackgasse, weil keine Kraft bzw. Ressourcen da sind, um etwas an der Situation zu ändern. Opfer gibt es zur Genüge. Das begann vielleicht schon in der Sandkiste, wo einem z.b. immer das Spielzeug weggenommen wurde, setzte sich in der Schulklasse fort, wo man die Hänseleien der Mitschüler ertragen musste, im Beruf, wo man für alles verantwortlich gemacht wurde und sich auch für alles verantwortlich fühlte, was nicht geklappt hatte und wo man nicht zu Partys eingeladen wurde, und natürlich auch in Beziehungen, wo man sich einen Partner aussuchte, der die Täterrolle übernahm. Die Opferrolle führt immer zu einer inneren Einseitigkeit und diese wiederum zur Krankheit. Jeder erfährt Niederlagen und Kränkungen, aber solche Herausforderungen werden – auch wenn es manchmal schwerfällt – durchaus bewältigt. Schafft man es aber nicht, solch negative Erlebnisse zu bearbeiten, dann machen fortwährende Kränkungen definitiv krank.

Eine weitere Quelle für psychosomatische Erkrankungen ist eine vorhandene Problemorientierung, die Lösungen nicht vorsieht. Natürlich gibt es im Leben Probleme. Im Widerschein meiner grundsätzlichen Einstellung, das halbe Glas Wasser als halb voll zu bezeichnen, sehe ich persönlich ein Problem als etwas Positives an. Denn das Problem bringt gleichzeitig die Chance mit sich, eine Lösung zu finden und die Arbeit an Lösungen macht durchaus auch Freude. Deshalb hören Coachees manchmal von mir: „Was wäre das Leben ohne Probleme? Dann gäbe es nämlich keine Lösungen und das Leben wäre stinklangweilig." Es gibt aber auch andere Sichtweisen. Der Konflikt wird nicht behandelt, das Problem bleibt bestehen, es nagt im Inneren und verselbstständigt sich mit äußeren Reaktionen – in Schlafstörungen, Herzneurosen, Kopfschmerzen, Alkoholmissbrauch, Magen-Darm-Erkrankungen und anderen, in diesem Fall psychisch verursachten Krankheiten. In Paarbeziehungen werden oft Probleme – also Konflikte – nicht angesprochen oder nur einseitig gesehen und bleiben somit unbearbeitet. Ähnliches findet man in familiären oder beruflichen Beziehungen.

Die 64-jährige Cornelia lebt mit ihrem tyrannisch-dominanten Ehemann zusammen. Sie blieben kinderlos, weil Cornelia nach einer Eileiterschwangerschaft keine Kinder mehr bekommen konnte. Die beiden haben spät geheiratet und sind zwischenzeitlich in Pension. Cornelia leidet unter heftigen Schmerzen im Magen-Darm-Bereich. Die Ärzte fanden aber keine organische Ursache für ihr Leiden. Ein Arzt schien einmal auf etwas gestoßen zu sein – aber eine daraufhin folgende Operation brachte auch nicht den gewünschten Erfolg. Cornelia war verzweifelt. Der Ehemann kritisierte sie täglich wegen ihres Aussehens und alles, was sie machte, war ihm nicht recht. Sie bemühte sich redlich und Außenstehende meinten, sie hätte alles im Griff und der Haushalt wäre ohnehin perfekt. Nicht so für den Mann. Die Konflikte mehrten sich und als beide in Pension gingen, wurde es noch schlimmer. Cornelia litt nicht nur an Schmerzen im Magen-Darm-Bereich, sondern klagte auch über immer wiederkehrende heftige Kopfschmerzen und über Schlaflosigkeit. Ich vermutete, dass sich die Klientin die Schuld für die Kinderlosigkeit gab, weil beide gerne ein Kind gehabt hätten. Aus dieser Schuld heraus entwickelte sich eine Opferrolle. Cornelia war nicht in der Lage, die Probleme zu lösen. Sie war eine Gefangene der Beziehung und Lösungen kamen ihr gar nicht in den Sinn. Im Laufe der Therapie wurde Cornelia selbstbewusster und erlangte in Teilbereichen eine Autonomie, die ihr gut tat. Wäre es ihr vorher niemals in den Sinn gekommen, etwas ohne Geheiß ihres Mannes oder alleine zu unternehmen, wurde sie nun Schritt für Schritt aktiver. Sie trat einem Pensionistenverein bei, machte mit diesem Ausflüge, besuchte täglich eine Nachbarin, mit der sie lange Sparziergänge unternahm, kaufte sich ein Auto, um selbstständig zu werden, und fuhr damit täglich in die Stadt, um kleine Besorgungen zu machen. Cornelia war nicht mehr länger von der Fremdbeurteilung ihres Mannes abhängig, sondern bekam ihr Leben wieder in den Griff. Zu Cornelias Erstaunen wehrte sich der Gatte gar nicht, sondern akzeptierte ihre Veränderung. In der Folge konnte Cornelia immer öfter durchschlafen, verspürte kaum mehr Kopfschmerzen und die Magen-Darm-Schmerzen hörten völlig auf. Cornelia hat mit ihrem Denken Veränderungen geschaffen und sich so ihre Schmerzen weggedacht.

Fehlende Liebe mit dem gleichzeitig unbewussten Bedürfnis nach Liebe gehört wohl zum therapeutischen Alltag der Psychotherapeuten und Psychologen und ist ein weiterer Grund für psychosomatische Erkrankungen. Auch meine Klienten scheinen mehrheitlich in einem lieblosen Umfeld aufgewachsen zu sein, was zu einem geringen Selbstwert führte. Menschen, die selbst wenig oder keine Liebe erfahren hatten, können nur schwer Liebe weitergeben. Wie denn auch – es fehlt die persönliche Erfahrung. Harte Zeiten, harte Eltern und harte Erziehung scheinen in vielen Lebensgeschichten auf. Da blieb kein Platz, um Liebe zu zeigen, andere zu lieben und schon gar nicht sich selbst zu lieben. Dabei stehe ich auf dem Standpunkt, dass Liebe ohne Selbstliebe nicht möglich ist. Ich muss mich selbst annehmen können, mit mir im Reinen sein, auf mich selbst stolz sein können, mich selbst gern haben können, ja, mich einfach selbst lieben können, damit ich das alles auch weitergeben kann. Ich kann nichts geben, was ich nicht habe – oder? Im Materiellen mag das vielleicht gehen, dass ich im fremden Garten Blumen stehle, um diese jemandem zu überreichen. Aber kann ich Liebe stehlen, um jemandem Liebe zu geben? Nein! Fehlt also die Selbstliebe – somit ein gesundes Maß an Narzissmus – dann ist die Basis für eine psychosomatische Erkrankung gegeben. Wenn ich mich selbst ablehne, dann werde ich das „erdenken" und mein Denken wird für alles Weitere sorgen – für eine Krankheit zum Beispiel. Die Suche nach der

Selbstliebe ist Teil von psychotherapeutischen Konzepten. Die Bestsellerautorin Louise Hay, die mehr als 40 Millionen Bücher zur mentalen Gesundheit verkauft hat und Schmerzpatienten betreut, bringt es auf den Punkt: „Es gibt nur eine Sache, an der ich immer arbeite, und das ist die Eigenliebe".[145]

Die 56-jährige Juliane ist Mutter von zwei erwachsenen Kindern. Sie lebte bis vor Kurzem mit ihrem Ehemann im gemeinsamen Haus am Land. Die Ehe war alles andere als harmonisch und wurde von ihr selbst als „lieblos" bezeichnet. Juliane wollte schon lange aus dieser Beziehung heraus, aber den Kindern zuliebe blieb sie. Aber diese sind zwischenzeitlich weg und gehen ihre eigenen Wege. Julianes Geschichte ist eine lieblose. Sie kann sich an keine Umarmungen von Vater und Mutter erinnern – Arbeit war das einzige Mittel, um Anerkennung zu erhalten – was mit Liebe verwechselt wurde. Sie heiratete früh, um aus der Kernfamilie zu flüchten. Der harte Vater wurde durch einen harten Ehemann ersetzt. Mit allem unzufrieden, fristete sie ihr Leben. Sie war aber auch mit sich selbst unzufrieden – mit dem, was sie nicht geleistet hatte, mit ihrer Ehe und vor allem mit ihrer Erscheinung und ihrem Aussehen. Juliane hatte niemals wahre Liebe erhalten und hatte es niemals gelernt, sich selbst zu lieben. Das war dann auch der Grund, warum sie selbst Schwierigkeiten hatte, Liebe zu geben. Aus ihrem lieblosen Leben entwickelte sich eine Depression mit einem Schmerzsyndrom. Kein Wunder – lehnte sie doch in ihrem Unbewussten sich selbst und ihren Körper ab. In der Therapie ging es um vergangene Prägungen und deren Aufarbeitung, aber auch um eine „Umprogrammierung" ihres Selbstbildes. Langsam lernte Juliane sich selbst positiv zu sehen und ihr psychischer und physischer Zustand besserten sich zusehends.

Diese Aufstellung von möglichen Ursachenfeldern für chronische Schmerzzustände sollte deutlich machen, dass es sich auszahlt, tiefer zu schürfen. Schließlich geht es um Ihre Gesundheit. Stellen Sie sich nun den eingangs dieses Kapitels erwähnten Eisberg vor. Ein kleiner Teil ist sichtbar und somit „bewusst", der Rest befindet sich unter der Wasseroberfläche und ist „unbewusst". Nun kommen einige Möwen vorbei, die den Eisberg als Rastplatz nutzen und seine Form und Lage zu schätzen wissen. Es sind nur wenige – vielleicht zwei oder drei. Es gibt aber auch eine große Schar von anderen Möwen und diese nutzen den Eisberg als Toilette, sodass dieser mit der Zeit ganz schwarz und unansehnlich wird und übel riecht. Die wenigen netten Möwen bleiben aus bzw. können mit ihren Besuchen keinen Ausgleich für die Verunstaltungen der anderen Möwen schaffen. Nun schneit es immer wieder und der Kot wird verdeckt. Der Eisberg strahlt bis zum nächsten „Überfall" der den Kot hinterlassenden Vögel. Die Kotschichten sinken im Laufe der Zeit immer weiter ab und jener Teil, der sich unter Wasser befindet, ist schon ein richtiger „Kothaufen". Dieser vergiftet bereits das Wasser und der Eisberg verliert aufgrund des scharfen Vogelkots seine Konsistenz und bricht eines Tages auseinander.

Ich denke Sie wissen, was diese Geschichte sagen möchte. Jeder Mensch hat seinen eigenen Eisberg und jede Persönlichkeit besteht aus bewussten und unbewussten Anteilen. Nun wird alles, was an Informationen an uns herangetragen wird, über unsere Sinnesorgane aufgenommen – egal, ob Positives oder Negatives. So hören wir, wenn uns jemand beschimpft, beleidigt, abwertet oder diskriminiert. Wir sehen, wenn uns jemand Gewalt antut und wir sehen, wer es ist. Wir fühlen körperliche Gewalt, wir fühlen aber auch andere Formen von Kränkungen. Wir spüren direkt, was mit unserem Körper passiert. Wir spüren auch Angst und Panik, wenn wir z.b. bedroht werden. Wir riechen das Umfeld und verbinden diesen Geruch eventuell mit schrecklichen Ereignissen. Gleiches kann auch beim Geschmack passieren. Die sinnlichen Reize treffen auf unsere Sinnesorgane und werden dann an unser Gehirn weitergeleitet. Dort wird ein Stakkato an Prozessen ausgelöst.

Vielleicht wird uns übel, eventuell zittern wir und es wird uns kalt, möglicherweise weinen wir bitterlich, es kann auch sein, dass die Haut bleich und blutleer wird oder wir schwitzen vor lauter Angst. Ja, es gibt sogar Fälle, da sind wir bewegungsunfähig oder stumm. All das darf natürlich nicht zu einem Dauerzustand werden, deshalb aktivieren wir unsere Abwehrmechanismen. Die Erfahrungen bzw. sinnlichen Reize sind aber dennoch geschehen und können in der Folge seelische und körperliche Krankheiten auslösen – Schmerzen zum Beispiel. Diese wurden allerdings psychisch verursacht. Jedenfalls sollten wir uns sehr um die netten Möwen bemühen, die unseren Eisberg lieben, ihn brauchen und ihn zu schätzen wissen. Gleichzeitig brauchen wir vielleicht auch jemanden, der uns hilft, den nicht sichtbaren „Dreck" aufzuräumen.

Notwendiger Ausgleich – die Verantwortung liegt im eigenen Denken

Zu Beginn dieses Kapitels möchte ich einen psychologischen Begriff ins Thema einbringen – die Homöostase. Der Begriff bedeutet Ausgleich und bezieht sich in der biologischen Psychologie auf das körperliche Bedürfnis, einen Ausgleich herzustellen.[146] Wenn wir durstig sind, dann müssen wir etwas trinken. Wenn wir hungrig sind, dann essen wir etwas. Gleiches gilt für alle erforderlichen Stofflichkeiten, die der Körper benötigt. Wenn Flüssigkeit oder Nahrung fehlen, dann reagiert der Körper – wir werden krank. Gleiches gilt für eine einseitige Ernährung – auch die macht krank. Ausgeglichenheit ist eine Mindestanforderung, besser wäre natürlich gesundes Essen. Nun ist das Prinzip der Homöostase zwar in der biologischen Psychologie verankert, nicht aber in der Kommunikations- bzw. Wahrnehmungspsychologie und schon gar nicht in der Tiefen- oder Neuropsychologie. Das, was für das Essen Gültigkeit hat, gilt auch für Worte und Botschaften. Wenn zum Beispiel jemand im Büro von seinem Chef kritisiert wird und damit seine Leistungsfähigkeit in Frage gestellt wird, dann sucht der Kritisierte Fürsprecher – er braucht einen positiven Ausgleich. Immer Negatives hören zu müssen, kann man nicht aushalten, ohne dass es Folgen gibt. Kinder, die von ihren Eltern immer kritisiert werden, wünschen sich sehnlichst Lob und Anerkennung und flüchten dann zum Beispiel in Gruppen, wo sie solches erhalten. Negatives sucht also einen positiven Ausgleich. Das Prinzip der Homöostase gilt somit auch für den psychischen Zustand des Menschen. Seelische Schmerzen können durch ausgleichende Botschaften geheilt werden – am besten noch bevor es zu körperlichen Schmerzen kommt. Aber auch dann, wenn die Seele durch den Körper bereits eine krankmachende Sprache gefunden hat, ist Ausgleich wichtig. Hier haben sich Mentalpsychologische Interventionen im hypnoiden Zustand – also in Trance – bewährt (siehe Kapitel „Mentalpsychologische Interventionen" auf Seite 252).

Die 45-jährige Gruppenleiterin Anita litt unter Kopfschmerzen. In der Firma lief es nicht so, wie es sein sollte. Ihre Gruppe erzielte nicht die geforderten Umsatzziele und zwischenzeitlich kam schon fast täglich ein Anruf ihres Chefs, der sie deshalb kritisierte und noch weiter unter Druck setzte. Anita bemühte sich, konnte aber ihrer Meinung nach aus dem Team und deren Kunden einfach nicht mehr herausholen. Sie „zermarterte sich den Kopf" (Originalzitat der Klientin), der Erfolg blieb aber aus. Sie kam gerne zu unseren Sitzungen, weil sie wusste, dass sie einen Ausgleich erfahren würde, der ihr schließlich auch in der Arbeit den gewünschten Erfolg brachte. Mit Mentalpsychologischen Interventionen wurde der Erfolg vorweggenommen. Das geschah, indem Ziele formuliert wurden, die als katathyme Bilder dem Unbewussten zugeführt wurden. Die Erreichung der Ziele wurde als Realität wahrgenommen und diese wurde in der Folge auch Wirklichkeit. So führte sie ein persönliches Mentoring ein, das ihren Gruppenmitgliedern Sicherheit gab. Die Ziele führten also zum Erfolg und stärkten das Selbstbewusstsein und die Psyche insgesamt. Außerdem wurde das Verhältnis zum Chef „verändert". Dieses war mittlerweile schon angstbesetzt und sie fürchtete sich schon, wenn nur das Telefon läutete, weil sie dachte, er könnte am Apparat sein. Das angstbesetzte Bild wurde mit Imaginationen in ein freundliches, zugängliches und anerkennendes umformuliert. Nach einigen solcher Interventionen kommunizierte sie sowohl mit ihrem Team sicherer und selbstbewusster, wie auch die Interaktion mit ihrem Chef eine professionellere und sachlichere wurde – und siehe da, die Kopfschmerzen ließen nach.

Es ist somit einfach, die Wirklichkeit nach den eigenen Vorstellungen zu gestalten. Nun diskutieren Wissenschafter verschiedener Fachrichtungen über die Wirklichkeit. Paul Watzlawick hat mit seinem Buch „Wie wirklich ist die Wirklichkeit"[147] nicht nur einen wesentlichen Beitrag zu dieser Diskussion geleistet, sondern hat auch die Subjektivität der Wirklichkeit bewiesen. Wenn es draußen regnet, dann mag das zwar objektiv Realität sein, aber Menschen bewerten diese Objektivität völlig unterschiedlich und somit wird daraus eine Subjektivität. Ja, es kann ein und dasselbe Ereignis eine unterschiedliche Realität verursachen. Stellen Sie sich vor, Sie sind zum Essen bei guten Freunden eingeladen und nehmen diese Einladung dankend an. Ein paar Wochen später wird die Einladung wiederholt. Sie würden aber an diesem Abend lieber eine Fernsehshow ansehen und zu Hause bleiben. Plötzlich gibt es eine völlig andere Wertigkeit und auch ihre Gefühle äußern sich unterschiedlich. So hat die erste Einladung die Wirklichkeit „Essen bei Freunden" und die zweite Einladung die Wirklichkeit „Fernsehabend" erbracht. Und was war dafür verantwortlich? Ihr Denken!

Ein anderes Beispiel: Ein Lehrer beurteilt einen Aufsatz eines Schülers negativ. Die schlechte Note wird beim Schüler wahrscheinlich Enttäuschung auslösen und er wird Kränkung empfinden. Ein anderer Lehrer beurteilt den gleichen Aufsatz aber positiv und gibt dem Schüler eine gute Note. Der Schüler wird sich freuen und stolz auf seine Arbeit sein. Das, was er vorher vom ersten Lehrer gehört hat, wird in den Hintergrund rücken. Auch in diesem Fall gibt es für das Subjekt Mensch keine Objektivität. Gleichzeitig nimmt das Gehirn die durchaus unterschiedlichen Botschaften in den jeweiligen Formen auf jeden Fall so auf, wie sie ausgesprochen wurden – und in beiden Fällen wurde Wirkung erzeugt. Daraus ist der Schluss zu ziehen, dass auch völlig konträre Botschaften eben konträre Wirkungen erzeugen. Es gibt also keine allein gültige Wahrheit. In dem Beispiel ist beides wahr und beides wirkt auf Geist und Körper. Jede der beiden Botschaften hat einen Denkprozess verursacht und in der Folge komplexe Reaktionen im Gehirn ausgelöst. Daraus ist eine nahe liegende Konsequenz abzuleiten – nämlich den negativen Botschaften positive gegenüberzustellen. Isoliert betrachtet ist eine Botschaft eine Botschaft – egal, von wem sie kommt.

Wir machen uns gerne abhängig von den Urteilen anderer – ja, wir sind sogar darauf angewiesen. So sehr werden wir von den Worten der Menschen in unserem Umfeld beeinflusst, dass davon sogar Gesundheit oder Krankheit abhängt. Bei meinen Vorträgen und Seminaren stelle ich gerne eine rhetorische Frage nach den Unbedingtheiten, die der Mensch zum (Über-) Leben braucht. Luft zum Atmen gehört zweifellos dazu, ein wenig Nahrung und Wasser ebenso. Das sind zweifellos die Grundbedürfnisse. Meist wird, wenn ich diese drei Punkte vorgebe, von den Zuhörern der vierte Punkt spontan – von mehreren gleichzeitig bzw. in verschiedenen Bedeutungen genannt. Die Menschen scheinen ihre Bedürfnisse durchaus gut zu kennen. Beziehen sich die ersten drei Elementarbedürfnisse auf physiologische Notwendigkeiten, so ist der vierte Punkt einer, der die Psyche betrifft. Die Antworten sind immer die gleichen: Anerkennung, Lob, Zuneigung und Liebe. Es bleibt unwidersprochen, dass unser Körper Sauerstoff, Nahrung und Flüssigkeit benötigt. Ist das nicht mehr vorhanden, dann werden wir krank bzw. führt der Mangel zum Tode. Fehlt die Liebe – zum Beispiel in den Formen Anerkennung, Lob und Zuneigung – dann wird sich über kurz oder lang ebenso Krankheit einstellen. Natürlich kann jetzt entgegnet werden, dass es weitere Basisbedürfnisse wie Sicherheit (Kleidung, Unterkunft, Einkommen) oder Sexualität (Triebbefriedigung, Existenzsicherung) gibt, dennoch spielt die Liebe eine zweifellos große Rolle. Fehlt diese, wird früher oder später der Schmerz kommen und sich im Körper einnisten.

Die 76-jährige Frieda lebte allein in ihrer Wohnung. Ihr einziges Bezugswesen war eine 14-jährige Labradormischlingshündin. Zwar lebte im oberen Stockwerk noch ihre Schwester, aber ein Streit hatte die beiden auseinander gebracht. Frieda war zweifache Witwe, ihre Tochter aus erster Ehe kam sehr selten. Frieda litt an heftigen Schmerzen in den Beinen, war übergewichtig und Diabetikerin, ihr Blutdruck war zu hoch und sie litt an Schlaflosigkeit sowie an einer schweren Depression. Gegen all diese Leiden nahm sie verschiedene Medikamente. Mit ihren 76 Jahren hatte sie mit ihrem Leben eigentlich schon abgeschlossen. Ihr Hausarzt, der selbst wegen seiner Depression bei mir in Behandlung war, empfahl Frieda, mit mir in Kontakt zu treten. Das Problem der Pensionistin war ihre Einsamkeit. Es war niemand da, der ihr Liebe entgegenbrachte. Sie erfuhr kein Lob und keine Anerkennung. Im Sinne des therapeutischen Konzepts, gemäß der Katathymen-imaginativen Psychotherapie galt es, die Klientin zu „nähren und zu stützen" – ihr also erste Selbstwertgefühle zu vermitteln und Sicherheit zu geben. Im weiteren Prozess stellte sich heraus, dass es versteckte alte Konflikte gab. Frieda hatte es früh gelernt, bei Konflikten die Schuld auf sich zu nehmen. Jeder neue Konflikt war eine neue Kränkung und sie lud sich neue Schuld auf. Mit der Zeit blieben soziale Kontakte völlig aus – abgesehen von der Hündin ihrer Schwester, die sie täglich besuchte und monatliche Arztbesuche. Es gab keinen Lebensinhalt mehr und die Kränkungen wirkten auf Friedas Körper. Dabei war sie früher sehr aktiv gewesen, hatte im örtlichen Pensionistenverein eine wichtige Rolle gespielt und mit ihren Mehlspeisen den Pensionistenverein, Schulen, Weihnachtsmärkte und karitative Veranstaltungen versorgt. Das war allerdings viele Jahre her. Es war relativ einfach, Frieda über Mentalpsychologische Interventionen zu motivieren. Früher wechselte sie die Straßenseite, wenn jemand, den sie kannte, ihr entgegenkam. Schon bald kam es im kleinen Ort zu einer Begegnung mit einer Pensionistenkollegin und zu einem Gespräch. Dies war ein willkommener Anlassfall. In den kommenden Wochen wurde Frieda wieder ein wichtiges Mitglied in ihrem Verein, wurde dort wiederum herzlich willkommen geheißen und konnte ihre Stärke – nämlich ihr Zuckerbäckertalent – aufs Neue ausleben. Sie fühlte sich bestätigt und hatte wieder eine sinnvolle Aufgabe. Frieda konnte wieder schlafen, die Beine schmerzten nicht mehr und die Depression war Vergangenheit.

Bei Frieda war der erste Schritt, dass sie wieder Selbstachtung fand, sich sicher und angenommen zu fühlen. In der Therapie konnte ich ihr das geben, was sie längst verloren hatte: Selbstliebe. Die Fähigkeit, sich selbst zu lieben, ist die Voraussetzung dafür, auch andern Menschen positiv und wertschätzend zu begegnen bzw. diese andern zu lieben. Diese Meinung ist nicht nur meine tiefste Überzeugung, sondern wird auch von großen Denkern wie Erich Fromm vertreten, der sagt: „Liebe zu meinem Selbst ist untrennbar mit der Liebe zu allen anderen Wesen verbunden."[148] Auch im psychotherapeutischen Konzept von Luise Reddemann[149] wird die Selbstliebe als Voraussetzung für eine gute Verbindung zum persönlichen Umfeld gesehen.

Es gilt somit auf der Symptomebene Folgendes zu tun: Es sind die möglichen Ursachen von seelischen und/oder körperlichen Schmerzen – zum Beispiel Kränkungen – mit positiven Botschaften auszugleichen. Das geschieht am besten in einem dem Unbewussten nahen Zustand. Dieser wird als Hypnoid, als Trance oder als Entspannung bezeichnet. In einer solchen

Phase befindet man sich zwischen Wachheit und Schlaf und die Gehirnfrequenz sinkt auf einen Wert zwischen acht und dreizehn Hertz. Diese Gehirnwellen werden als Alphawellen bezeichnet, deshalb nennen manche Autoren eine solche Phase auch den Alphazustand. Eine tiefere Entspannung erfolgt im Thetabereich, der von vier bis sieben Hertz reicht.

Solch ein Ausgleichsdenken beeinflusst die Psyche. Natürlich ist das eine Selbstbeeinflussung – also eine Autosuggestion. Diese dient dem eigenen Wohl und ist damit wertvoll – nicht nur für das eigene Befinden, sondern auch für die Umwelt. Denn viele Angehörige von Kranken und Schmerzpatienten leiden mit diesen mit, stehen dann selbst unter Druck und setzen sich selbst der Gefahr aus, zu erkranken. Der Ausgleich betrifft das rationale Denken genauso wie die emotionale Umsetzung solcher Gedanken. Wenn Sie permanent an Krankheit und Schmerz denken, dann sorgen Sie in Ihrem Gehirn für die entsprechenden Strukturen, welche die Situation nur verschlimmern. Vereinfacht ausgedrückt müssen Sie diesen Strukturen Gesundheit und Wohlbefinden, Glück und Freude entgegensetzen, um die negative und krankmachende Position aufzulösen und ins Gegenteil verkehren zu können. Hier schwingt auch Kritik am Gesundheitssystem mit, das zwar das Wort „Gesundheit" verwendet, aber in erster Linie negativ orientiert ist bzw. wenig zu bieten hat, um für einen psychischen homöostatischen (ausgleichenden) Prozess zu sorgen. Natürlich gibt es Mediziner, die das Prinzip erkannt haben und welche die entsprechenden Maßnahmen auch einsetzen. Erich Rauch[150], der stellvertretend für andere stehen soll und der negativen Grundorientierung seiner Zunft ebenso einen Ausgleich bietet, ist einer, der seine Erfahrungen mit autosuggestiven Methoden auch in Büchern beschreibt.

Es ist – so meine Überzeugung – notwendig, in der Schmerztherapie eine „ausgleichschaffende" Sprache zu finden, deren Inhalte den negativen von Schmerz hervorgerufenen Prägungen entgegentreten können. Meine Mentalpsychologischen Interventionen versuchen diesen Anspruch zu erfüllen. Jedenfalls hatte auch ich einen diesbezüglichen Lernprozess hinter mich zu bringen. Es ist aber wohl nachvollziehbar, dass zum Beispiel Wörter wie Schmerzheilung oder Schmerztraining eher einen Gesundheitsbezug haben, als Schmerztherapie oder Schmerzbehandlung, die an Krankheit denken lassen. Nun wollen die meisten Schmerzpatienten (nicht alle – auch wenn ihnen das nicht bewusst ist) gesunden. Deshalb brauchen wir eine gesundheitsorientierte Sprache, der ein optimistisches Denken vorausgeht.

Ziele und Veränderungen zur Schmerzheilung

Einer meiner Standards in Seminaren, aber auch Coachings und natürlich auch bei Therapien ist die Frage nach persönlichen Zielen. Manchmal frage ich auch nach beruflichen Zielen, wobei die persönlichen immer Teil dieses „Tests" sind. Wenn Sie wollen, können Sie diesen kleinen Test ebenso durchführen. Das Thema selbst ist aus meiner Sicht – auch wenn es auf den ersten Blick mit Schmerzen und deren Behandlung nichts zu tun haben scheint – äußerst wichtig. Es ist wahrscheinlich auch wirklich jedem ein bekanntes und nicht bewusstes „Geheimnis", wie es in einem Buch von Rhonda Byrne[151] genannt wird, ohne dass es dort allerdings methodisch beschrieben wird.

Formulieren Sie nun ein Ziel. Vielleicht wollen Sie dafür das Buch zur Seite legen. Eventuell haben Sie es bereits im Kopf oder Sie müssen es erst zu Papier bringen.

Es gibt ein bekanntes und gleichzeitig kaum bewusstes Phänomen, das wohl jeder schon mehrmals erlebt hat. Wollen Sie sich zum Bespiel ein neues Auto kaufen und haben sich für eine bestimmte Marke bereits entschieden, dann „verändert" sich in diesem Augenblick die Umwelt. Wie von Geisterhand gesteuert, fahren plötzlich vermehrt (eigentlich nur noch solche) Fahrzeuge des gewünschten Typs auf den Straßen Ihrer

Umgebung. Sie sehen plötzlich fast ausschließlich diese Fahrzeuge, obwohl Ihnen vielleicht diese in der Vergangenheit gar nicht aufgefallen sind. Damit aber nicht genug. Sie schlagen eine Zeitschrift oder eine Zeitung auf und finden eine Werbeanzeige oder einen Testbericht über dieses Fahrzeug. Sie sitzen vor dem Fernseher und zappen gelangweilt durch die Programme und stoppen bei einem Programm mit einem Testbericht über genau dieses Fahrzeug. Sie plaudern mit Freunden beim Essen in einem Lokal und hören plötzlich, wie am Nebentisch genau über diesen Fahrzeugtyp gesprochen wird. So ein Auto ist nur ein Beispiel und ein Synonym für das Wirkungsprinzip. Es funktioniert mit allem – egal, ob eine Reise geplant ist oder Weihnachten vor der Türe steht, eine berufliche Veränderung angedacht wird oder ein Buch zu schreiben ist. Eigentlich versteht es sich von selbst, dass dieses Phänomen auch bei Gesundheitsthemen wie z.b. dem Schmerz ebenso gilt.

Manche Energetiker, religiöse Führer oder Esoteriker versuchen dieses Prinzip einer höheren Macht zuzuordnen oder nehmen eine universelle Energie wahr. Manche sehen sich selbst als Quelle dieser plötzlichen Veränderung und lassen sich als Heiler feiern. Mir liegt es fern, solche Einstellungen als Scharlatanerie abzutun, jeder ist selbst für seine Meinung verantwortlich. Ich sehe allerdings hinter dem beschriebenen Phänomen einen völlig logischen und natürlichen Vorgang, der jedem Menschen eigen ist. Es ist das „Gesetz", dass Denken Wirklichkeiten verursacht. Was nicht gedacht werden kann, kann nicht real werden. Was gedacht wird, wird real. So ist es leicht nachvollziehbar, dass, wenn man ein bestimmtes Fahrzeug gedanklich kauft, dieses dann auch bald in der Garage stehen wird. Die universelle Hilfe oder Energie ist wohl nichts anderes als eine selektive Wahrnehmung, die durch zielgerichtetes Denken ausgelöst wird.

Uns erreichen täglich Millionen Botschaften, die wir über unsere Sinnesorgane aufnehmen. Es wäre völlig unmöglich, alle diese Botschaften ungefiltert und gleichwertig zu verarbeiten. Unser Gehirn wäre damit vollkommen überfordert. Hyperaktive Kinder kämpfen mit diesem Problem, weil sie schwer in der Lage sind, sinnliche Reize zu isolieren und werden deshalb leicht von neuen Reizen abgelenkt.[152] Wir brauchen also einen Filter und ein System, um nur das in unser Gehirn zu lassen, was aktuell wichtig ist. Jeder Mensch kennt das aus eigenen Erfahrungen, dass man in der Lage ist, die Umwelt völlig auszublenden, um sich auf ein Detail zu konzentrieren. Wir könnten sonst keine entsprechenden Arbeitsleistungen erbringen. Dem geht aber immer eine Denkleistung voraus, welche die selektive Wahrnehmung erst ermöglicht.

Versetzen Sie sich einmal in die Situation eines geplanten Einkaufs. Sie erstellen eine kleine Einkaufsliste im Kopf oder auf Papier und fahren zum Supermarkt. Dort schreiten Sie die Regale ab. Sie sehen nur das, was Sie vorher erdacht haben, vielleicht das eine oder andere noch zusätzlich, weil es werblich attraktiv und auffällig platziert wurde, aber keinesfalls nehmen Sie die Abertausenden Produkte, die es sonst in den Regalen noch gibt, wahr. Ja, meist wissen Sie nicht einmal, was neben, über oder unter dem gewählten Produkt steht. Würden Sie jedes Produkt aktiv wahrnehmen, müssten Sie wohl Tage oder vielleicht sogar Wochen im Supermarkt verbringen und wären bald verzweifelt bzw. krank. Selektive Wahrnehmung hilft uns, sie schützt und unterstützt uns im Leben. Dafür ist unser Gehirn zuständig und nicht irgendwelche geheimnisvollen Mächte.

Jedem werden wohl einige Beispiele zu diesem Prinzip einfallen. Denken Sie nur an Ausbildungen oder an einen Berufswunsch. Wenn Sie sich bei einer Firma bewerben möchten, dann „fallen" Ihnen plötzlich Informationen zu diesem Unternehmen zu – egal, ob in der Zeitung etwas darüber zu lesen ist, ob Sie selbst im Internet recherchieren oder Bekannte dazu etwas zu sagen haben. Viele mögen jetzt von Zufall sprechen – also ist es den Betroffenen „zugefallen".

Ich war knapp über zwanzig Jahre alt, als ich das erste Mal

mit einem Zielsystem konfrontiert wurde. Es war anlässlich eines Seminars für Nachwuchsführungskräfte am Attersee in Österreich, das vom international tätigen Schweizer Managementtrainer Josef Marthaler geleitet wurde. Wir waren ein bunt zusammengewürfelter Haufen junger hungriger und hoch motivierter Leute. Marthaler verband die Zieltechnik mit dem Versprechen, dass derartig formulierte Ziele auch erreicht werden. Zumindest in meinem Fall hatte er zu jener Zeit wirklich recht und ich zweifelte nicht im Geringsten daran, dass es meinen Kolleginnen und Kollegen anders ging. In späterer Folge habe ich dann diese Technik immer wieder angewandt und auch verfeinert. Während meines Studiums hat mir das zielgerichtete Denken sehr geholfen – aber auch später. Deshalb kann ich Zieltechniken auch aufgrund meiner persönlichen Erfahrungen empfehlen.

Kranke denken nur an Krankheit und haben keine gesunden Ziele. Sie sind von der Krankheit oder vom Schmerz vereinnahmt, denken an den Schmerz, an die Medikamente, die einzunehmen sind, an den nächsten Arztbesuch. Wenn überhaupt, dann gibt es krankheitsbezogene Ziele. Kaum jemand denkt daran, ein „Gesundheitsziel" zu formulieren. Das vorliegende Buch geht von dem Dogma aus, dass Denken Realität schafft. Wenn man also an Schmerz denkt, dann weiß man nun, welche Realität man sich damit schafft. Das gilt für alles – für den Alltag, für den Beruf, aber auch für die Gesundheit. Dazu ein einfaches Beispiel aus dem Alltag.

Sie erwarten am Abend Gäste und haben ein viergängiges Menü geplant. Sie haben schon vor Tagen die Einladung ausgesprochen und plötzlich wurden aus diesem Ziel Handlungen abgeleitet. Sie wählten die Speisen, kauften das Notwendige ein, bereiteten die Speisen und Getränke vor, gestalteten einen festlichen Tisch, sorgten für eine angenehme Atmosphäre und kleideten sich dem Anlass entsprechend. Alle Handlungen wurden auf das Ziel abgestimmt. Sie fokussierten Ihr Denken auf dieses Ereignis – und es wurde zur Realität.

Teil 3: Die Methoden

Dieses einfache Beispiel beweist die Macht des zielgerichteten Denkens. Nun gut, aber was hat das mit Schmerzheilung zu tun? Hier möchte ich noch um etwas Geduld bitten und das Prinzip der Ziele noch weiter ausführen.

Über Ziele wurde viel geschrieben und ich selbst habe in den meisten meiner Bücher ebenso dieses Thema behandelt, weil es mir doch sehr wichtig erscheint und im Zusammenhang mit der Schmerzheilung auch unumgänglich ist. Hierin liegt auch eine große Fehlerquelle von Behandlungen. Den meisten Ärzten gelingt es zum Beispiel nicht einmal, dass ihre Patienten die Medikamente regelmäßig und vollständig einnehmen und sich an ihre Ratschläge halten. In der Fachsprache heißt das, dass die Compliance schlecht ist. Studien haben gezeigt, dass 50 Prozent der Arzneien weggeworfen bzw. nicht eingenommen werden. Das ist nicht nur eine sinnlose Geldverschwendung, sondern mutet auch eigenartig an, weil offenbar diese Medikamente in dieser Menge gar nicht notwendig sind, oder der Patient gar kein Interesse an einer Gesundung hat. Jedenfalls sind viele Ärzte nicht in der Lage, bei ihren Patienten den richtigen Denkprozess in Gang zu setzen, damit diese ihre Medikamente einnehmen. Ob dies in Anbetracht der vielen schädlichen Wirkungen von Medikamenten gescheit ist, könnte ja durchaus angezweifelt werden, und somit ist es vielleicht gar nicht so schlecht, dass nicht alles, was verschrieben wird, dem Körper auch zugeführt wird. Wie an anderer Stelle schon erwähnt, gibt es in der Zwischenzeit schon Kliniken, die bewusst mit Placebopräparaten arbeiten – übrigens mit großem Erfolg.

Zurück zu den Zielen: Ein Ziel braucht eine Methode, damit die Chance, dass es auch erreicht wird, steigt bzw. sogar die Zielerreichung sicherstellt. Es gibt unterschiedliche Methoden, die sich im Prinzip sehr ähnlich sind bzw. gleichen. Eine bekannte Methode heißt SMART und wurde von Peter F. Drucker im Jahre 1955 erfunden.[153] SMART steht für *s*pecific, *m*easurable, *a*rchievable, *r*ealistic und *t*imed. In der deutschen

Variante heißen die Kriterien spezifisch *(S)*, messbar *(M)*, attraktiv *(A)*, realistisch *(R)* und terminisiert *(T)* und diese beinhalten durchaus wichtige Aspekte für eine Zielformulierung – aber meiner Meinung nach nicht genug, die letztlich für die Erreichung von Zielen notwendig sind.

Der Motivationsautor David Schwartz[154] meint, wenn man groß denkt, dann stellt sich Erfolg ein. Er hat recht. Vor einigen Jahren hatte ich die berufliche Aufgabe, in einem international tätigen Unternehmen ein Zielsystem einzuführen. Im wirtschaftlichen Kontext spricht man von MbO-Systemen. MbO steht für „Management *by* Objectives" (Führen durch Zielvereinbarungen[155]). Solche Systeme gehören heute zum unternehmerischen Standard. Jede erfolgreiche Firma hat Ziele. Diese werden auf Abteilungen und sogar einzelne Mitarbeiter aufgeteilt. Es gibt viele Formen von Zielen – wie zum Beispiel Verkaufs-, Umsatz-, Produktions-, Ausgaben-, Marketing-, Werbe-, Image-, Provisions- oder Budgetziele und natürlich noch viele andere mehr. Erfolgreiche Unternehmen haben gelernt, dass mit gesetzten Zielen Firmen wachsen und dass die Ziele auch erreicht werden. Ich selbst habe bei meinem MbO-Projekt diese Erfahrung gemacht. Gleiches gilt für meine Erfahrungen mit anderen Zielen – auch im Gesundheitsbereich und natürlich auch bei Schmerzen.

Interessant bei dem MbO-Projekt war auch, dass nicht nur das Unternehmen die gewünschten Ziele erreichte, sondern die Mitarbeiter ihre Zielerreichungen mit emotionalen Qualitäten verbanden. Sie waren plötzlich erfolgreich, anerkannt, erhielten Lob und das Selbstbewusstsein wurde gestärkt. Schöne „Nebeneffekte", die sich zweifellos auf die Gesundheit auswirken.

Sind Ziele im unternehmerischen Umfeld schon längst tägliche Praxis, so haben sie bei Einzelpersonen generell bzw. im Gesundheitsbereich wie bei Ärzten und Patienten kaum einen Stellenwert. Ich habe im Laufe meiner Arbeit in Therapien, Coachings und Trainings wohl mehrere Tausend Menschen nach privaten, beruflichen und natürlich auch nach Gesundheitszielen gefragt. Ich erhielt immer die gleichen Antworten – es wurden Wünsche geäußert. „Gesünder leben", „weniger oder keine Schmerzen", „mehr Freizeit", „weniger Stress", „den Blutdruck senken" sind typische Wünsche, die Klientinnen und Klienten haben. Ansonsten gibt es natürlich auch vielfältige Absichten – angefangen von einer neuen Wohnung, einem Auto, einer Ausbildung, mehr Geld, keinen Überstunden, einem neuen Job usw. Auf solche Themen abgestimmte Ziele sind durchaus für die Gesundheit wichtig, weil sie Glück und Zufriedenheit, Ausgleich und Anerkennung geben können. Aber auch hier sind es nur Wünsche und keine Ziele, die geäußert wurden. Das eine oder andere Mal haben natürlich Wünsche die Chance in Erfüllung zu gehen, aber eben nur hin und wieder.

Dale Carnegie war einer der großen Kommunikationstrainer. Millionen Menschen lernten seine Systeme und Methoden kennen und Hunderttausende wurden über seine Organisation ausgebildet. Für Carnegie gilt ebenso, dass Ziele für Handlungen bestimmend sind. Er meint unter anderem, dass in einer Kurzrede immer klar und deutlich die Erwartungshaltung an die Zuhörer enthalten und die Aufforderung an das Publikum eindeutig sein muss. Er schreibt: „Es ist wichtig, eine offenkundige Handlung zu verlangen, eine Handlung, die man sehen kann."[156] Deshalb fordert er seine Seminarteilnehmer und Leser beispielsweise auf, in einer Rede nicht einen allgemeinen Aufruf zur Hilfe im örtlichen Waisenhaus wiederzugeben, sondern konkret zu sagen: „Verpflichten Sie sich heute Abend, am nächsten Sonntag fünfundzwanzig Waisenkinder zu einem Picknick einzuladen."[157] Carnegie wusste aus seiner langjährigen Erfahrung ganz genau, dass nur konkrete Ziele zur Realität werden können.

Immer wieder beobachte ich, dass Menschen gar nicht in der Lage sind, Ziele zu formulieren, weil sie schlicht und einfach keine haben. Das Leben spielt sich in der Vergangenheit ab und wenn die Gegenwart problembehaftet ist, dann gibt es andere, die dafür verantwortlich gemacht werden. Ziele folgen Taten und dafür muss man selbst die Verantwortung übernehmen. Menschen, die es nicht gelernt haben, ihr Leben selbst in die Hand zu nehmen, haben auch Schwierigkeiten mit ihrer Zukunft. So ist es oft notwendig, mit kleinen Zielen kleine Erfolge zu provozieren – das funktioniert immer. Ziele haben eine weitreichende Wirkung – sie sorgen für Lebensinhalte, Verantwortung, Glück, Freude, Wohlstand und letztendlich auch für Gesundheit und Schmerzfreiheit.

Damit Ziele auch erreicht werden, bedarf es einer richtigen Technik. SMART ist eine durchaus praktikable, aber unvollständige Technik. Sie baut auf einem „linkshirnig" orientierten Konzept (vgl. Kapitel „Autosuggestion und Gesundheit" auf Seite 208) auf und lässt unter anderem die Macht der Bilder außer Acht. Erfolgreiche Zieltechniken beinhalten immer analoge Elemente – eben Bilder, Gefühle, ganzheitliche Aspekte. So arbeitet auch Hanscarl Leuner, der Begründer der Katathymen-imaginativen Psychotherapie, mit inneren Bildern. Sein „sicherer Ort" ist ein Beispiel dafür, wie Körper und Geist sich bei Angstzuständen beruhigen können. Deshalb erweiterte ich die SMART-Methode um ein „I". Da nicht nur die KiP-Technik, sondern auch die verschiedensten Mentaltrainingstechniken beweisen konnten, dass autosuggestive Interventionen in einem entspannten Zustand besser wirken, habe ich ein „E" für Meditation hinzugefügt. Damit wird das Unbewusste leichter erreicht, was zu einer Verstärkung der Zieltechnik führt. Schließlich steht das „S" noch für die Schriftlichkeit von Zielen. Dem liegt das Prinzip zugrunde, dass nur das, was verschriftlicht (in Wort und/oder Bild) wurde, auch nachhaltig wirkt. Dies wurde insbesondere in der Wirtschaft millionenfach bewiesen. Es gibt dann noch zwei ergänzende Aspekte, sodass aus der SMART-Methode von Peter F. Drucker[158] bei mir die SMARTIES+2-Technik entstand. Die Buchstaben sind leicht zu merken, wenn Sie selbst die gleichnamigen bunten

Teil 3: Die Methoden

Schokotabs gerne mögen. In früheren Jahren konnte ich diese handvollweise essen. Meine Kinder liebten sie auch. Gesund waren sie sicher nicht, aber vielleicht wird mit der gleichnamigen Methode ein „gesunder" Ausgleich geschaffen.

Es gibt unzählige Beweise, die durch Studien belegt sind, dass Ziele – eben weil sie Denkprozesse initiieren bzw. selbst darstellen – in der Regel auch Realität werden. Ohne solche stehen die Chancen schlecht, dass sich rudimentär geäußerte Wünsche erfüllen. Der Unterschied zwischen einem Ziel und einem Wunsch ist der Einsatz einer Technik – wie eben SMARTIES+2. Widmen wir uns nun diesen Kriterien näher.

„*S*" als der erste Buchstabe dieser Wortschöpfung beschreibt, dass ein Ziel „spezifisch" sein muss. Man sollte schon wissen, worum es geht. Eine klare Beschreibung des Zieles ist nicht nur hilfreich, sondern auch notwendig. Dabei ist nicht das Wie wichtig, sondern das Was. Also, was soll erreicht werden oder welche Veränderungen sollten eintreten? Das Wie ergibt sich dann aus dem Was. So sind die Maßnahmen für eine Gewichtsreduktion durchaus andere als für einen Muskelaufbau.

„*M*" steht für „messbar". Daraus ist wieder ableitbar, dass ein Ziel auch kontrollierbar sein muss. Was ich nicht messen kann, kann ich schwer kontrollieren. „Ich möchte gesünder leben" ist somit weder messbar noch kontrollierbar, abgesehen davon, dass auch die Möglichkeitsform in dieser Formulierung fehl am Platze ist. „Mehr Sport betreiben" wäre ebenso eine nicht messbare Zielgröße. Wenn ich aber formuliere „Ich trainiere täglich 30 Minuten auf meinem Hometrainer", dann kann ich das messen und kontrollieren. Wenn mein Cholesterinspiegel zu hoch ist, dann sollte ich nicht an das gesunde Essen denken, sondern an den erstrebenswerten Wert von z.B. 180 – egal, wo mein Wert heute liegt.

Der nächste Buchstabe „A" steht für „attraktiv". Es sollte sich schon auszahlen, sich für ein Ziel zu bemühen. Selbstverständlichkeiten eignen sich nicht für eine durchaus ernste und

Dr. Peter W. **Steinkellner**
PSYCHOTHERAPIE
Theaterplatz 1
8152 Stallhofen

aufwendige Methode. Im Gesundheitsbereich sind die Ziele aber ohnehin meist attraktiv, weil – bevor man sich ernsthaft damit beschäftigt – man schon einen Leidensweg hinter sich hat.

„R" steht für „realistisch" – dieser Punkt ist eigentlich ein selbstverständlicher und gleichzeitig sehr subjektiver. Für viele ist z.B. ein Flug in den Weltraum reine Utopie, wiewohl das so unrealistisch gar nicht mehr ist – es kostet nur sehr viel Geld. Ebenso wird es für die Mehrheit völlig unrealistisch sein, dass ein Querschnittgelähmter wieder gehen kann, aber auch das hat sich schon ereignet. Es sollte in der Regel unrealistisch sein, ohne einen Cent auf dem Konto oder auf dem Sparbuch, morgen eine Millionenvilla sein Eigen zu nennen. Außer man überfällt schnell eine Bank, aber solche Optionen sollten nicht die Wirklichkeit bestimmen. Was realistisch ist, entscheiden also Sie selbst.

„T": Die meisten Menschen scheitern deshalb an ihren Zielen, weil sie sich keinen „Termin" setzen. Ein Termin lässt automatisch auch Handlungen, die zu diesem Termin passen, folgen. Wenn ich bis zu Weihnachten des aktuellen Jahres eine Reise um die Welt machen möchte, dann lässt diese zeitliche Eingrenzung ein Maßnahmenpaket entstehen, das auf den formulierten Termin abgestimmt wird. Mag sein, dass noch vieles zu tun ist, aber der Fokus auf das Ziel wird einen gewissen Automatismus entstehen lassen. So eine Weltreise braucht vieles, um das man sich kümmern muss. Der Termin ist immer wichtig – auch bei Gesundungsprozessen oder bei der Schmerzheilung.

„I" steht für „Imagination", also Bilder zu schaffen oder Bilder zu machen. Dabei handelt es sich um „innere Bilder" – also Visualisierungen von Gedanken oder einfach formuliert, um Fantasiebilder. Diese dürfen durchaus sehr individuell sein und brauchen keinen Bezug zur Realität. Solche Bilder haben eine immense Kraft. Was man sich vorstellen – also erdenken – kann, kann Realität werden. Was man sich nicht vorstellen,

Teil 3: Die Methoden

somit nicht erdenken kann, kann auch nicht Wirklichkeit werden. Nun sind Denken und Vorstellen durch und durch physiologische Vorgänge. Zwar hat die Gehirnforschung noch nicht jedes Rätsel gelöst, aber das, was im Gehirn vor sich geht, ist schon recht gut erforscht. Denken und Vorstellen sind Vorgänge, die losgelöst von Inhalten zu sehen sind. Dem Gehirn ist es völlig egal, ob über Erfolg versus Misserfolg nachgedacht wird oder über Gesundheit versus Krankheit. Sportliche, persönliche oder gesundheitliche Erfolge sind überwiegend Resultate von Denk- und Vorstellungsprozessen. Natürlich gibt es spontane Einflüsse, die mit Denken nichts zu tun haben und dennoch auf Erfolg oder Gesundheit wirken. Eine Naturkatastrophe kann nicht nur alles, was man sich geschaffen hat, zerstören, sondern auch der Gesundheit Schaden zufügen. Nun wissen wir aber, dass nicht alles von uns selbst beeinflusst werden kann, aber weit mehr, als man zu glauben wagt.

„E" ist der Anfangsbuchstabe von „Entspannung". Entspannungstechniken sind beliebte und wirkungsvolle Methoden zur Schmerzheilung. Das konnte schon vielfach bewiesen werden. Im Entspannungszustand gibt es eine Nähe zum Unbewussten. So wird die Wirkung von autosuggestiven Verfahren verstärkt. Eigentlich gehört jede Zieltechnik ebenso zu diesen Verfahren – auch wenn es die wenigsten und schon gar nicht Firmen, die damit arbeiten, zugeben. Wenn es aber um den eigenen Vorteil geht, sind solche Verfahren Gold wert.

„S" steht für die „Schriftlichkeit". So hat es sich bewährt, Ziele schriftlich zu Papier zu bringen bzw. als Zeichnung in Form einer Affirmation darzustellen. Wenn etwas nicht zu Papier gebracht wurde, dann blieb es höchstens im Kopf und es hat in der Nachbetrachtung niemals stattgefunden. Alles, was den Menschen in irgendeiner Art und Weise weitergebracht hat, wurde auch verschriftschlicht oder in Form von Bildern erhalten. Wir können uns heute noch Höhlenmalereien ansehen und wenn wir daran denken, was die Heilige Schrift über 2.000 Jahre alles bewirkt hat, dann wird die Macht der

Schrift wohl deutlich. Bilder, welche die einzelnen Kriterien von SMARTIES+2 enthalten, sind gleichfalls willkommen. Das Zeichnen solcher Zielbilder macht auch Spaß und diese sind auch einfacher zu erfassen, weil man sie sich leichter merken kann als Wortfolgen.

Es gibt schließlich noch zwei Punkte, auf die ich hinweisen möchte. Beide beziehen sich auf die Verinnerlichung von Zielen. So wie unser gesamtes Leben ein Resultat eines langjährigen Sozialisationsprozesses ist, der uns nicht bewusst ist, aber doch täglich und immerwährend Handlungen nach sich zieht, so sollen auch die Ziele Teile von uns selbst werden. Deshalb ist es ratsam, Ziele nicht in die Zukunft zu schieben, sondern gegenwartsbezogen zu erleben. Sie formulieren also nicht „Ich werde ...", sondern besser „Ich bin ...". Dies gilt auch für die inneren Bilder, die entstehen. Man erlebt die Zielsituation im Augenblick der Imagination, man stellt sich nicht vor, wie etwas sein wird, sondern wie es bereits ist. Der letzte Punkt ist die Wiederholung. Wir konnten nur das in uns aufnehmen, was wir möglichst oft erlebt, gesehen, gehört oder erfühlt haben. Einmal ist keinmal! Deshalb sind Ziele immer wieder durchzudenken, zu imaginieren und gefühlsmäßig zu erleben. Ziele brauchen eine Konditionierung. Daran scheitern viele, die sich der Zieltechniken zwar bewusst sind, aber nach dem Prinzip der Einmaligkeit handeln. Ziele brauchen somit Wiederholungen. Damit finden Sie auch den Weg ins Unbewusste und von dort aus kommt es zu einem automatisierten Prozess. An späterer Stelle wird die Technik des „Schmerzen wegdenken" im Detail beschrieben und ich komme auf diese Wiederholungen noch zurück und zeige Ihnen auch, wie Ziele verinnerlicht werden können (siehe Kapitel „Zielsiebenbilder und Körpergedächtnis" auf Seite 245). So, nun wissen Sie, wie Sie Ziele formulieren müssen, wenn Sie diese auch erreichen möchten.

Wofür diese Technik eingesetzt wird, bleibt Ihnen als Leserin oder Leser überlassen. Die Technik bezieht sich nicht auf spezifische Inhalte. Es ist dem Gehirn egal, ob Sie negativ oder positiv denken, ob Sie an „Krankheit" oder „Gesundheit" denken, an Armut oder Reichtum, an Glück oder an Sorgen, an Zufriedenheit oder Unzufriedenheit – es wird die entsprechenden Handlungen einleiten.

Nun geht es uns aber um die Gesundheit – genauer gesagt um Schmerzen. Wie kann diese Technik nun darauf abgestimmt werden? Aus dem bisher Dargestellten ist schon leicht ableitbar, dass es nicht empfehlenswert ist, Gedanken, welche die Krankheit oder den Schmerz ins Zentrum stellen, zu forcieren. Wenn – wie schon mehrfach ausgeführt – Gedanken Realität werden, dann kann der Gedanke an Schmerz wohl nur eine Realität bringen – oder? Sie wissen nun also, was passiert, wenn Sie an das Wort „Schmerz" denken. In jedem menschlichen Gehirn ist eine Unzahl von Informationen abgespeichert. Im Augenblick des Denkens an eine bestimmte Sache oder an einen Begriff wird automatisch alles, was dazu im Gehirn gespeichert ist – sofern es nicht vergessen wurde – abgerufen. Wenn Sie nun an das Wort „Tisch" denken, dann kommen Ihnen viele Informationen in den Sinn. Wenn Sie in einem Büro arbeiten, dann wird der soeben erdachte Tisch vielleicht in Ihren Gedanken so aussehen, wie Ihr Schreibtisch und auch mit Arbeit in Verbindung stehen. Wenn Sie Schreiner oder Möbelverkäufer sind, dann wird Ihr Gedankentisch ganz andere Details des abgespeicherten Vorwissens assoziieren. Wenn Sie jetzt an das Wort „Krankenhaus" denken, dann wird Ihnen vielleicht ihr letzter Aufenthalt dort einfallen und auch die Krankheit, wegen der Sie dort waren, wird Ihnen mit allen Details sofort wieder präsent sein. Denken Sie an „Schmerz", dann wird Ihnen ganz sicher wenig Positives in den Sinn kommen. Nun verursachen Gedanken aber auch hirnphysiologische Vorgänge – so werden Botenstoffe ausgeschüttet und Hormone produziert. Es ist wohl leicht verständlich, dass beim Wort „Schmerz" kaum Glückshormone ausgeschüttet werden. Forscher haben festgestellt, dass, wenn wir Menschen beobachten, denen Schmerz zugefügt wird, unser Gehirn die gleichen Vorgänge einleitet, als ob uns selbst Schmerzen zugefügt werden. Deshalb wenden wir uns bei für uns grausam und schmerzhaft anmutenden Operationsszenen, die gerade im Fernsehen gezeigt werden, auch ab.

Bei der Formulierung von Zielen müssen Sie somit darauf achten, welche Wörter Sie verwenden und was diese bei Ihnen auslösen könnten. Grundsätzlich gilt, dass es positive Formulierungen sein sollen und die Wörter auch positive Assoziationen verursachen sollen. Da nicht jeder bei ein und demselben Wort das Gleiche assoziiert, ist dies natürlich ein individueller Vorgang. Es ist aber sicherlich davon auszugehen, dass Wörter wie „Krankheit", „Krankenhaus", „Schmerz" oder die Bezeichnung einer Krankheit nicht im Zentrum von Zielen stehen sollten. Manche Ziele könnten sich auf die Einnahme von Arzneien beziehen und ob man diese benennt oder nicht, hängt davon ab, ob Medikamente als Last angesehen werden oder als positives Hilfsmittel.

Wenn ich mir ein neues Auto zulegen möchte, dann kann ich meine Gedanken und mein Ziel auf dieses neue Auto richten. Ich formuliere z.b. folgendes Ziel: „Spätestens am Weihnachtsabend des laufenden Jahres fahre ich einen neuen Wagen der Type XY, der in meinem Eigentum stehen wird und den ich bar bezahlt habe." Natürlich sehe ich mich mit diesem Fahrzeug lustvoll durch die Gegend fahren. Wenn ich ein Auto haben will, dann denke ich bei meiner Zielformulierung auch an dieses Auto. Der guten Ordnung halber möchte ich nochmals in Erinnerung rufen, dass Ziele realistisch sein sollten. Ob es gleich ein Ferrari sein sollte oder doch ein gebrauchter Kleinwagen liegt natürlich in Ihrer Einschätzung. Bei Gesundheitszielen liegt bei den meisten Menschen der gedankliche Fokus darauf, etwas nicht mehr haben zu wollen. Hier liegt ein systemischer Fehler – und zwar gleich in doppelter Hinsicht. Erstens kann unser Unbewusstes die Verneinung nicht wahrnehmen und so würde ein Ziel, das die Formulierung „keinen

Schmerz mehr" enthält, das Problem sogar noch verstärken. Zweitens reicht schon das Wort „Schmerz", dass gedankliche Realität geschaffen wird – also Schmerz. Das wollen wir nun aber wirklich nicht. Deshalb sind Gesundheitsziele darauf abzustimmen – eben auf die Gesundheit. Am besten ist es, Sie formulieren Ziele, die den Zustand ohne Schmerz wiedergeben.

Ziele brauchen, damit sie auch erreicht werden können, eine bestimmte Technik. Zwar ist das Denken an das Ziel schon eine wesentliche Voraussetzung. Wenn Sie der eingangs des Kapitels formulierten Aufforderung, sich ein Ziel zu setzen, nachgekommen sind, dann können Sie nun Ihr Ziel mit den „technischen" Anforderungen einer Zielformulierung vergleichen. Mit hoher Wahrscheinlichkeit werden Sie merken, dass Sie nur einen Teil davon erfüllt haben.

Ziele haben einen Sinn und Ziele selbst haben ein Ziel – und dieses heißt Veränderung, schließlich sollte aus Krankheit Gesundheit werden, der schmerzende Kopf sollte wieder frei sein oder die immer wiederkehrenden Magenkrämpfe sollten verschwinden.

Was machen Sie, wenn Sie auf einem ungemütlichen Stein sitzen und nach einigen Minuten Ihr Po zu schmerzen beginnt? Sie werden spätestens dann, wenn der Schmerz zu stark ist, weil die Kanten des Steins zu sehr in Ihr Gesäß drücken, aufstehen oder zumindest Ihre Sitzposition ändern. Was machen Sie, wenn Sie auf einem harten Steinboden knien, sodass Sie Schmerzen verspüren? Sie werden wohl bald versuchen, aufzustehen oder vielleicht eine Decke zwischen Boden und Knien zu legen. Was machen Sie, wenn Sie den ganzen Tag in einem stickigen, heißen Raum verbringen, sodass Ihnen der Kopf schon zu schmerzen anfängt? Wenn es irgendwie geht, werden Sie versuchen, diesen Raum zu verlassen oder – wenn es geht – Fenster und Türen zu öffnen, um frische Luft hineinzulassen. Oder? Sie werden in der Regel jedenfalls eine Änderung herbeiführen. Sie wissen, dass eine Veränderung den Schmerz verschwinden lässt bzw. Ihnen gut tut. Natürlich bleibt die Wahl der Umgestaltung Ihnen überlassen. Wenn Sie sich von Ihrem spitzen Stein erheben, den Fuß wegziehen oder den stickigen Raum verlassen, dann stimmen Sie die Veränderung auf die Ursache ab. Die drei genannten Beispiele bieten auch immer Alternativen. Aber alle Beispiele zeigen deutlich, dass erst die Veränderungen den Schmerz bekämpfen. Nun bleibt es natürlich Ihnen überlassen, ob Sie die Neugestaltung auf das Symptom beziehen – also auf den Schmerz. Bei den ersten beiden Beispielen könnten Sie ja ein Anästhetikum (Betäubungsmittel) spritzen und auf dem Stein sitzen bleiben bzw. weiterhin auf dem Boden knien. Beim dritten Beispiel könnten Sie eine schnell wirkende Tablette gegen Kopfschmerzen einnehmen. Sie werden mir zweifellos zustimmen, dass solche Handlungen völliger Blödsinn sind. Nun fragen Sie sich doch einmal, wie es mit Ihren chronischen Schmerzen aussieht, ob Sie die Veränderung lediglich in der Konsumation von Medikamenten sehen oder auf die Ursache abstimmen. Jedenfalls braucht jeder Schmerz, wenn er verschwinden soll, eine Veränderung.

Die 59-jährige Judith litt bereits seit Jahren unter Herzschmerzen. Diese waren ihr eine große Last. Die Schmerzen traten unspezifisch auf und konnten organisch nicht begründet werden. Sie war bei mehreren Ärzten und ließ sich umfangreich untersuchen. Um wirklich sicherzugehen, wurde auch ein spezielles Herz-Computertomogramm – eine sogenannte Angiografie – durchgeführt. Mehrmals wurden die gleichen Untersuchungen gemacht und immer war das Ergebnis das gleiche. Man fand keine körperliche Schädigung und keinen Grund für die Herzbeschwerden. Nun ist das Herz zweifellos lebenswichtig und mit den Herzbeschwerden kam auch die Angst. Die Angst, dass das eigene Herz seinen Dienst versagen würde. Zwar hatte der eine oder andere Arzt, den Judith konsultierte, auf mögliche psychische Probleme hingewiesen, aber sie konnte es nicht so recht glauben. Schließlich fand sie den Weg in meine Praxis. Im Zuge meiner Therapie wurde recht bald klar, dass Judith im familiären Umfeld einem großen – allerdings anfangs nicht bewussten – Stress ausgesetzt war. Das Verhältnis zum Ehemann und zu den Kindern war zwar ausgezeichnet, aber die Schwiegermutter war das Problem. Diese wohnte in einer eigenen kleinen Wohneinheit im gemeinsamen Haus und nahm unerwünschten Einfluss auf das Familienleben. Der Ehemann bekam von all dem nichts mit bzw. sah er kleinere Konflikte gar nicht oder nahm sie gelassen hin. Für Judith war das aber nicht so einfach. Der therapeutische Prozess legte die Ursache der Herzschmerzen offen, aber was konnte man nun dagegen tun? Judith setzte sich mit meiner Hilfe ein Ziel und dieses hieß räumliche Veränderung. Da sie keine Lust hatte und es auch wenig sinnvoll gewesen wäre, aus dem Hause auszuziehen, entwickelte sie eine Strategie mit einem klaren Ziel nach der SMARTIES+2-Methode. Die Kinder brauchten mehr Platz und dafür waren die Räume der Schwiegermutter wie geschaffen. Für die Schwiegermutter wurde gleich in der Nähe eine kleine Wohnung gefunden und diese war bereit, für die Enkelkinder das Feld zu räumen. Der Ehemann hatte auch nichts dagegen, weil der Kontakt nicht abbrach. Die Therapie brachte den gewünschten Erfolg. Schon als das Ziel richtig formuliert wurde und es allen Kriterien der Methode entsprach, verbesserte sich der Zustand der Klientin. Die Herzschmerzen traten weniger oft auf, verschwanden aber nicht. Als schließlich der Umzug vollzogen war und die Last der Einflussnahme weg war, waren die Probleme völlig verschwunden. Judith hatte sich ein Ziel erdacht und dieses hatte zwingend Konsequenzen nach sich gezogen – es hieß Veränderung und der Schmerz hatte plötzlich keine Wurzeln mehr.

Solche Beispiele gibt es viele. Noch bevor ich mich mit dem Thema Schmerz tiefer beschäftigte, erkrankte ein mir bekannter Lehrer an Lungenkrebs. Anton rauchte viel, ernährte sich nicht richtig und sein Leben war – meiner Beobachtung nach – nicht sonderlich erfüllt. Als bei ihm Lungenkrebs im letzten Stadium (er war kein Freund von Vorsorgeuntersuchungen) festgestellt wurde, teilten ihm die Krankenhausärzte die harte Botschaft mit, dass er nach Hause gehen solle, um seine Angelegenheiten zu regeln. Er hätte nämlich nur mehr wenige Wochen zu leben. Augenblicklich wurde ihm klar, dass er etwas tun musste. Die Ärzte hielten eine Chemo- oder Strahlentherapie nicht mehr für sinnvoll, weil der Krebs schon zu fortgeschritten war. Anton aber fokussierte von einem Moment auf den anderen sein Denken nur noch auf die Gesundheit. Eigentlich nahm er die Diagnose gar nicht zur Kenntnis. Gleichzeitig wusste er aber intuitiv, dass er etwas verändern musste. Er ging von heute auf morgen mit seinem Leben anders um und ließ so gut wie keinen Stein unberührt. Anton überlebte die Diagnose, die ihm nur noch wenige Wochen gab, um Jahrzehnte. Immer wieder gibt es solche Spontanremissionen, wie sie in der Medizin bezeichnet werden, aber keine verläuft ohne eine meist tief greifende Veränderung.

Markus Horneber ist der Leiter der Arbeitsgruppe Biologische Krebstherapie und berichtet über eine Spontanremission, die deutlich macht, dass simple Ziele eine große Wirkung haben können: „Wir hatten einen Mann mit weit fortgeschrittenem Lungenkrebs. Es war klar, dass er nicht mehr lange leben wird. Im Herbst hat er den Garten vorbereitet, weil er wollte, dass es seine Frau im Frühling, wenn er nicht mehr da ist, ordentlich hat. Im Frühling hat er sich wieder in den Garten gestellt, weil er für den Sommer vorbereitet werden musste. So ist die Zeit vergangen und ein Jahr später war er bei uns in der Ambulanz und große Teile des Lungenkarzinoms waren verschwunden. Unseres Wissens hat er gar nicht viel anders gemacht als das, was ich gerade erzählt habe.“[159] Dieser Mann hatte plötzlich ganz klare Ziele. Zwar hat er nichts von der SMARTIES+2-Methode gewusst, hat aber genau nach diesen Kriterien gehandelt. Der Fokus seines Denkens war auf das Ziel gerichtet und nicht auf die Krankheit.

Ein fast identes Beispiel beschreibt der Arzt Bernie Siegel[160], der als Arzt von der Selbstheilung überzeugt ist. Er berichtet über den Fall des 78-jährigen Landschaftsgärtners John, der an Drüsenkrebs erkrankte, sich zwar den Tumor entfernen ließ, aber die Chemotherapie, die die noch im Körper vorhandenen Krebszellen eliminieren sollten, mit dem Hinweis verweigerte, dass es Frühling wäre (er war ja Landschaftsgärtner). Zwei Wochen später kam er mit Bauchschmerzen in die Praxis von Dr. Siegel, der meinte, dass der Krebs die Schmerzen verursachte. Es war aber nur eine simple Virusinfektion. John war für den Arzt ein Todgeweihter. Als nach vier Jahren die Ordinationsschwester Johns Karteikarte auf den Tisch legte, ging der Arzt von einem Irrtum aus, denn der Gärtner hätte ja schon längst tot sein müssen. Aber es war wirklich John, der mit seinen 82 Jahren immer noch arbeitete und sich beim Wegräumen eines Felsens einen Leistenbruch zugezogen und deshalb seinen Arzt aufgesucht hatte.[161] John hatte Ziele und dachte daran, diese Ziele zu erreichen.

Siegel berichtet auch über eine Sammlung von über 4.000 Spontanheilungen und darüber, dass über 90 Prozent dieser Menschen vor ihrer Heilung eine wichtige Veränderung in ihrem Leben durchgemacht hätten.[162] Viele Menschen können oder wollen sich nicht verändern bzw. haben keine Ziele und leben dann mit ihrer Krankheit und mit ihrem Schmerz weiter. Sie nehmen ein ganzes Leben lang Medikamente, die sich schließlich auf die Organe schlagen und diese schädigen. Damit ich hier nicht falsch verstanden werde: Auch ich plädiere für die Einnahme von Medikamenten, damit der Schmerz erträglich wird, aber gleichzeitig sollte auch die Ursache der Schmerzen aufgedeckt werden und auch für die Symptombekämpfung gibt es ergänzende bzw. alternative Behandlungsmethoden aus der Mentalpsychologie – wie z.B. meine Mentalpsychologischen Interventionen.

Der tiefenpsychologische Ansatz vertritt die Meinung, dass Menschen von ihrem Unbewussten gesteuert werden. Dem schließe ich mich an – nicht zuletzt aufgrund meiner therapeutischen Erfahrungen. Eine probate Technik, das Unbewusste nachhaltig zu beeinflussen, ist die von mir eingesetzte Zielsiebenbilder-Technik. Diese lässt zwingend eine Veränderung folgen.

Die Methode ist einfach zu erlernen. Formulieren Sie sieben Ziele (zu viele könnten Sie überfordern, zu wenige unterfordern) gemäß der oben angeführten SMARTIES+2-Methode. Alle Ziele beziehen sich auf Zustände „nach dem Schmerz". Diese Ziele zeigen gedankliche „Realitäten", die mit dem Schmerz nicht möglich sind bzw. Veränderungen, die sich auf potenzielle Schmerzursachen beziehen. Dazu einige Beispiele (weitere finden Sie im Kapitel „Zielsiebenbilder und Körpergedächtnis" auf Seite 245).

Sie haben Knieschmerzen und tun sich beim Gehen schwer. Nun formulieren Sie zum Beispiel ein Ziel, das Sie beim täglichen Zehnkilometerlauf zeigt. Sie sehen sich in Ihrer Imagination laufen – unbeschwert, glücklich, gesund und überaus beweglich.

Sie haben Rückenschmerzen und tun sich mit schweren Lasten schwer. Sie formulieren ein Ziel, das damit zu tun hat, wie Sie z.B. einen schweren Rucksack unbeschwert und leicht bei einer Wanderung tragen. Sie imaginieren dieses Bild und sehen sich locker und leicht einen Berg hinaufmarschieren.

Sie haben Magenschmerzen und -krämpfe und müssen bei der Wahl Ihrer Speisen sehr aufpassen. Sie formulieren ein Ziel mit dem beispielhaften Inhalt, dass Sie scharfe Speisen zu sich nehmen und dieses Essen Ihnen eine besondere Freude bereitet. Aber nicht nur das. Sie sehen z.B. in Ihrem Magen, wie die Chilikerne alles Schädliche wegbrennen und schlussendlich besteht Ihr Bild aus einem wunderbar gereinigten Magen.

Ihre Schmerzen lassen Sie nicht mehr das Haus verlassen. Dann setzen Sie sich ein Ziel, das damit zu tun hat, wie Sie außerhalb des Hauses Spaß und Freude haben. Sie imaginieren zum Beispiel eine Party, zu der Sie eingeladen sind, wo Sie tanzen und sich vergnügen, lachen und angeregte Gespräche führen.

Sie haben Schmerzen in den Händen und können kaum mehr einen Kugelschreiber halten. Ihr Ziel bezieht sich beispielsweise darauf, dass Sie einen Brief oder vielleicht sogar ein Buch schreiben. Auf jeden Fall etwas, was realistisch genug ist und was Sie in einem schmerzfreien Zustand durchaus erledigen können. Sie sehen sich dann in einer Szene, wie Sie den Kugelschreiber elegant und flott über ein Blatt Papier führen und dieses immer voller und voller wird und Sie schon zu einem neuen Blatt greifen, um auch dieses zu beschreiben.

Wichtig bei den Zielformulierungen ist es, dass Sie die Wörter, die mit dem aktuellen Schmerz in Verbindung zu bringen sind, vermeiden. Denken Sie also nicht „Ich bin schmerzfrei" oder „Ich habe keine mehr", sondern „Ich bin gesund", „Ich bin stark und schnell", „Ich bin beim Laufen glücklich und bewege mich sicher".

Die Heiler William Bengston und Bennett Mayrick haben ihren Patienten zwanzig Wünsche „verordnet", an die sie immer wieder denken sollten. Eigentlich wollten die beiden ihre Patienten damit ablenken und waren in der Folge sehr erstaunt, dass die Patienten dann darüber berichteten, dass sich die Wünsche erfüllt hätten. Obwohl methodisch nicht ganz korrekt, passierte dasselbe, was auch bei den SMARTIES+2-Zielen eintritt – nämlich Wirklichkeit. Ob Bengston und sein Lehrer nun wirklich heilen konnten oder ob das Denken der Patienten für den Heilerfolg ausschlaggebend war, wurde nicht untersucht, wäre aber eine durchaus logische Option. Wohl alle Patienten hatten sich ja auch ein Gesundheitsziel gesetzt und haben somit daran gedacht. Zwanzig Ziele erscheinen mir auch weit zu viel. Das Managementzentrum St. Gallen – eine überaus renommierte Institution, bei der ich vor vielen Jahren selbst ein College absolvierte – bestand darauf, dass der Mensch sich auf nicht mehr als sieben Ziele konzentrieren kann. Das wurde in meiner praktischen Arbeit auch bestätigt. Mag sein, dass der eine oder andere sich mit sechs begnügt oder die Zahl auf acht oder neun aufstocken möchte – es sollte nur nicht zu einer Überforderung kommen. Eine solche ist deshalb leicht möglich, weil die Ziele aus dem Unbewussten heraus nach Erreichung streben und in der Folge auch Maßnahmen und Handlungen auslösen. Solche dürfen natürlich nicht zu viel werden, denn dann könnte auch Stress ausgelöst werden, was zweifellos kontraproduktiv wäre. Da solche Ziele ja erreicht werden, kann man ja bald die erreichten Ziele mit neuen ersetzen.

Die Ziele müssen verinnerlicht werden, sodass sie automatisches Handeln verursachen. Die Verinnerlichung erfolgt am besten über Wiederholungen. Aus der Lernpsychologie habe ich eine Methode kennengelernt, die uns hilft, die Ziele nicht zu vergessen und sie gleichzeitig auch immer wieder abrufbar zu machen. Sie wird im Kapitel „Zielsiebenbilder und Körpergedächtnis" (Seite 246) noch genauer beschrieben. Die Verinnerlichung erfolgt aber nicht nur über Konditionierungsmethoden, sondern auch über Entspannungszustände. In den beiden folgenden Kapiteln wird über die Macht der Bilder ausführlich berichtet. Ebenso sollte Ihnen in den vielen Beispielen die Kraft von autosuggestiven Instrumenten verdeutlicht worden sein bzw. werden in der Folge noch weitere präsentiert. Solche beeinflussen ihr neuronales System und das wollen Sie auch, wenn es darum geht, Ziele zu erreichen. Deshalb „programmieren" Sie Ihre Ziele im Trancezustand. Eine Anleitung dazu finden Sie ebenfalls im Kapitel „Zielsiebenbilder und Körpergedächtnis" auf Seite 245.

Autosuggestion und Gesundheit

Schon in der frühen Vergangenheit wurden mentalpsychologische Instrumente eingesetzt. In allen Teilen der Welt wussten die Menschen, wie man meditiert und sich selbst oder vielleicht auch andere beeinflusst. Denken wir nur an die mystischen Beschwörungsformeln der Schamanen oder an antike Kriegsrituale und Schlachtgesänge. Auch die Religionen dieser Welt arbeiten meditativ. Bereits in den ersten hinduistischen Schriften findet man Meditationsanweisungen[163], wie eigentlich jede Religion Meditationstechniken beinhaltet. Ob im Buddhismus, Islam, Tantrismus, Taoismus oder eben im Christentum finden sich Entspannungstechniken. So erinnere ich mich noch gut an die Totenwache für meinen verstorbenen Großvater, bei der die ganze Nacht über der Rosenkranz gebetet wurde. Ich war damals sechs Jahre alt und habe dieses rituelle Meditieren das erste Mal erlebt – mir ist es dauerhaft in Erinnerung geblieben. Später hat sich beim einen oder anderen Todesfall der Vorgang wiederholt. Ich habe die Ausdauer, immer wieder dasselbe zu beten, skeptisch betrachtet und mir den eigentlichen Grund nicht erklären können. Heute ist mir klar, dass diese Art der Meditation eine erste Form der Trauerarbeit darstellt und den Umgang mit dem Ereignis des Todes erleichtert – und somit Problem lösend und heilend wirkt.

Der Begriff Meditation ist ein verallgemeinernder, der vor allem in anderen Kulturen sehr typische Formen und Zielsetzungen hat. Egal, ob im atheistischen China, im Buddhismus, im Hinduismus, im Islam oder im Christentum – überall setzt man auf Meditationsformen. Gebete oder gefühlsbetonte Gesänge sorgen für eine mehr oder weniger tiefe Entspannung und helfen den Gläubigen, innere Bilder zu gestalten. Auf meinen Reisen habe ich verschiedene Meditationsformen kennengelernt. In China konnte ich in Parks die Menschen beim kollektiven Schattenboxen beobachten und mir Qigong von einem Meister zeigen lassen. In buddhistischen Tempeln und Klöstern Südostasiens habe ich den Gebeten der Mönche gelauscht. In Indien begegnete ich Yogi und versuchte mich in Yogaübungen. In Harlem ließ ich mich von den Gesängen der Gospelmessen fesseln. In Jamaica konnte ich die Rastafari beim Meditieren mit Marihuana beobachten und in unseren Kirchen bin ich immer wieder fasziniert, wie leicht die Gesänge und Gebete die anwesende Kirchengemeinschaft in eine entspannte Stimmung bringen. Alle Völker dieser Welt haben ihre eigenen Meditationstechniken und setzen sie verschiedenartigst ein – sehr oft auch dazu, um Schmerzen los zu werden.

Eigentlich war ich als kleiner Bub schon ein „Meister der Meditation" – nur war mir das gar nicht bewusst. Wie wohl die meisten Kinder auch, verfügte ich als Kind über die Fähigkeit, der realen Welt zu entfliehen und in eine eigene Fantasiewelt einzutauchen. In dieser konnte man der Held sein. Dort war man der Stärkste und erlebte allerlei Abenteuer. Mir wurde erst viel später klar, dass es mir nach meinen Reisen in diese Welten immer sehr gut ging. Der kindliche Verstand ist noch frei von Regeln und Verboten und macht intuitiv das Richtige. In der Schule waren solche gedanklichen Abschweifungen verpönt und wurden nicht selten bestraft. Der Lehrer hatte in diesen Situationen die Aufmerksamkeit seiner Schüler – und somit auch die meine – verloren und das konnte nicht erlaubt werden. Wenn jemand von uns das in der Klasse versuchte, dann wurde sogar der Versuch unternommen, ihn als Narr zu stigmatisieren. Die Formulierung „ins Narrenkästchen schauen" ist mir heute noch in Erinnerung. Später – sozialisiert in einer rationalen Welt – ließ diese Fähigkeit dieser kraftholenden Fantasie wohl ein wenig nach. Aber nicht zur Gänze, denn mir wurde die Kraft von positiven Gedanken sehr bald klar.

Unter Meditation versteht man in unseren Breiten eher eine unspezifische Form eines mentalpsychologischen Instrumentes und diese wird meist nur mit einem allgemeinen Nutzen versehen. „Meditation ist kein Wundermittel, keine Medizin, keine Psychotherapie, aber: die positive Auswirkung von täglicher Meditation in Bezug auf Gesundheit, Denkfähigkeit, Emotionalität und vieles mehr sind durch wissenschaftliche Untersuchungen vielfach nachgewiesen worden."[164] Meditationen wirken vorbeugend und auf das allgemeine Wohlbefinden. Dieses ist natürlich die Voraussetzung für ein angenehmes und gesundes Leben, bei spezifischen Problemen sind die gängigen Meditationsformen aber meist überfordert. Für den allgemeinen Stressabbau, zur Steigerung der Konzentration und zur Verbesserung der Grundkonstitution sind Meditationen sehr gut geeignet. Es gibt eine Fülle von verschiedenen Techniken und jede hat ihre Berechtigung. Nun gibt es solche, die bewusst die Gedanken auszublenden versuchen und das Nichts ins Zentrum stellen oder andere, wie das Autogene Training[165] oder die progressive Muskelentspannung[166], die den Körper ins Zentrum stellen. Ich plädiere für Varianten, die Gedanken und Gedankenbilder beinhalten, die man sich formen und gestalten kann – so wie man es braucht. Deshalb sehe ich eine enge Verbindung zwischen Entspannung und Visualisierung.

Bei meiner Arbeit mit Kindern und Jugendlichen konnte ich Erfahrungen mit Mandalas, das sind optische Meditationsobjekte[167], mit autogenem Training, einer bewährten Entspannungstechnik, und mit Märchenreisen[168], die Elemente des autogenen Trainings beinhalten und eine meditative Wirkung haben, sowie mit Mentaltrainings sammeln. Zweifellos haben solche Techniken alle ihre Wirkung aber in der Regel sind sie unspezifisch, eher allgemeingültig und metaphorisch. Sie sind zu wenig konkret und der Einzelne findet sich nicht oder nur schwer wieder oder muss die Inhalte für seine eigenen Probleme erst einmal übersetzen. Aus dieser Erkenntnis heraus entstanden auch die ersten Mentalpsychologischen Interventionen für Kinder und Jugendliche. Diese litten unter verschiedensten schulbezogenen Symptomen. Schlechte Noten, mangelndes Selbstbewusstsein, Minderwertigkeitskomplexe, Ängste, Depressionen, Kopfschmerzen und Bauchschmerzen sind nur einige davon. Natürlich gab es dafür eine Ursache – meist waren es sogenannte Teilleistungsschwächen[169] – aber es musste auch den Symptomen entgegengewirkt werden. Vereinfacht ausgedrückt, habe ich einen Schüler, der Prüfungsängste hatte, in einem Trancezustand eine Prüfung positiv, angstfrei, glücklich, freudvoll erleben lassen. Oder ein Kind mit einer Rechenschwäche konnte im Rahmen einer solchen Intervention erleben, wie es rechnen kann. Die Wirkung war immer die gleiche – die Kinder setzten völlig automatisch das um, was sie in diesen Bildern erlebt hatten. Gedanken wurden Wirklichkeit. Diese Erkenntnisse sind in meinem Buch „Mentaltraining für Kinder"[170] beschrieben. Einige Grundlagen, die Sie hier lesen, wurden auch diesem Buch entnommen.

Meine Mentalpsychologischen Interventionen (siehe im Kapitel „Mentalpsychologische Interventionen" auf Seite 252) haben eine Basis – in der Hypnotherapie[171], KiP-Technik[172], autogenem Training[173] und in verschiedenen Meditationstechniken[174] und sogar in den Religionen. Wir können davon ausgehen, dass alle Religionen dieser Welt mit den suggestiven Wirkungen von bestimmten Gedanken „arbeiten". Der sonntägliche Kirchgang, das tägliche Abendgebet, die Koranschulen oder die Meditationen fernöstlicher Religionen – um nur einige zu nennen – haben alle ein und dieselbe Grundlage: Die Gedanken, die gedacht werden, sollen Wirkung erzeugen. Wie stark solche Wirkungen sein können, sahen wir zu Beginn des 21. Jahrhunderts bei den Selbstmordanschlägen muslimischer Fundamentalisten in Israel und am 11. September 2001 bei den Anschlägen in Amerika, die religiöse Ursachen hatten. Auch die rachemotivierte Antwort des amerikanischen Präsidenten, die zu zwei Kriegen führte, wurde religiös argumentiert. Diese negativen Beispiele zeigen uns, was fanatisches Denken anstellen kann. Es gibt viele Beispiele negativen Denkens – mit negativen Folgen. Krankhafte Eifersucht zum Beispiel, die sich in Gewalt äußert und im schlimmsten Fall zu Mord und Selbstmord führen kann, oder der immer vom Unglück Heimgesuchte, der vor lauter Angst, dass wieder etwas passieren wird, das Haus nicht verlässt. Und tut er es dennoch, dann passiert ihm ganz sicher wieder etwas Schlimmes. In der Medizin kennen wir den Hypochonder, der sich seine Krankheiten einfach herbei denkt. Aber bleiben wir noch ein wenig bei den Religio-

Teil 3: Die Methoden

nen. Diese haben natürlich in der Regel nicht so schlimme Folgen wie Terror oder Kriege im Sinn, sondern im Gegenteil, sie haben eigentlich die Aufgabe, den Menschen ein Denken angedeihen zu lassen, das sie das Leben meistern und sie mehr oder weniger glücklich werden lässt. Dass dies nicht immer im Zentrum religiöser Absichten steht und dass mit dem vermittelten Denken auch Abhängigkeiten geschaffen werden, ist eine andere Sache, aber gleichzeitig ein weiterer Beweis dafür, dass das Denken uns bestimmt. Bei den Religionen wird uns dieses Denken vorgegeben, so ähnlich wie wir im Rahmen des Sozialisationsprozesses unseren Kindern eine Denkstruktur vorgeben. Als Psychologe und Soziologe interessieren mich natürlich Normen bildende Dynamiken, die als sehr vielfältig bezeichnet werden können. Auf jeden Fall ist unser Denken angelernt. Wir können nur das kognitiv verarbeiten, was an sinnlichen Reizen an uns herangetragen wird bzw. was wir aufzunehmen in der Lage sind. Worte, Bilder, Erfahrungen und Erlebtes sind diese bestimmenden Faktoren, die uns prägen.

Moralbildende Sozialisation, die religiös bedingt ist, baut eigentlich auf Angst auf. Wenn du böse bist, kommst du in die Hölle. Wenn du nicht an Gott glaubst, gibt es keine Erlösung. Nachdem die Hölle als nicht sonderlich komfortabel dargestellt wird, der Himmel als das Angenehme betrachtet wird und jeder ganz gerne sehr lange leben möchte, funktioniert das „Spiel" mit der Angst hervorragend. Ich möchte niemandem seinen Glauben nehmen – im Gegenteil, er gehört zum Dasein wie das Leben selbst, aber die Polarisierung zwischen gut und böse ist insofern problematisch, weil das schlechte Gewissen hochgehalten wird. Schließlich sind wir für die Kirchen alle Sünder und erhalten dadurch eine negative Grundposition. Hier möchte ich den Unterschied zwischen Glauben und Kirche erwähnt wissen, ohne allerdings darauf näher eingehen zu wollen. Schauen wir auf das Äußere der Kirchgänger, dann kommt in deren Körperhaltung ihr schlechtes Gewissen zum Ausdruck: In der Kirche gibt es keine selbstbewusste Haltung, sondern nur eine reuige, die einen den Kopf senken lässt. „Wir sind Sünder", hören wir immer wieder in der Kirche. Gleichzeitig wird die Verantwortung einem höheren Wesen zugeordnet, was auf das eigene Selbstbewusstsein nicht unbedingt förderlich wirkt, denn wenn ohnehin nur das Gottgewollte geschieht, dann ist der eigene Einfluss auf das Selbst wohl nur bescheiden. Gott wird durch die Kirche und deren Mechanismen zu einem gewaltigen Über-Ich, das uns – wie Sigmund Freud[175] eindrucksvoll beschreibt – auf einer unbewussten Ebene bestimmt und leitet.

Die im Alten wie auch im Neuen Testament beschriebenen Wunder lassen viele Menschen schließlich an die heilende oder Erfolg gebende Wirkung einer intensiven Hinwendung zu Gott (und seinem Sohn) bzw. zu den Religionen glauben. Hier finden wir die positive Seite des von den Kirchen vorgegebenen Denkens. Norman Vincent Peale hat in „Die Kraft positiven Denkens" schon vor mehr als einem halben Jahrhundert[176] die Verantwortung für den eigenen Erfolg wohl dem eigenen Denken gegeben, verweist aber immer wieder auf Gott bzw. meint, dass man sich in Gottes Hand[177] befindet. Er schreibt: „Das Christentum lehrt, dass in allen Schwierigkeiten und Nöten dieses Daseins Gott an unserer Seite ist. Wir können uns an ihn wenden, zu ihm sprechen, Halt und Hilfe suchen, und wir finden bei ihm Ruhe, Trost und neuen Mut. Irgendwie glauben die meisten Menschen, dass dem so ist, und viele haben es auch praktisch erfahren."[178] So wenden sich viele Menschen in Not und in Problemsituationen Gott bzw. dem Glauben zu und erfahren nicht selten Trost und positive Wirkung.

Es sollte aber nicht übersehen werden, dass glauben denken bedeutet. Wir können nicht glauben ohne zu denken und indem wir Positives, Heilung oder Wunschsituationen von Gott herbeisehnen, (er-)denken wir diese. Nachdem Mentaltrainingsformen auch ohne religiösen Hintergrund funktionieren, kann man davon ausgehen, dass es primär das eigene Denken ist, das hilft, und Gott nur als Mittel zum Zweck dient. Gläubige mögen mir diese gottlose Ansicht nachsehen und können selbstverständlich in ihre mentale Arbeit Gott einbeziehen. Schließlich bleibt es jedem unbenommen, ob er mit oder ohne Gott und dem Glauben an ein höheres Wesen seine Ziele zu erreichen versucht. Es gibt aber viele Hinweise darauf, dass der direkte Weg, nämlich, dass Wirkung nicht von außen bzw. von „oben" kommt, der effizientere ist. Dennoch sind die vielen religiös bedingten Hilfen sehr überzeugend. Die anerkannten Wunder von Lourdes (siehe auch Kapitel „Von Wundern und Denken" auf Seite 157) sind nur ein paar wenige Beispiele dazu.

Einer, der zu den Vorkämpfern mentalpsychologischer Arbeiten zählt und dabei sehr wohl den Glauben mit einbaut, ist Joseph Murphy[179]. Er postuliert, dass sich jeder Mensch verändern kann und bezeichnet dies als das wirklich größte Geheimnis der Welt, das lautet: „Das Reich Gottes befindet sich im Menschen. Das bedeutet, daß in seinem eigenen Unterbewußtsein unendliche Weisheit, grenzenlose Kraft, unerschöpfliche Liebe und die Lösung für jedes Problem beschlossen sind."[180] Murphy bezieht sich also auf Gott und findet in der Bibel viele Hinweise dafür, dass die Kraft des Erfolges im Unterbewusstsein liegt. Er beschreibt auch viele „Erfolgsstorys" und bestätigt somit seine Thesen bzw. auch die zentrale Theorie dieses Buches, dass das Denken das Unterbewusstsein beeinflusst. Dass dies auch ohne göttliche Fügungen erfolgt, sollte nicht unerwähnt bleiben, wenn sich jemand dabei mit „Gottes Hilfe" leichter tut, bleibt es ihm überlassen, diese auch „in Anspruch zu nehmen".

Als Psychologe sehe ich natürlich den wissenschaftlichen Hintergrund dieser Mechanismen (die Veränderungen hervorrufen), die im Kapitel „Denkprozesse wirken auf den Körper und darüber hinaus" auf Seite 85 schon ausführlich beschrieben wurden, als prioritär an. Ich möchte nochmals an die selbsterfüllende Prophezeiung erinnern, die von Paul Watzlawick[181] erforscht und wissenschaftlich belegt ist.

Meine Methodik baut auf verschiedenen wissenschaftlichen Fundamenten (siehe Kapitel „Eine wissenschaftliche Betrachtung" auf Seite 317) und auf autosuggestiven Techniken auf. Autosuggestion bedeutet Selbstbeeinflussung. Es geht also keinesfalls um fremdgesteuerte Manipulation. Die Verantwortung obliegt dem Patienten und dieser ist Herr seiner Psyche und seines Körpers. Hier gibt es durchaus eine Unterscheidung zu medizinischen Optionen, denn diese suggerieren, dass Ärzte oder Medikamente – also Dritte – die Verantwortung übernehmen. Diese Form der Auslieferung kann aus meiner Sicht höchstens eine Ergänzung sein– die Hauptverantwortung muss beim Schmerzpatienten bleiben. Mir liegt es fern, die Mediziner hier auszuschließen, sondern im Gegenteil, ich sehe ein kooperatives Vorgehen als sinnvoll an. Autosuggestive Methoden wurden und werden von vielen anderen Experten angewandt und haben sich längst bestätigt. Ich möchte – sozusagen als Beweise für deren Wirksamkeit – im Folgenden einige dieser Experten anführen. Natürlich gibt es zu diesen methodische Unterschiede im Vergleich zu der von mir bevorzugten Methode – nicht zuletzt auch deshalb, weil es neue Erkenntnisse gibt und die Wissenschaft uns Neues zur Verfügung stellt. Als holistisch (gesamtheitlich) Denkendem sind mir eindimensionale Lösungen fremd. Bevor wir im nächsten Kapitel diese Lösungen als Methodenmix kennenlernen, möchte ich einige Autoren präsentieren, die mit ihren Methoden durchaus auch Erfolg hatten bzw. haben.

Schon früher hat ein französischer Apotheker, der sich mit der Autosuggestion beschäftigte, die Erkenntnis erlangt, dass sich das suggestiv Vorgestellte Punkt für Punkt verwirklichen wird.[182] Er meint dazu: „Wenn man sich einredet, man könne eine – an sich mögliche – Sache tun, so bringt man sie auch zustande, wie schwierig sie auch sei. Wenn man sich dagegen einbildet, irgendeine höchst einfache Sache nicht zu können, wird sie einem wirklich unmöglich, und Maulwurfshügel erscheinen als unübersteigbare Hochgebirge.[183]

Émile Coué[184] gilt als Vorreiter des positiven Denkens und hat mit seiner Formel „Es geht mir von Tag zu Tag in jeder Hinsicht immer besser und besser" eine wesentliche Grundlage geschaffen, um den Menschen ein angenehmeres, glücklicheres und gesünderes Leben zu ermöglichen. Coué hat eine essenzielle Erkenntnis gewonnen, die ich Ihnen nicht vorenthalten möchte. Jedes Kind weiß, dass der Wille Berge versetzen kann. Aber der Wille wird gegenüber der Vorstellung immer unterliegen.[185] Der Autor vieler Bücher zur Autosuggestion beweist dies mit dem Beispiel eines Brettes, das am Boden liegt und über das Sie gehen sollen. Wenn Sie es wollen, wird es Ihnen ohne Zweifel gelingen. Wenn sich das gleiche Brett aber in schwindelerregender Höhe befindet, dann wird die Vorstellung, hinunterzufallen, über den Willen, das Brett zu begehen, siegen. Die Vorstellung ist eine bildhafte Umsetzung der Gedanken. Deshalb ist es wichtig, dass Gedanken „verbildert" werden.

Für Schmerzpatienten heißt dies, dass es nicht ausreicht, den Willen aufzubringen, um zum Beispiel ein Therapieprogramm zu absolvieren und auch durchzuhalten. Hingegen ist die Vorstellung, dadurch gesund zu werden und ein Bild zu kreieren, das den gesunden Zustand zeigt, die richtige Voraussetzung, die angestrebten Ziele auch zu erreichen (siehe dazu auch Kapitel „Ziele und Veränderungen zur Schmerzheilung" auf Seite 187). Coués Methode hat viele Anhänger gefunden und es gibt viele Coué-Clubs, die seine Form der Autosuggestion praktizieren. Als ich einmal in einem dieser Vereine eingeladen wurde, einen Vortrag über Schmerzpsychologie zu halten, nahm ich die Einladung gerne an und präsentierte dort meine „Doppelstrategie" der Schmerzheilung – also die symptom- und ursachenorientierte Vorgangsweise des *„Schmerzen wegdenken"*. Die Zuhörerinnen und Zuhörer waren alle mit der einen Symptomseite vertraut, wiewohl die Coué-Anhänger ihre Glaubenssätze eher allgemein formulieren – und nicht so strukturiert, wie ich es im Sinne der SMARTIES-Ziele meine (siehe Kapitel „Ziele und Veränderungen zur Schmerzheilung" auf Seite 187). Die Ursachenseite war allerdings weniger bewusst und hat bei vielen für ein erkenntnisreiches Aha-Erlebnis gesorgt. Coué hatte ohne Entspannungstechniken gearbeitet, weil er von der verstärkenden Wirkung zu seiner Zeit davon noch nichts wusste. Dennoch funktioniert seine Methode seit mehr als 100 Jahren. Einer, der die Methode von Coué in seine medizinische Arbeit integrierte, ist der 2003 verstorbene österreichische Arzt Erich Rauch[186], der Suggestionstechniken erfolgreich einsetzte.

Eine, die über Affirmationen einen Beitrag zur positiven Psychologie leistet, ist Luise L. Hay[187]. Affirmationen sind kurze Glaubenssätze, die positiv formuliert werden und eine Zustimmung oder Bejahung beschreiben. Wahrscheinlich ist noch das zum Erfolg führende „Yes, we can" von Präsident Barak Obama in Erinnerung, mit dem er nicht nur zum ersten nicht weißen amerikanischen Präsidenten wurde, sondern das ebenso wesentlich politische Änderungen in den USA verursachte. Hay bezieht sich aber auf den Menschen und seine Gesundheit und sieht ebenfalls die stärkenden Gedanken als Grundlage für Gesundheit und Wohlergehen.

Coué und Hay zeigen uns somit, dass es nicht zwingend notwendig ist, dass wir uns bei den „Siebenbilderzielen" bzw. den Mentalpsychologischen Interventionen in einen Trancezustand versetzen müssen. Wenn dafür keine Zeit ist, dann ist der bewusste Zustand ebenfalls wirksam – wenn vielleicht auch nicht in der Intensität, die eine Entspannung mit sich bringen kann.

Die Vorstellung, einen gewünschten Zustand erreicht zu haben, veranlasst das eigene Unterbewusstsein, seine Kräfte darauf auszurichten und das Unterbewusstsein wird danach streben, den Zielzustand herzustellen. „Wenn Sie also die Kraft Ihrer Gedanken konzentriert auf ein Ziel richten, so werden Sie dieses Ziel früher oder später auch erreichen."[188] Hinter dieser Behauptung steht der Grundsatz, dass unsere Gedanken reine Energie sind. In der Tat ist es ein naturwissenschaftliches Grundgesetz, dass Energie nur wieder in Energie oder in Materie umgesetzt werden kann. Nachdem wir zum Denken Energie benötigen, die wir uns über die Nahrung zuführen, müsste dem physikalischen Grundgesetz folgend, das Denken tote Materie erzeugen oder eben eine weitere energetische Form erhalten (was heißt hier tote Materie: um jeden Atomkern bewegen sich Elektronen mit einer Geschwindigkeit von rund 900 Kilometern pro Sekunde – so tot kann Materie also nicht sein). Nachdem zweifellos Ersteres nicht zutrifft ist nur Zweiteres möglich – bzw. sagt uns die Relativitätstheorie von Einstein, dass es eigentlich gar keine Materie gibt, sondern alles Energie ist. Tepperwein meint dazu: „Alles, was ist, sind materialisierte Vorstellungen, gedachte Tatsachen, verwirklichte Gedankenbilder. Erst wenn etwas gedacht ist, kann es in Erscheinung treten. Materie ist nur eine unterschiedliche Erscheinungsform von Energie."[189]

Der Erfolgsautor Hans-Peter Zimmermann schreibt: „Gedanken sind nicht nichts. Sie scheinen eine Form von Energie zu sein, die wir (noch) nicht messen können."[190] Zum Teil funktioniert die Messung von Gedanken allerdings schon. Ein Lügendetektor misst die Veränderung des Hautwiderstands und macht Gedanken sichtbar. Biofeedbackgeräte funktionieren auch nach diesem Prinzip. Damit kann man seinen durch Denken erreichten Entspannungszustand messen oder feststellen, welche Auswirkungen das Denken an eine unliebsame Person hat.

Einer, der wie Coué mentalpsychologische Methoden (ohne sie als solche zu bezeichnen) „kultivierte", war José Silva, der mit der „Silva-Methode"[191] eine Form von Mentaltraining entwickelte, die vor allem im angloamerikanischen Raum viele Anhänger fand und sich insbesondere auf Gesundheit und Heilung bezieht. Wenn man seinen Ausführungen Glauben schenkt (und es gibt eigentlich keinen Grund, es nicht zu tun), dann haben bereits Millionen Menschen seinen Ratschlägen zu ihrem Vorteil Folge geleistet. Silva spricht von „Alpha" und meint damit den Alphazustand, bei dem die Gehirnwellenfrequenz zwischen 7 und 13 Hertz beträgt. „Eine bewusste Kontrolle über Alpha befähigt den Praktizierenden dazu, sein geistiges Potenzial in nie gekannter Weise auszuschöpfen."[192] Silva sieht im Gegensatz zu Coué, dem suggestive bzw. autosuggestive Formeln ausreichten, den Schlüssel zum Erfolg in der Entspannung – und zwar im Alphazustand.

In dieselbe Kerbe wie Silva schlägt Kurt Tepperwein, der ebenso methodische Vorschläge niedergeschrieben hat.[193] Der Mentaltraining-Pionier verweist auf die Wirkung der Mentalarbeit auf die Leistungsfähigkeit – wie zum Beispiel im Sport. Im Spitzensport ist Mentaltraining nicht mehr wegzudenken. Es wirkt auf die Leistung, auf die Motivation, auf den Erfolg und natürlich auf die Gesundheit. Das, was für Spitzensportler Gültigkeit hat, wirkt auch bei jedem anderen Menschen – garantiert! Somit ist auch der Gesundheitsprozess bei Schmerzpatienten zu beeinflussen.

Die Psychologin Besser-Siegmund hat einen weiteren Ansatz, der auf dem Grundgedanken von Vorstellungskraft und Imagination aufbaut, in die Diskussion eingebracht. Ihre Methode der „Magic Words"[194] basiert einerseits auf Elementen des „Neurolinguistischen Programmierens" und andererseits auf Visualisierungstechniken. Sie propagiert negative Wörter im Geiste positiv darzustellen. Dass Wörter wie „Krankheit", „Schmerz", „Operation" oder „Arzt" bei vielen Menschen Stress und Blockaden auslösen, kann man sich leicht vorstellen. In Anlehnung an Besser-Siegmunds Methode sind diese Wörter einfach „umzuprogrammieren". Man stellt sich das Stresswort einfach in schönen Bildern, farbenfroh und positiv besetzt vor und das Unterbewusstsein reagiert darauf.

Auch aus den Grenzwissenschaften kommt Bestätigung. So hat der 2011 verstorbene Universitätsprofessor und Parapsychologe Milan Ryzl (Kennedy University Orinda, Kalifornien)[195] die Wirkung der Autosuggestion auf die Selbstheilung bestätigt. Ein anderer Wissenschafter, der sich der Parapsychologie widmet und sich mit Heilung beschäftigt, ist der Italiener Armando Pavese[196], der gleichfalls meint, dass der Patient das „Heilmittel" seiner selbst ist und damit auf die Selbstheilungskräfte hinweist.

Es gibt eine Reihe von Psychologen und Psychotherapeuten, die ebenfalls sehr positive Erfahrungen mit autosuggestiven Methoden und Imaginationen zur Schmerzheilung haben. Attila Bencsik[197] hat Fantasiereisen zur Krankheits- und Schmerzbewältigung geschrieben. Ingo Michael Simon[198] bietet viele suggestive Übungen, der Diplompsychologe Volker Friebel[199] beschreibt das Zusammenspiel von Psyche, Immunsystem und Selbstheilung, der klinisch-psychologische Wissenschafter Berndt Scholz[200] hat positive Erfahrungen mit der Hypnotherapie bei chronischen Schmerzpatienten, die Psychotherapeutin Barbara Glier[201] setzt bei ihrer verhaltenstherapeutischen Schmerzbehandlung ebenfalls meditativ-autosuggestive Instrumente ein. Diese Auflistung ließe sich wohl noch lange fortsetzen. Ich möchte damit nur Beispiele für die Bandbreite des vorhandenen Spektrums von Schmerztherapien geben, die über das Medizinische hinausgehen und welche die eigene Verantwortung einbeziehen.

Ein weiteres Fundament, das die Funktionsweise der mental-psychologischen Instrumente erläutert, finden wir in den Sozialisationsprozessen, die den Menschen prägen und normieren. Von klein auf übernehmen Kinder die Verhaltensmuster ihrer Eltern, die wiederum ihre Muster von deren Eltern übernommen haben. Dieser mimetische Prozess ist ein formender. Die elterlichen Vorbilder fordern zum Nachahmen auf und wirklich, die Kinder übernehmen in der Regel die Verhaltensweisen ihrer Eltern – die positiven wie die negativen. Lebenseinstellungen werden ebenso übernommen wie verschiedene Muster. Eine Kollegin – selbst Psychologin – sagte mir einmal: „Je älter ich werde, desto mehr ähnle ich meiner Mutter. Niemals hätte ich daran gedacht, dass ich so werde wie sie. Ich setze Handlungen, ohne darüber nachzudenken und diese sind die gleichen, wie meine Mutter sie gesetzt hat." Die elterliche Erziehung wird ins Unterbewusstsein übernommen und leitet unser Handeln. Natürlich sind diese Prägungen erst einmal über die sinnliche Wahrnehmung an unser Bewusstsein gelangt und haben von dort den Weg ins Unterbewusstsein gefunden. In der Folge setzen wir viele Handlungen, die darauf zurückzuführen sind. Dies betrifft auch die Einstellung zur Gesundheit, die Abhängigkeit zu Krankenhäusern und Ärzten oder den Umgang mit Schmerz. Wenn also der Vater zu jeder Mahlzeit Tabletten gegen seine Rückenschmerzen einnahm und die Mutter ihre Kopfschmerzen immer mit verschiedensten Arzneien bekämpfte und von einem Arzt zum anderen „wanderte", dann werden sich solche Verhaltensweisen bei den Kindern einprägen und im späteren Erwachsenenalter ganz automatisch fortsetzen. Die Mimesis – also die Nachahmung – ist eine unterschätzte Kraft. Dies wohl deshalb, weil sie unbewusst wirkt. Das Gehirn hat die Verhaltensweisen der Eltern gelernt und sorgt in der Folge für die gleichen Handlungsabläufe.

In der beruflichen Sozialisation[202] lässt sich dieser Grundsatz auch beobachten. Wenn Sie in ein Unternehmen eintreten, dann werden Sie recht bald dessen Grundsätze übernehmen und diese auch nach außen verteidigen. Das machen Sie ganz automatisch, ohne näher darüber nachzudenken. Ich war einige Jahre im Finanzwesen tätig. Dort war es üblich, seinen jährlichen Krankenstand „in Anspruch zu nehmen". Als Führungskraft konnte ich diesem Automatismus nicht viel abgewinnen, aber ich hatte Einblick in die Statistik bzw. war es auch ein offenes Geheimnis, dass man ein „Anrecht" auf Krankenstand hat – egal, wie notwendig es wirklich war. Bis zu drei Abwesenheitstagen war nicht einmal eine ärztliche Bestätigung notwendig. Bei längeren „Urlauben" suchten sich die Leute einen gnädigen Arzt, der ohnehin die Symptome nicht wirklich kontrollieren konnte. Diese Art der beruflichen Sozialisation verursacht einen enormen volkswirtschaftlichen Schaden und sorgt auch für eine gedankliche Hinwendung zur Krankheit. Jede kleinere gesundheitliche Beeinträchtigung wird durch ein krankheitsbedingtes Denken zu einer schriftlich diagnostizierten schweren Krankheit, die Bettruhe benötigt. Die Gruppe, der man angehört, wirkt mit ihren Regeln und Normen ebenso auf das eigene Unbewusste. Handlungen, die man auf dieser Basis setzt, werden durch rationale Argumente legitimiert. Die Ursache dafür sind verinnerlichte Werte, die über einmalige oder oftmalige Signale ins Unterbewusste eindrangen.

Der Sozialisationsprozess im privaten wie im beruflichen Umfeld kann auch negative Prägungen hervorrufen. Manchmal reichen schon einmalige Wahrnehmungen, die einen prägen. Traumatische Erlebnisse zum Beispiel können ein Leben verändern. Erfolgen solche in der Kindheit, dann gibt es nicht selten weitreichende Wirkungen, die das ganze weitere Leben bestimmen können. Kinder – aber auch Erwachsene – können die Ursache verdrängen oder von einmaligen Erlebnissen psychotisch werden. Das Verdrängen vollzieht sich meist nur oberflächlich, im Unterbewusstsein ist das prägende Ereignis immer noch vorhanden und wirkt auf die Psyche. Psychotherapeuten, die mit Kriegstraumatisierten arbeiten, wissen über die einschneidende Wirkung von schrecklichen Erlebnissen. Gleiches habe ich aber auch bei familiären Missbrauchspatienten oder Gewaltopfern erlebt. Verinnerlicht werden somit Verhaltensmuster und traumatische Erlebnisse gleichermaßen.

Die elterliche Erziehung, schulische oder kirchliche Einflüsse sind keine Einmalereignisse, sondern dynamische Prozesse, die lange dauern und in verschiedenen Ausformungen und Inhalten den Menschen überhaupt – vor allem aber Kinder – beeinflussen. Wir sollten nicht vergessen, dass wir auch einmal Kinder waren. Steter Tropfen höhlt den Stein – das wissen wir längst. Diese „Konditionierungen" hinterlassen nicht nur leichte Spuren, sondern graben sich tief in unser Unterbewusstsein, das unser Leben bestimmt, ein. Damit wird auch klar, warum Mentaltrainings keine einmaligen Übungen darstellen, sondern regelmäßig erfolgen sollten.

Der Begründer der Psychoanalyse, Sigmund Freud, hat die enorme Macht des Über-Ichs entdeckt und diesen Begriff in die Wissenschaften eingeführt. Dieses Prinzip ist intensiv erforscht und wissenschaftlich abgesichert. Das Über-Ich repräsentiert die Eltern, Lehrer, Chefs, Gott und die Religionen. Diese Repräsentanten „sitzen" tief in uns drinnen und bestimmen uns und unser Handeln – ohne, dass wir es wirklich wissen. Die Entwicklung des Über-Ichs gehört vor allem zu den kindlichen Entwicklungsphasen. Fenichel schreibt dazu: „Ein bedeutender Schritt im Reifungsprozess ist erreicht, wenn die Verbote der Eltern auch während ihrer Abwesenheit wirksam bleiben. Es ist damit eine dauernde Kontrollinstanz in der Psyche eingerichtet worden."[203] Freud hat die Macht des Unterbewusstseins bewiesen und damit auch gezeigt, dass wir diese Macht zu unseren eigenen Vorteilen und zum Vorteil unserer Gesundheit einsetzen können.

Wir werden also von unserem eigenen Unbewussten beherrscht. Dies gilt für das Negative wie auch für das Positive. Wenn wir das wissen, dann wissen wir auch, was zu tun ist – nämlich unser Unterbewusstsein so zu formen, dass es uns in eine positive Richtung leitet und unsere Handlungen positiv beeinflusst.

Gedanken sind nichts anderes als Anweisungen an sich selbst, deshalb gilt auch hier der Grundsatz der Konkretheit. Wenn Sie morgen beim Frühstück frohlockend verkünden sollten, dass Sie Mentaltraining toll finden und dass diesbezügliche Übungen für alle gut wären und dass alle damit beginnen sollten, dann wird wohl nichts geschehen. Wenn Sie aber jetzt die Augen schließen und sich konkret denken: „Morgen beim Frühstück verkündige ich, dass ich mit meinen Kindern am Abend die erste mentalpsychologische Übung mache und in der

Folge täglich zumindest eine solche Übung durchführe", dann haben Sie einen wesentlichen Schritt getan. Und wenn Sie sich dann noch vorstellen, wie Sie beim Frühstück sitzen und eine klare Aufforderung aussprechen, dann werden Sie am Abend die erste Übung durchführen – auch weil Sie sich an das im Vorkapitel beschriebene Zielsystem halten. Vielleicht denken Sie gleich auch noch an diese Situation, wie Sie neben Ihrem Kind, das schon im Bett liegt, sitzen, ein Buch in Händen halten und gerade mit der ersten Zeile der mentalpsychologischen Übung beginnen. Sie sehen sich, wie Sie mit der Hand über das Haar Ihrer Tochter oder Ihres Sohnes streichen, wie Sie in ihr oder sein glückliches Gesicht schauen und Sie hören sich die Worte aus der Vorlage lesen. Sie fühlen die Wärme des Raumes und Sie riechen den für Ihr Kind so typischen Geruch, weil Sie ihm so nahe sind. Wenn Sie so vorgehen, dann werden Sie am Abend diese Übung auch mit Sicherheit durchführen und den Einstieg ins praktische Mentaltraining finden. Freuen Sie sich darauf.

Der Satz steht in so vielen Büchern, dass der eigentliche Schöpfer nicht mehr eruierbar ist. Auch ich verwende diesen Satz bei meinen Vorträgen immer wieder und regelmäßig – nämlich: „Erfolg hat drei Buchstaben: T.U.N.!" Deshalb tun Sie es! Schließen Sie jetzt die Augen und stellen Sie sich das gerade Gelesene vor – oder etwas Ähnliches.

Mentalpsychologische Verfahren entfalten ihre Wirkung in einem entspannten Zustand, wie es eben ein hypnotischer ist. Die Körperfunktionen werden in einen Entspannungszustand versetzt. Dies erfolgt entweder durch eigene oder von außen vorgetragene Interventionen. Man denkt selbst an etwas Schönes, erfindet in der Fantasie eine Geschichte, auf die man sich voll konzentriert oder man lässt sie erzählen. Es reicht aber auch, wenn man sich, wie beim autogenen Training, den Entspannungszustand herbeidenkt. So beginnt die Basisübung im autogenen Training mit folgenden Worten: Ich bin ganz entspannt. Ich bin ganz entspannt. Dieser Satz wird mehrfach langsam wiederholt. Auch Musik führt zu einer körperlichen Entspannung. Es gibt dazu eine Fülle von Angeboten am Markt. Eine weitere Möglichkeit, diesen Zustand zu erreichen ist jener, technische Geräte einzusetzen. Mindmachines und Biofeedbackgeräte arbeiten mit audiovisuellen Reizen, die sehr wirkungsvoll eine Entspannung hervorrufen. Die Geräte sind allerdings zum Teil nicht ganz billig. Mit den hochwertigeren Geräten kann der Grad der Entspannung angezeigt werden. Dies erfolgt mittels eines EEGs (Elektroenzephalogramm), das die Hirnaktivität misst. So lässt sich wissenschaftlich nachweisen, ob jemand mental entspannt oder aktiv ist. Im Wachzustand erzeugt unser Gehirn sogenannte Betawellen. Ist man entspannt, zeichnet das EEG die dann vom Gehirn erzeugten Alphawellen auf. Der Alphazustand ist definiert durch eine Gehirnwellenfrequenz von 8 bis 12 Hz. Er ist also wesentlich „ruhiger" als der Betazustand, bei dem das Gehirn zwischen 13 und 30 Hz arbeitet. Den Alphazustand kennzeichnen eine leichte Aufmerksamkeit und eine gesteigerte Konzentrationsfähigkeit. Auch die Lern- und Merkfähigkeit wird erhöht und es kommt zu einem Gefühl der Einheit von Körper und Geist. Bei einer tiefen Trance sendet das Gehirn Thetawellen aus (4 bis 7 Hz). Dieser Zustand kommt vor dem Schlaf (unter 4 Hz) bzw. ist dieser als Halbschlaf oder leichter Schlaf zu bezeichnen. Beim Tiefschlaf spricht man von einem Deltazustand. Will man nun einen Entspannungszustand erreichen, muss zumindest ein Alphazustand hergestellt werden. Jeder kennt diesen Zustand, wenn er zum Beispiel seinen Tagträumen nachgeht.

Mit hochwertigen Biofeedbackgeräten, die auf EEG-Basis arbeiten, lässt sich noch etwas feststellen, was die Wirkung von Denkprozessen beweist. Wir kennen aus den amerikanischen Kriminalfilmen den Lügendetektor, der nach dem gleichen Prinzip arbeitet. Dabei wird unter anderem der Hautleitwiderstand gemessen. Mit solchen Geräten lässt sich am Bildschirm verfolgen, wie das Denken auf Körperfunktionen wirkt. So ist es schon recht eindrucksvoll zu beobachten, wenn der Gedanke an einen unliebsamen Menschen die Kurve nach oben schnellen lässt. Wir brauchen aber eigentlich keine ausgefeilten wissenschaftlichen Geräte, welche die Wirkung von Gedanken auf unseren Körper beweisen. Machen Sie sich nur einmal bewusst, was mit Ihrem Körper geschieht, wenn Sie an einen Menschen denken, den Sie lieben oder auch umgekehrt, welche Reaktionen der Körper zeigt, wenn Sie an jemanden denken, der Sie vielleicht kürzlich zutiefst beleidigt oder gekränkt hat.

Der Erfolg von Entspannungstechniken bzw. hypnotherapeutischen Methoden zur Heilung chronischer Schmerzen ist wissenschaftlich belegt. Jacobs und Bosse-Düker[204] setzen mit ihrem Programm auf die verhaltenstherapeutische Hypnose, die durchaus Ähnlichkeit mit den Mentalpsychologischen Interventionen hat. Auch gibt es Erfahrungen mit von Patienten eigenständig durchgeführten autosuggestiven Interventionen. In mehreren Studien konnte belegt werden, dass damit eine deutliche Reduzierung der Schmerzstärke und des Medikamentenkonsums sowie eine Verbesserung der allgemeinen Funktionsfähigkeit und des Wohlbefindens erreicht werden. Auch die „Psychologie des Schmerzes"[205] kommt ohne Entspannungstechniken nicht aus: „Indiziert sind Entspannungsverfahren prinzipiell bei allen chronischen Schmerzzuständen."[206]

Bildermachen – Visualisierung gegen Schmerzen

Der Erfinder der Katathym-imaginativen Psychotherapie Hanscarl Leuner[207] wusste, warum er seine Patienten dazu veranlasste sich innere Bilder herzustellen. Anthropologisch – also menschheitsgeschichtlich – gesehen ist unsere digitale Welt von Bits und Bytes eine sehr junge. Das gilt auch für unser Gehirn, wo einerseits Bilder, aber natürlich auch die dafür ge-

Dr. Peter W. Steinkellner
PSYCHOTHERAPIE
Theaterplatz 1
8152 Stallhofen

lernten Worte abgespeichert sind. Die Psychologie hat über viele Jahre die sogenannte Hemisphärentheorie nach Roger Sperry vertreten[208] bzw. gibt es immer noch Verfechter dieser Idee. Diese Theorie unterscheidet zwischen anlogem und digitalem Denken und ordnet diese beiden groben Unterteilungen unseren zwei Gehirnhälften zu, die über den sogenannten Balken miteinander verbunden sind. Die Theorie ordnet der linken Gehirnhälfte den digitalen Bereich zu – also z.b. Zahlen, Worte, Buchstaben, Rechnungen, Logik, Analysen, Ordnung, Struktur und die Zeit. Die rechte Gehirnhälfte wären die analogen Aufgaben wie etwa Bilder, Musik, Emotionen, Körpersprache, Neugier, Spielen, Raumempfinden, ganzheitliches Denken, Fantasie und Neugier zuzurechnen. Somit wäre die linke Seite für das Schritt-für-Schritt-Denken verantwortlich und der rechten Hemisphäre wäre der ganzheitliche Bereich zuzuordnen. Aus der Lernpsychologie wissen wir, dass eine Verknüpfung zwischen den digitalen und analogen Feldern am wirkungsvollsten ist. Die Hemisphärentheorie ist gemäß neueren Forschungen der Neuropsychologen in diesem einfachen Modell wohl nicht mehr aufrechtzuerhalten. Seit dem Einsatz der bildgebenden Diagnostikverfahren wie z.b. Magnetresonanztomografie (MRT), Magnetenzephalografie (MEG) oder die Positronenemissionstomografie (PET) kann immer genauer festgestellt werden, welche Gehirnregionen durch bestimmte Gedanken aktiviert werden, und die einfache Links-Rechts-Einteilung konnte so nicht bestätigt werden. Allerdings ist die Verknüpfung von digitalem mit analogem Denken dennoch eine wirkungsvolle Methode – schließlich ist es ja auch egal, wo die Informationen abgespeichert sind.

Analoges Denken ist eines, das mit Bildern ausgestattet ist, das Gefühle beinhaltet und das bewirkt, dass alle Sinnlichkeiten beansprucht werden – und zwar alles in der Welt der Vorstellung. Visualisierung ist denken in Bildern. Visualisierung ist aber auch der Vorgang, durch den emotionale und sensorische Erlebnisse reaktiviert werden.[209] Visualisierungen gehen meist mit Entspannungstechniken einher. „Die Kraft der Vorstellung"[210] basiert auf kognitiven Vorgängen, die in Verbindung mit Meditation noch verstärkt werden kann.

Was mit innerer Vorstellung alles möglich ist, beweisen Sportler tagtäglich. Die Sportmetapher verwende ich gerne, weil bei Spitzensportlern die Erfolgsmechanismen in den letzten Jahren öffentlich gemacht wurden. Aber es geht nicht um den Spitzensport: „Die Vorstellungskraft und ihre Auswirkungen sind bereits mehrfach untersucht worden. So hatten zum Beispiel zwei gleich starke Gruppen von Hochspringern etwa zwei Wochen lang ihre Technik verfeinert. Ein Team trainierte körperlich, das andere nur mental, indem sich die Mitglieder Filme von ihrem Sprung vor ihrem geistigen Auge ablaufen ließen. Sie gingen den gesamten Ablauf nur in ihrer Vorstellungskraft durch. Sie sahen, wie sie Anlauf holten, jeden Schritt, den Absprung, den Flug über die Latte und die Landung. Das verblüffende Ergebnis: Beide Teams hatten ihre Leistungen gleichermaßen verbessert."[211] Andere Studien zeigten, dass verletzte Sportler, die durch den Bruch einer ihrer Gliedmaßen nicht trainieren konnten, alleine durch die geistige Vorstellung, sie würden ihr eingegipstes Bein trainieren, keinen Muskelschwund hinnehmen mussten. Forscher der Cleveland Clinic Foundation in Ohio haben bewiesen, dass alleine Gedanken Muskeln wachsen lassen können. Man muss nicht mehr unbedingt ins Fitnesscenter gehen, sondern kann auch auf der Couch trainieren.[212] Das ist zwar für die Allgemeinheit nicht so empfehlenswert, schließlich ist körperliche Ertüchtigung durchaus gesund, aber für Menschen, die bettlägerig sind oder nach einer Verletzung ihre Muskulatur wieder aufbauen müssen, kann das sehr sinnvoll sein. Faszinierend dabei ist aber, dass schon Denkprozesse den Körper verändern können.

Noch ein Beispiel: „Visualisierung ist das wirkungsvollste Werkzeug auf diesem Planeten. Wenn du in deiner schwimmerischen Leistung große Schritte weiter kommen willst, musst du dir regelmäßig die perfekte Technik bildlich vorstellen.

Aber du musst auch die Vorstellung von deinem Rennen auf deine Belange zuschneiden. Aber zuerst visualisieren bedeutet, dass du dir jeden Tag ein fehlerloses Schwimmen vorstellst. Du musst ein Experte darin werden. Du musst mental so stark werden, wie du es physisch bist. Du musst die ‚innere Gymnastik' jeden Tag ca. 10 Minuten machen. Mentale Muskeln brauchen genauso viel Übung wie die normalen Muskeln, oder sie werden träge und undiszipliniert, genau wie normale Muskeln. Aber, um deine Visualisierung wirklich wirkungsvoll zu machen, musst du sie so zuschneiden, dass sie deinen Bedürfnissen entspricht. Der wichtigste Aspekt dabei ist dein nächster Wettkampf. Während der Wochen vor einem Wettkampf stelle dir lebhaft vor, dass du eine tolle Zeit in diesem Schwimmbad schwimmst. Das nennt man auch ‚mentale Wiederholung'. Dadurch wird ein mentales Abbild erzeugt, dem der Körper folgt, sobald du in das Wasser dieses Beckens eintauchst. Susie O'Neil wusste, dass sie 1996 zur Olympiade nach Atlanta zurückkommen würde. Als sie einige Jahre zuvor in dem Bad war, fotografierte sie es. Dieses Foto hängte sie über ihrem Bett auf. Sie benutzte es dafür, um sich dauerhaft vorstellen zu können, dass sie zwei Jahre später in diesem Becken Gold gewinnen würde. Wenn möglich, versuche also immer einen Blick auf das Becken zu erhaschen, in dem der Wettkampf stattfindet, so dass du dir vorstellen kannst, dass du in ein paar Wochen in diesem Becken erfolgreich sein wirst. Wenn das nicht möglich ist, stelle dir vor, du wärst erfolgreich, ohne spezifische Details des Beckens. Vor dem Wettkampf schaue dir das Becken dann gut an, ziehe dich zurück und mache eine weitere Visualisierungssession, in der du dir das Schwimmen in diesem Becken vorstellst. Obwohl es dir die meisten nicht erzählen werden, sind Meisterschwimmer gewöhnlich auch Meister im Visualisieren ihrer Rennen. Sie wollen natürlich nicht, dass ihre Gegner davon erfahren und daher erfährt man auch selten etwas davon – obwohl Kieren Perkins oft davon sprach, dass er diese Technik anwendet. Mehr und mehr Trainer praktizieren mit ihren Schwimmern Visualisierungsübungen, genauso wie die täglichen Trainingseinheiten. Der Grund, dass man erkannt hat, dass der Geist das Control-Center für das Schwimmen ist, und daher macht das Training des Körpers alleine keinen Sinn."[213]

Dieser Artikel zeigt, dass im Sport, wo der Erfolg im Mittelpunkt des Geschehens steht, mentale Techniken auf breiter Basis eingesetzt werden. Ja, sie gehören längst zum Trainingsstandard. Die mentalen Kräfte wurden sogar schon für die eigene Schönheit „entdeckt". Eigentlich verwundert es ein wenig, dass mentale Instrumente nicht schon längst systematisiert und als Programm für das Segment der Schönen angeboten werden. Schließlich sind Schönheitsideale ein wichtiger Wert unserer Gesellschaft und die Schönheitsindustrie gehört zu den prosperierenden Branchen. Dabei wissen wir schon längst: „Schönheit kommt von innen." Genauer gesagt kommt Schönheit aus dem Kopf. Das hat die Autorin Uschi Rollar wiederentdeckt und dazu mit ihrem Buch „Schön durch Mentaltraining"[214] einen neuen Jungbrunnen aufgespürt. Sie sieht ihr mentales Trainingsprogramm als Ergänzung zur kosmetischen Körperpflege und ist eine Antwort auf die „Beauty-Gesellschaft", die ihre Vorbilder über Magazine, Filme und Werbemaßnahmen erhält. In der Tat sollte eigentlich jeder wissen, dass eine positive Einstellung das Äußere beeinflusst. Natürlich ist Schönheit – oder sagen wir besser Attraktivität – eng mit Wohlbefinden und Gesundheit verbunden. Dass hier die innere Einstellung helfen und auch entscheiden kann, weiß man schon lange, aber dass damit auch die Figur positiv beeinflusst werden kann und Meditation sogar die Traumfigur ermöglicht, mag vielleicht verwundern, aber es ist wie bei allem anderen auch erreichbar. Schließlich sind die Mechanismen immer die gleichen.

In der Wirtschaft haben sich mentale Erfolgstechniken ebenfalls schon längst durchgesetzt. Die Personalentwicklungsabteilungen schicken ihre Führungskräfte immer regelmäßiger auf Seminare, welche die mentalen Kräfte der Manager stärken sollen. Die berühmt berüchtigten Feuerläufe[215] sind bei einigen solcher Seminare ein metaphorischer Höhepunkt. Die Teilnehmerinnen kommen in der Regel gesund und ohne verbrannte Fußsohlen wieder nach Hause und sind um die Erfahrung reicher, dass das, was sie denken, Einfluss auf die Wirklichkeit hat. Ob sie dieses Wissen dann für monetäre Erfolge oder für ihr Glück und für die Gesundheit nutzen oder die Metapher gar nicht umsetzen können, bleibt wohl jedem selbst überlassen.

Nun möchte ich zum wiederholten Male die Naturwissenschaften bemühen, auf die an anderer Stelle schon hingewiesen wurde. In der Naturwissenschaft gilt das Gesetz von Ursache und Wirkung. Wir können nur das ernten, was wir gesät haben. Aus einem Maiskorn kann kein Rosenstock entstehen. Dies ist eigentlich keine wirklich sensationelle Erkenntnis; und dennoch halten sich nur wenige Menschen bei ihrem Denken an dieses Prinzip. Sie denken negativ, sehen nur die Schattenseiten, nörgeln und kritisieren, misstrauen und sehen nur das Böse. Sie denken an Krankheit und Schmerz anstatt an Gesundheit und Wohlbefinden. Aber damit nicht genug – das Denken wird in negative Bilder „übersetzt".

Die Effekte innerer Bilder sind schon längst bewiesen. Der russische Psychologe Aleksandr Luria beschreibt den Fall eines Probanden, der nur durch gedankliche Vorstellung ans Laufen seinen Herzschlag beschleunigte. Die Ärztin Jeanne Achterberg[216] berichtet unter Hinweis auf jeweilige wissenschaftliche Forschungsergebnisse einige Fälle, die z.B. schon vor Jahrzehnten klar beweisen konnten, dass Imaginationen eine direkte Wirkung auf den Körper ausüben. Alltagstauglich und wissenschaftlich fundiert ist, dass schon alleine die Vorstellung an eine Zitrone die Speichelproduktion anregt. Schon zu Zeiten, wo noch keine ausgefeilten bildgebenden Verfahren zur Verfügung standen, wurde bereits festgestellt, dass Vorstellungs-bilder den Blutzuckerspiegel oder die Magen-Darm-Peristaltik verändern können.

Visualisierung ist ein hirnphysiologischer Vorgang, Forscher der Universität Oxford haben herausgefunden, dass starke religiöse Gefühle Schmerzen lindern können. Die Schmerzlinderung wird von speziellen Gehirnregionen gesteuert, die sich im Frontallappen der Großhirnrinde befinden. Dieser Gehirnbereich ist unter anderem dafür verantwortlich, einer schlechten Erfahrung positive Bedeutung zu geben, um besser damit umgehen zu können. Bei gläubigen Patienten aktiviert sich die Gehirnregion, wenn sie zum Beispiel Bilder mit religiösen Motiven betrachten. Es gibt aber weniger um Religiosität als um Bilder, die positive Assoziationen hervorrufen. Die Forscher haben also nachgewiesen, dass Bilder Schmerzen lindern können. Dabei ist es einerlei, ob die Bilder real oder als „Denkbilder" eingesetzt werden.

In der psychologischen Schmerzbehandlung haben Entspannungstechniken in Verbindung mit Visualisierungen ihren festen Platz. Begriffe wie „Autosuggestion", „Meditation", „Mentaltraining" oder „Hypnotherapie" sowie „Visualisierung" und „Imagination" sind in der wissenschaftlich fundierten Schmerzbehandlung etabliert. Birgit Kröner-Herwig et al.[218] haben viele erfolgreiche Beispiele dokumentiert. Gleiches gilt für Georg Milzner[219]. Es gibt viele weitere Berichte und Beschreibungen von schmerzbezogenen Visualisierungstechniken[220]. Viele Kolleginnen und Kollegen arbeiten im Rahmen der psychologischen Schmerzbewältigung mit Visualisierungstechniken, was als Bestätigung der in dem vorliegenden Buch beschriebenen Technik zu sehen ist.

Das schon mehrfach erwähnte katathyme Bilderleben oder die Katathym-imaginative Psychotherapie (KiP) dient dem Bearbeiten und Lösen von Konflikten, dem Erschließen von inneren Ressourcen und dem Fördern individueller kreativer Prozesse. Das Wort „katathym" kommt aus dem Griechischen und heißt „den Gefühlen gemäß". Somit beschäftigt sich das katathyme Bilderleben mit Imaginationen, die durch das Gefühl motiviert und gelenkt werden. Wer mehr über die KiP-Technik, die als Psychotherapieform anerkannt ist, wissen möchte, den verweise ich auf Salvisberg, Stigler und Maxeiner[221] bzw. auf Hanscarl Leuner[222], den Begründer dieser Therapieform. Es gibt natürlich noch viele andere Autoren, die zu diesem Thema Wissenswertes zu sagen haben. Ich gehe allerdings davon aus, dass sie keine KiP-Therapien durchführen und sich eher für das Schmerzthema interessieren. Jedenfalls ist dafür KiP ein sinnvolles Instrument – benötigt aber einen Therapeuten.

KiP ist also eine Technik, die Meditation mit Therapie verbindet und mit inneren Bildern arbeitet. Was sind nun innere Bilder? Vielleicht haben Sie diese Fähigkeit schon wieder vergessen – was ich aber nicht annehme. Mit hoher Wahrscheinlichkeit waren Sie in der Lage, sich Fantasiegeschichten auszudenken und diese in Ihrem Kopf erlebbar zu machen. Kinder können das in der Regel sehr gut. Aber auch Erwachsene nutzen diese Technik, wenn sie zum Beispiel Größen- oder Rachefantasien entwickeln. Wenn Sie solche nun in Abrede stellen, dann erinnere ich an die sexuelle Fantasie, die wohl in jedem menschlichen Gehirn Platz findet. Sie stellen sich etwas bildlich vor. Meist sind es bewegte Bilder, in bunten Farben, mit Stimmen, Gerüchen und Gefühlsregungen. Bei solchen Fantasien ist man entspannt und fühlt sich wohl. Natürlich kommt es auf den Inhalt der Gedanken an. Wenn Sie gerade daran denken, jemandem etwas heimzahlen zu wollen, dann kann Sie das aufwühlen, sexuelle Gedanken erregen und lassen den Körper in Spannung bringen.

Gedankenbesetzte Meditationen sind weit verbreitet – oft ohne zu wissen, dass man gerade meditiert und sich in Trance befindet –, zumindest in einer leichten Form. Denken Sie an die eine oder andere Autofahrt auf einer langweiligen Autobahn. Damit Sie sich ablenken, beginnen Sie an etwas zu denken. Vielleicht räumen Sie in Gedanken Ihre Wohnung um oder Sie sehen sich, wie Sie bei einem Gesangswettbewerb mitmachen. Vielleicht sprechen Sie sich in Gedanken mit Ihrer Arbeitskollegin aus, mit der Sie einen Konflikt hatten. Sie stellen sich diese Szene vor, wie Sie gemeinsam Kaffee trinken. Vielleicht gehen Sie in Gedanken eine Rede durch, die Sie in Bälde halten müssen. Das Autofahren erhält eine Parallelwelt. Sie sehen auf der bewussten Ebene natürlich immer noch alles, was auf der Straße geschieht, gleichzeitig sehen Sie aber auch die inneren Bilder, die Sie sich vorstellen. Solche Fahrten sind nicht mehr langweilig – im Gegenteil, die Zeit vergeht schnell, allerdings können Sie sich wohl an die Details der letzten Kilometer nicht mehr erinnern – also Vorsicht vor Radarfallen. Könnte man Sie in einer solchen Situation an ein EEG anschließen, dann würde man eine Art Trance feststellen. Übrigens erlebt man auf langen Rolltreppen, Schiliften oder Bootsfahrten Ähnliches – oder?

Entspannungstechniken haben weit über die Schmerztherapie hinausgehend Erfolge zu verzeichnen. In folgenden Bereichen wurde (beispielhaft) die Wirksamkeit von Hypnose mittels empirischer Studien untersucht und bestätigt: Milderung von Operationsfolgen in der Chirurgie, Senkung des Bluthochdrucks bei Hypertonikern, Verringerung asthmatischer Beschwerden und Anfälle, Verlängerung der Überlebenszeit bei Krebspatienten; Heilung von Warzen, Verminderung von Übelkeitsreaktionen bei chemotherapeutischer Krebsbehandlung; Linderung bei Kopfschmerzen bzw. Migräne, Verminderung von Krebsschmerz oder behandlungsbedingten Schmerzen, Schmerzkontrolle bei Patienten mit chronischen Schmerzen, Bewältigung von Ängsten und Phobien, Verbesserungen bei Schlafstörungen und Schlafwandeln, Verringerung des Einnässens bei Enuresis, Gewichtsreduktion bei Adipösen und bei anderen gesundheitlichen Problemen.[223]

Entspannungstechniken wie z.b. autogenes Training, Märchenreisen oder das Mentaltraining an sich beruhen auf dem Prinzip der Hypnose bzw. hypnotherapeutischer Verfahren.

Hypnotische Zustände sind immer Entspannungszustände und bei allen mentalpsychologischen Systemen ist ein entspannter Zustand unumgänglich. Man konzentriert sich auf sein Inneres und lässt das Bewusstsein zurücktreten. Somit ist die Hypnose – bzw. die Selbsthypnose – der Eckpfeiler der Mentalpsychologie, wie sie von mir verstanden wird. Die Hypnose ist wissenschaftlich erforscht und viele Universitäten und Institute beschäftigen sich mit Hypnosetechniken und deren Wirkungen. Die Ergebnisse sprechen für sich, die Erfolge sind breit angelegt und tausendfach dokumentiert. Es ist also unbestritten, dass Mentalpsychologische Interventionen auf wissenschaftlichen Grundlagen aufbauen und eine eindrucksvolle Beweislage vorfinden.

Mentales Training hat das Ziel, die eigene reale Welt mit Bildern und Vorstellungen positiv zu beeinflussen – und zwar mit der Absicht, dass diese Gedanken Realitäten werden. Die Wissenschaft hat dieses Phänomen ebenfalls breit erforscht. Da gibt es zum Beispiel die schon mehrfach erwähnte selbsterfüllende Prophezeiung. Dabei werden Erwartungshaltungen, die auf Gedanken beruhen, erfüllt. Die wissenschaftlichen Studien dazu[224] sind bemerkenswert. Dies gilt auch für den ebenfalls schon dargestellten Placeboeffekt[225], der jedem Medikament anhaftet und der bei jedem Zulassungsverfahren für ein neues Medikament von neuem unter Beweis gestellt wird.

Die Wahrnehmungspsychologie ist eine eigene wissenschaftliche Disziplin, die sich mit der Aufnahme sinnlicher Reize beschäftigt. Eigentlich gibt es keine Wissenschaft, die nicht Rückschlüsse auf die Wahrnehmung zulässt, denn es sind unsere Sinne, die uns Mensch sein lassen. Wir (er)sehen, (er)hören, (er)riechen, (er)schmecken und (er)fühlen unsere Umwelt und verarbeiten diese erhaltenen Signale in unserem Gehirn. Diese bewussten Vorgänge entscheiden vermeintlich über uns und unser Tun. Vermeintlich deshalb, weil unser Unterbewusstsein weit mehr Einfluss auf uns hat, als wir es uns vorstellen können. So sagt beispielsweise Goleman, dass im Geschäftsleben der Großteil der Entscheidungen emotional bedingt ist und nicht von rationalen Grundlagen getragen wird.[226] Die tagtäglichen Entscheidungen sollen sogar bis zu 95 Prozent von den Gefühlen bestimmt werden. In der Tiefenpsychologie finden sich viele Hinweise darauf, dass unser Leben nicht von bewussten Vorgängen bestimmt wird. Freud, Adler und Jung sowie ihre Nachfolger führen uns in ihren Büchern dies eindrucksvoll vor Augen.

Im Zuge der schon erwähnten Forschungsarbeit zu olfaktorischen Einflüssen habe ich auch den Einfluss unseres Unterbewusstseins auf Partnerwahl und Beziehungen beschrieben. Dafür sind flüchtige Hormone – die sogenannten Pheromone – verantwortlich, die wir unbewusst über das Vomeronasalorgan aufnehmen[227]. Dieses Beispiel zeigt, dass auch das Unterbewusstsein von Sinnesreizen abhängig ist. Ob diese bewusst oder unbewusst aufgenommen werden, ist eigentlich einerlei. Somit gilt, dass das Unterbewusstsein von bewussten Reizen beeinflusst werden kann. Wenn zum Beispiel mit einem Kind immer geschimpft wird, dann wird sich dies im Unterbewusstsein verfestigen und das Kind wird auf derlei Kränkungen unbewusst reagieren. Ein schlimmer Unfall, Gewalt, Missbrauch oder andere schlimme Ereignisse können sich tief ins Unterbewusstsein einprägen und unterschiedliche Auswirkungen haben, die von Unfähigkeiten (z.B. in Schule und Beruf) bis hin zu schweren Krankheiten (psychische, psychosomatische und körperliche) führen können. Natürlich ist das Unterbewusstsein auch von positiven Sinnesreizen beeinflussbar. Menschen, denen viel Liebe entgegengebracht wird, die oft gelobt werden, Anerkennung und Zustimmung erhalten, haben ein positives Fundament für ein glückliches und erfolgreiches Leben.

Bei allen mentalpsychologischen Verfahren, die durch äußere Reize unterstützt werden, ist es das Ziel, Einfluss auf das Unterbewusstsein zu nehmen. Ob Hypnotiseure, Mentaltrainer oder Meditationstrainer, mit ihrer Stimme und mit den

Worten, die sie aussprechen, beeinflussen sie jene Personen, die dadurch etwas verändern wollen. Auch technische Hilfsmittel wie DVDs, CDs, MP3 oder Informationen, die auf Smartphones, iPads oder Tablet-PCs abgespeichert sind, funktionieren nach demselben Grundsatz. Ja, auch dann, wenn nur musikalische Reize auf die Entspannung wirken, gibt es eine tiefe Wirkung, die über das Bewusstsein das Unterbewusstsein erreicht. Bei den Techniken, die ohne äußere Einflüsse erfolgen, gilt dasselbe Prinzip. Es sind die eigenen Gedanken, die auf das Unterbewusstsein wirken und dieses beeinflussen. An dieser Stelle möchte ich auf etwas hinweisen – nämlich, dass es für unser Gehirn völlig gleichgültig ist, ob wir etwas sinnlich wahrnehmen, also erleben oder ob wir uns dies nur denken. Das beweisen Sie sich selbst wahrscheinlich täglich. Wenn Sie z.B. vor dem Fernseher sitzen und einen emotional aufrührenden Film ansehen, dann können schon einmal die Augen tränen. Ehrlich, wem ist das nicht bereits passiert? Oder bei einem Actionfilm können Sie sich derart intensiv mit dem Helden identifizieren, dass Sie körperliche Reaktionen spüren. Ich erinnere mich, dass meine Frau bei dem einen oder anderen Film sich nicht nur hilfesuchend an mich drückte, sondern ihr manchmal ein Schreckenslaut entfuhr. All dies geschieht, obwohl wir alle ganz genau wissen, dass das Gesehene nichts mit der Realität zu tun hat, sondern reine Fiktion ist. Es geht aber noch weiter: Sie haben sich sicherlich schon einmal sehr über jemanden geärgert und in Gedanken Rache geübt. Danach ist es Ihnen wahrscheinlich besser gegangen. Das funktioniert, denn für Erlittenes braucht man ein Ventil bzw. einen Gegenpol, dies habe ich in „Die Rachegesellschaft"[228] beschrieben. Bei Kindern lässt sich oft beobachten, dass sie sich in Kleinigkeiten so hineinsteigern, dass sie sogar erbrechen können – ohne dass es dafür einen physiologischen Grund gibt. Das können nicht nur Kinder, sondern auch Erwachsene und Schauspieler sind – wenn sie gut und authentisch wirken wollen –, mit ihrer Rolle eins geworden. Mit Ihren Gedanken können Sie auch eine Trauerstimmung erzeugen, wenn Sie nur an Misserfolge denken. Dies wird auf Ihre Psyche nicht ohne Folgen bleiben und ein derartiges Denken ist eine gute Basis für (exemplarisch) eine aufkommende Depression. Somit sollten Sie solch ein Denken lieber sein lassen, sondern im Gegenteil, allfällige Niederlagen mit positivem Denken ausgleichen bzw. sogar umkehren.

Teil 4: Der Weg

Die Schritte zur Gesundheit

Patientinnen und Patienten mit chronischen Schmerzstörungen haben es in der Regel nicht leicht, weil sie meist schon mit vielen Ärzten zu tun hatten, fast immer starke Medikamente zu sich nehmen und – wenn überhaupt – nur bescheidene Erfolge erzielen. Solche Patienten machen es aber den Ärzten und Therapeuten auch nicht leicht und werden als „schwierige Patienten" beschrieben. Sehr häufig sind die davon überzeugt, dass ausschließlich organische Gründe für ihr Schmerzleiden verantwortlich sind. Das wird meist durch die schulmedizinische Behandlung verstärkt und konditioniert. Aber auch dann, wenn ein Arzt auf mögliche psychische Gründe zu sprechen kommt, werden solche meist abgewehrt. Das führt zu weiteren schulmedizinischen Behandlungen. Das Krankheitsverständnis dieser Schmerzpatienten ist eines, das auf „Reparatur eines Defekts" abzielt. Dafür ist – wie in der Autowerkstätte der Mechaniker für einen technischen Defekt am Auto zuständig ist –, beim Körper des Schmerzpatienten der Arzt verantwortlich. Natürlich hat die Sozialisation auch zu einem solchen Denken beigetragen und die Medizin hatte bisher wenig Interesse, daran etwas zu ändern. Das wird wohl in Zukunft unverändert bleiben.

Solche Patienten sehen Schmerz als lokales Geschehen, sehen immer einen körperlichen Defekt und den Arzt als Experten, der den Schmerz beseitigen kann. Sie nehmen eine passive Haltung ein, erwarten sich eine gründliche medizinische

Diagnostik und eine ausschließlich medizinische Behandlung, sind gegenüber psychologischen Therapiekonzepten und -angeboten kritisch eingestellt und haben entweder aufgrund negativer Erfahrungen bereits eine Misserfolgserwartung oder im Gegensatz dazu idealisierte Vorstellungen von der Behandlungskompetenz des Arztes.[229] Ich gehe eigentlich davon aus, dass Leserinnen und Leser, die der oben angeführten Kategorie von Schmerzpatienten angehören, diese Stelle des Buches gar nicht erreicht haben. Wenn Sie also dieses Kapitel lesen, bin ich guter Hoffnung, dass Sie die psychische Seite Ihrer Krankheit erkannt haben und bereit sind, sich dieser zu stellen und für die Bewältigung die Verantwortung zu übernehmen.

Es steht außer Frage, dass der akute Schmerz ein Warnsignal oder ein Zeichen darstellt. Ich vertrete den Standpunkt, dass dies auch für den chronischen Schmerz steht. Der Körper hat in Partnerschaft zur Psyche eine klare Sprache, die wir nur zu verstehen haben. Eigenartigerweise verstehen wir den Schmerzreiz im Zuge einer Infektionskrankheit, wo wir uns sofort ins Bett legen. Wenn wir uns irgendwo anschlagen, dann schonen wir den betreffenden Körperteil. Bei jedem akuten Schmerz wissen wir in der Regel, was zu tun ist – beim chronischen sind wir meist hilflos. Dabei ist die Sprache von Psyche und Körper doch auch hier klar und deutlich. Sie ist nur oft stärker und eindringlicher sowie auf jeden Fall nachhaltiger. Nur wollen oder können wir diese Botschaften nicht verstehen. Dabei geht es um das Gleiche wie beim akuten Schmerz – es geht um Handlungen, Taten, Veränderungen. Manchmal sind es nur Kleinigkeiten, die zu tun sind, manchmal bedarf es großer Anstrengungen. Somit sind wir bei der Methodik des „Schmerzen wegdenken" angelangt. Ich möchte nochmals auf die wissenschaftlichen Grundlagen zurückkommen, um nicht Gefahr zu laufen, dass es sich dabei um eine esoterische Methode handelt, wobei solche – wenn sie die gewünschte Wirkung zeigen – ja durchaus auch Berechtigung haben sollten, was ich mit einigen Quellenhinweisen bereits zum Ausdruck gebracht habe. Mein methodischer Ansatz fußt auf verschiedensten Wissenschaften und umfasst vier Schritte. Der erste Methodenteil beschreibt, wie Ziele und Veränderungen verinnerlicht werden. So kommt es zu einer Programmierung und einer Konditionierung. Die Fokussierung auf positive Handlungen und Ergebnisse sowie positive Emotionen wirkt erstens als selbsterfüllende Prophezeiung und zweitens werden Denkalternativen zu den bei Schmerzpatienten fixierten negativen Prägungen geboten.

Der zweite Punkt der Methodik beinhaltet einige Mentalpsychologische Interventionen zur praktischen Anwendung. Die Übungen wirken als Gegenkonditionierung, die auf der Symptomebene einen Gegenpol zum konditionierten Schmerz bildet. Mit dieser Technik wird aber noch weit mehr bewirkt: Es werden neue Wirklichkeiten geformt, die emotionale Konstitution wird verändert, Handlungen folgen den unbewusst gemachten positiven Programmen und es wird ein Effekt auf die neuronalen Prozesse in Gang gebracht, der weitreichende Wirkung auf das Immunsystem, auf die Psyche und eben auf die Gesundheit hat.

Im dritten methodischen Teil geht es um die Aufmerksamkeit und Achtsamkeit dem eigenen Körper gegenüber und er beschreibt die Aktivierung der Selbstheilungskräfte. Bei diesem Punkt geht es zuerst um die Hinwendung zum Schmerz. Das bedeutet auch, dass im Gegensatz zu vorherigen Äußerungen, die dazu raten, negativ konditionierte Formulierungen – und dazu gehört in der Regel auch das Wort „Schmerz" – zu vermeiden, dem Schmerz Aufmerksamkeit geschenkt wird. Dies dient aber dem Zweck, den Schmerz in einem anderen Lichte zu sehen und ihm den Schrecken und die negative Prägung zu nehmen. Ziel ist es, dem Schmerz in einem ersten Schritt eine positive Bedeutung zu geben. Die Begründung ist einfach: Wenn ich mich von jemandem verabschieden möchte, den ich hasse, auf den ich eine Wut habe und den ich zutiefst ablehne, dann werde ich den Prozess der Verabschiedung mit negativen Emotionen begleiten. Diese Emotionen werden bleiben. Deshalb rate ich dazu, dem Schmerz eine andere Bedeutung zu geben – ihn positiv zu färben, sodass er auch positiv verabschiedet werden kann. Unter den im vierten Methodenteil angeführten Mentalpsychologischen Interventionen finden sich auch Übungen, die den Schmerz explizit ansprechen. Verwenden Sie diese Übungen erst dann, wenn Sie mit Ihrem Schmerz „Freundschaft" geschlossen haben.

Die „Umformung" ist der vierte Punkt, der für die Schmerzheilung wichtig ist. Schmerz ist negativ belegt und belastet Psyche und Körper. Schmerz fördert das negative Denken und wirkt somit verstärkend auf die Schwächung des Immunsystems. Durch Schmerz werden Ängste und Depressionen erzeugt – ein fataler Kreislauf, den es zu unterbrechen gilt. Nun wurde mehrmals verdeutlicht, dass das Denken Realitäten schafft. Deshalb heißt es, den Schmerz zu verstehen, sich seiner Bedeutung klar zu werden und gleichzeitig ihn anzunehmen. Aber noch wichtiger ist es, den Schmerz mit positiv geformten Assoziationsfeldern zu umgeben. Vereinfacht ausgedrückt: Wenn Sie zukünftig an Schmerz denken, dann sollten auch positive Bilder entstehen können.

Der fünfte Schritt, die Psychotherapie ist etwas, das in die Hände von Fachleuten gehört, sodass dazu nur ein kurzer Hinweis gegeben wird. Ich denke, in den vorhergehenden Kapiteln ist der psychotherapeutische Ansatz deutlich geworden. Ein therapeutischer Prozess dient dem *„Schmerzen wegdenken"*, weil allfällige unbewusste Konflikte, die zu psychosomatischen Reaktionen führen können, aufgedeckt werden können und somit einer Bearbeitung zugeführt werden. Ich erinnere an dieser Stelle an die Macht der Ursachenaufdeckung, die durchaus das Symptom zum Verschwinden bringen kann. Viele Schmerzpatienten haben Therapien hinter sich oder sind in Behandlung und brauchen die noch folgenden drei angeführten

Schritte. Es gibt auch Fälle, wo die Ursache bekannt, aber im Augenblick nichts dagegen zu tun ist. Dann sind die folgenden Schritte ebenfalls zu empfehlen.

Meine Anregung zu einer Therapie, mithilfe Dritter, benötigt eine entsprechende Einstellung zu diesem Thema. Nicht immer wird dieser Schritt leicht fallen. Sollten Gründe dagegen sprechen oder sollten noch Widerstände vorhanden sein, dann wäre mit dem zweiten Schritt – also mit den „Zielsiebenbildern" zu beginnen. Ich möchte hier noch etwas anmerken. Psychotherapeuten haben natürlich ihre Prinzipien und ihre Programme. Es kann durchaus sein, dass diese mit dem hier präsentierten Grundsatz des *„Schmerzen wegdenken"* nicht vereinbar sind oder auch ein paralleles Vorgehen abgelehnt wird. Es ist immer Ihre Entscheidung. Das hier vorgeschlagene Programm hat sich aber bewährt.

Die in der Folge präsentierten Methodendetails verstehen sich als Copingstrategie. Coping (kommt von *to cope with* – bewältigen, überwinden, mit etwas fertig werden) ist ein Begriff aus der Psychologie und Pädagogik und bezieht sich auf die Bewältigung von Krankheiten und sozialen Krisen. Beim gegenständlichen Buchthema geht es um die Bewältigung des Schmerzes. Etwas, das jemanden selbst betrifft, kann man nur selbst bewältigen. Damit möchte ich nochmals auf die Verantwortung der Schmerzbewältigung hinweisen. Diese liegt bei Ihnen, bei Ihrer Einstellung, Ihren Handlungen und vor allem in Ihrem Denken.

Zielsiebenbilder und Körpergedächtnis

Die Wortschöpfung „Zielsiebenbilder" beschreibt um was es geht. Der Sinn von Zielen wurde im Kapitel wurde im Kapitel „Ziele und Veränderungen zur Schmerzheilung" schon ausführlich dargestellt. Dort haben Sie außerdem die SMARTIES+2-

Methode kennengelernt, die Ihnen hilft, die gesetzten Ziele auch zu erreichen. Außerdem habe ich darauf hingewiesen, dass es nicht zu viele Ziele sein sollten, die Sie gleichzeitig erreichen wollen – um sich nicht selbst unter Druck zu setzen und um damit nicht erst recht dem Schmerz eine Unterstützung zu geben. Zu viele Ziele können Stress erzeugen und der wiederum schadet dem Immunsystem.

Ziele können nicht erreicht werden, wenn sie vorher nicht erdacht werden, wenn sie also im Kopf nicht vorhanden sind. Das gilt auch für die Gesundheit und somit auch für den Bereich der chronischen Schmerzen. Wie absichtlich (als Konditionierung) schon mehrmals erwähnt, schaffen Gedanken jene Wirklichkeiten, welche die Gedanken inhaltlich abbilden. Dabei – auch zur Wiederholung – spielt es keine Rolle, ob Gedanken über sinnliche Reize oder als reines bewusstes Konstrukt im neuronalen Netz des Gehirns erzeugt werden oder im Unbewussten schlummern. Gerade das, was uns bewusst nicht zugänglich ist, führt aber genauso zu Handlungen. Somit können im Unbewussten handlungsrelevante Speicherungen im Widerstreit zu Zielen stehen. Das ist auch der Grund, warum ich dafür plädiere, über die rationale Zielformulierung hinauszugehen und die Ziele dem Unbewussten zugänglich zu machen, sodass auch daraus Handlungen entstehen.

Das heißt, Krankheiten haben oft einen unbewussten Sekundärnutzen, der nicht zugegeben wird, aber im Unbewussten verortet ist. Oft ist die Sehnsucht nach Liebe und Zuneigung der Grund für den anhaltenden Schmerz – eben weil die Seele leidet. Frühere Gewalterfahrungen und andere seelische Traumata sind als andere potenzielle mögliche Ursachen für chronische Schmerzen auch darauf aus, einen Ausgleich zu finden. Studien gehen davon aus, dass bis zu 30 Prozent der Patienten, die einen Allgemeinmediziner konsultieren, an einer als „Funktionelles Syndrom" bezeichneten Krankheit leiden. Das ist eine Krankheitsform, die sich in erster Linie in Schmerzbildern äußert, die keine organische Ursache haben und somit eine psychische Quelle sehr wahrscheinlich ist. Beim „Funktionellen Syndrom" gibt es in der Regel einen Krankheitsgewinn. Über die verschiedenen Formen wurde bereits an früherer Stelle (vgl. Seite 120) geschrieben. Somit finden wir einen versteckten Nutzen, der erst durch Beobachtung bzw. einen therapeutischen Prozess aufgedeckt werden kann. Wenn dem nichts Gegenteiliges entgegengesetzt werden kann, dann würde die vermutete Ursache wohl heftig in Abrede gestellt werden. Somit ist es wichtig, dass Ziele einerseits das unbewusst gegebene Bedürfnis nach Aufmerksamkeit, Anerkennung und emotionalem Zuspruch ersetzen, andererseits einen Gegenpol zu diesem Krankheitsgewinn bilden. In diesem ist nämlich auch oft die Weigerung zu eigenständigem und verantwortungsbewusstem Handeln zu suchen.

Somit kommen wir zu einem lernpsychologischen Aspekt bei der Zielformulierung zur Schmerzheilung. Dabei greife ich auf ein sehr bewährtes Tool aus den Gedächtnistechniken zurück. Es geht letztendlich darum, dass Sie Ihre Ziele „mit sich nehmen", dass die Ziele immer präsent sind, dass Sie sie im Kopfe haben und zu einem automatisierten unbewussten Handeln führen – zu einem Handeln, das Sie weg bringt vom Schmerzdenken und hin führt zu Glück und Gesundheit.

Nachdem Sie die Ziele nach der SMARTIES+2-Methode formuliert haben, „übersetzen" Sie am besten die Visualisierungen der Ziele in eine kurze Szene oder in ein einziges Bild. Das heißt, pro Ziel haben Sie ein inneres Bild und wenn Sie dieses vor Augen haben, dann haben Sie auch den Termin und den Inhalt des Ziels präsent. Wenn Sie sich zum Beispiel vorgenommen hatten, ab morgen täglich eine Stunde Jogging zu betreiben, dann könnten eine Jogginguhr oder Ihre Laufschuhe dafür ein prägnantes Symbol werden. Wenn Sie zum Beispiel in sechs Monaten (am besten mit konkretem Datum) eine neue Arbeitsstelle antreten wollen, dann sehen Sie sich vielleicht am neuen Schreibtisch sitzen – auch wenn Sie die Bewerbungen heute noch gar nicht abgeschickt haben (das wird sich automatisch einstellen) und nehmen aus dieser Szene ein Symbolbild heraus. So könnten Sie zum Beispiel den neuen Bürostuhl dafür wählen. Solche Bilder dürfen durchaus übertrieben, schrill, schreiend, farbenprächtig und mit Emotionen verbunden dargestellt werden. Sie sollen ja schließlich im Gedächtnis bleiben. Beim ersten Beispiel könnten Sie sich eventuell besondere Joggingschuhe vorstellen. Vielleicht solche in einer besonders grellen Farbe oder mit einem diamantenen Anhänger oder mit einem riesengroßen Smiley darauf. Beim zweiten Beispiel könnte das ein lederner Chefsessel sein mit Turbomotor und Gangschaltung. Sie sehen, beide Beispiele sind doch etwas überzogen. Aber damit erhöht sich die Chance, dass sie im Gedächtnis bleiben. Das machen Sie nun für jedes Ihrer Ziele. Sie hätten dann bei sieben Zielen eben sieben solche Symbole, die Ihre Ziele repräsentieren. Die Ziele selbst bleiben damit natürlich unangetastet. Sie haben die Inhalte und die Termine natürlich abgespeichert und auch schriftlich formuliert. Halten Sie sich dabei am besten an die SMARTIES+2-Methode.

Nochmals zur Erinnerung: Formulieren Sie Ihre Ziele spezifisch (also klar und deutlich), messbar (und somit auch kontrollierbar), attraktiv (keine Selbstverständlichkeiten – ein wenig Anstrengung motiviert), realistisch, terminisiert, imaginativ (sehen Sie sich in der erreichten Situation), entspannt (versetzen Sie sich in Trance) und schriftlich. Wiederholen Sie die Ziele und formulieren Sie diese in der Gegenwart in einer positiven Form.

Nun suchen Sie sich für diese Symbole – in unseren Beispielen die Joggingschuhe und den Turbo-Chefsessel – Körperteile aus, wo sie diese Symbole „ablegen" können. Es geht natürlich um Ihren Körper, den Sie dafür verwenden. Ihren Körper haben Sie täglich „in Verwendung" und „tragen" somit Ihre Ziele immer mit sich. Die Verinnerlichung der Ziele fällt so viel leichter. Sie werden erstaunt sein, wie schnell Sie zum Handeln kommen und Tätigkeiten umsetzen, die Ihren Zielen dienen. In unserem Beispiel würde es wohl auf der Hand lie-

·

gen, dass Sie die Schuhe Ihren Füßen zuordnen und den Sessel Ihrem Gesäß. Eigentlich ist das schon fast zu normal, deshalb können Sie sich die Schuhe ja auch gedanklich an die Hände stecken und der Bürosessel könnte am Kopf „thronen". Ich möchte Ihnen damit nur verdeutlichen, dass mit allem, was Sie sich einfallen lassen, etwas zu machen ist. Aber bleiben wir bei der Kombination Joggingschuhe und Füße bzw. Turbosessel und Gesäß. Sie schauen auf Ihre Füße und sehen dort grellorange Joggingschuhe (egal, welche Farbe Ihre Schuhe wirklich haben), deren Schuhbänder Anhänger mit echten Diamanten tragen. Dann sehen Sie sich auf einem ledernen Turbosessel sitzen, der vielleicht pinkfarben ist, intensiv nach Leder riecht und über große Räder sowie über ein Schaltbrett mit Joystick verfügt.

Wenn Sie Ihre Zielbilder den von Ihnen ausgewählten Körperteilen zugeordnet und die Symbole dort „abgelegt" haben, gehen Sie in der Folge Ihre „Siebenbilderziele" mehrmals durch. Am besten machen Sie dies in einem Entspannungszustand. Sie finden dazu im Kapitel „Mentalpsychologische Interventionen – die Macht des Denkens und des Unbewussten nutzen" eine Übung, die Sie natürlich noch mit Ihren persönlichen Zielbildern ergänzen müssen.

In der Folge werden Sie feststellen, dass Sie immer wieder Ihre Bilder vor Augen haben werden. Wenn Sie sich die Schuhe anziehen, dann werden Ihnen (in unserem oben angeführten Beispiel) die leuchtend orangen, diamantenbesetzten Joggingschuhe einfallen und somit auch das Ziel, täglich laufen zu gehen, weil diese Fantasie-Joggingschuhe mit Ihrem definierten Ziel verknüpft sind. Gleiches wird passieren, wenn Sie sich in einen Sessel fallen lassen – dann wird der Turbobürosessel vor Ihrem inneren Auge auftauchen und Sie werden an Ihren neuen Job denken, den Sie in Gedanken ohnehin schon haben und der deshalb auch Wirklichkeit wird. Wenn Sie ein Ziel erreicht haben, dann können Sie ein neues formulieren und entweder diesen frei gewordenen Platz mit einem neuen Symbol

„belegen" oder einen anderen Körperteil auswählen. Ihr Leben wird durch diese Technik nicht nur erfüllter und glücklicher, sondern auch gesünder. Es versteht sich von selbst, dass all dies von Ihren Zielen abhängt. Ich gehe selbstredend davon aus, dass Sie positiven Ziele, die Ihnen Gutes tun und die anderen nicht schaden, formulieren.

Übrigens lässt sich diese Technik hervorragend zum Lernen oder auch zum Einkaufen verwenden. Sie können ja Ihre nächste Einkaufsliste auch am Körper „ablegen" – also alles, was Sie besorgen wollen, ordnen Sie einem Körperteil zu: das Mineralwasser dem Kopf, den Salat dem Gesicht, die Milch Ihrer Schulter usw. Die Bilder, die Sie dann vor Ihrem inneren Auge sehen, sind zum Beispiel folgende: Sie balancieren eine überdimensionale Mineralwasserflasche auf Ihrem Kopf, Ihr Gesicht besteht aus Salatblättern und auf Ihren Schultern sehen Sie gleich mehrere Milchflaschen stehen. Sie merken, dass die Technik simpel, aber umso wirkungsvoller ist. Damit habe ich schon Hunderte Seminar- und Vortragsteilnehmer verblüffen können und beim *„Schmerzen wegdenken"* ist sie ebenso wirkungsvoll einsetzbar.

Ihre Ziel- und Veränderungsthemen beziehen sich natürlich auf Ihre individuelle Situation – auf das, was Sie gerne machen wollen –, auf den Beruf, auf die Gesundheit, auf private Wünsche und natürlich auf persönliches Glück. Vergessen Sie dabei nicht, die SMARTIES+2-Methode zu verwenden. Diese ist wichtig, damit sich der Erfolg auch garantiert einstellt. Hier ein paar Themenbeispiele, die methodisch (siehe Kapitel „Ziele und Veränderungen zur Schmerzheilung" auf Seite 187) auf Ihre Situation abzustimmen sind:

– Spätestens mit Ende Juni des laufenden Jahres trete ich meinen Job in der Branche XY mit einem Gehalt von mindestens 2.000 Euro netto an.
– Ab morgen führe ich täglich fünf Pilates-Übungen durch.

- Ich söhne mich mit meiner Mutter aus, akzeptiere ihre Meinung und lade sie innerhalb von drei Wochen zu einem Abendessen ein.
- Ich ändere meine Essgewohnheiten und esse ab morgen nur mehr einmal pro Woche Fleisch.
- Im Sommer des nächsten Jahres führe ich eine zweiwöchige Studienreise in der Türkei gemeinsam mit meinem/meiner Partner/Partnerin durch.
- Nächste Woche melde ich mich zu einem Tanzkurs an.
- Ab sofort mache ich einen zumindest einstündigen Spaziergang – egal, bei welcher Witterung.
- Am 15. 5. dieses Jahres beträgt mein Körpergewicht 55 Kilogramm.
- Ich bin sofort mit einer Paartherapie mit meinem/meiner Partner/Partnerin einverstanden und werde spätestens in zwei Wochen unsere erste Therapiesitzung absolvieren.
- Innerhalb der nächsten vierzehn Tage findet die Aussprache mit meinen Kindern statt.
- Ab dem 1. nächsten Monats gehe ich zweimal monatlich zur Psychotherapie.
- Ab sofort verzichte ich auf den Konsum von zuckerhaltigen Fruchtsäften und auf Softdrinks.
- Morgen melde ich mich in einer Führerscheinschule an und lege spätestens in sechs Monaten die Prüfung ab.
- Die heurigen Weihnachten feiere ich in einer neuen Wohnung in einer neuen Stadt.
- Ab morgen führe ich zweimal täglich eine Mentalpsychologische Intervention durch – und zwar morgens und abends.

Die Technik der „Siebenbilderziele" beinhaltet die Konditionierung nach der behavioristischen Psychologie. Das heißt, dass wir Symbole mit gewünschten Reaktionen verknüpfen und durch Wiederholungen Gewünschtes verinnerlichen. Diese Ansätze finden wir gleichfalls in der Lernpsychologie. Die „Siebenbilderziele" schließen auch an die Neuropsychologie an, die unter anderem die neuronale Bahnung von immer wieder vermittelten Botschaften beinhaltet. Die Technik ist darauf ausgerichtet, das Denken an die Ziele zu wiederholen und die gewünschten Effekte zu erzeugen.

Mentalpsychologische Interventionen

Die Macht des Denkens und des Unbewussten nutzen

Sie haben in den vorherigen Kapiteln die Wirkungsweise der Mentalpsychologischen Interventionen kennengelernt. Nun gilt es, diese auch in der Praxis umzusetzen. Es handelt sich dabei um eine autosuggestive Methode, deren Wirkung in Trance wesentlich verstärkt wird. Dabei kommt es auch zu einer physiologischen Entspannung, die alleine schon schmerzlindernd wirkt. Deshalb sind Methoden wie zum Beispiel das autogene Training oder die progressive Muskelentspannung[230] schmerzlindernd. Allerdings kann die Wirkung mittels Botschaften und Gedankenbildern massiv verstärkt werden, weil damit auch weitreichende Reaktionen im Gehirn und in der Folge im Körper erzeugt werden. Meine unzähligen eigenen Beispielfälle beweisen den Erfolg dieser Form der Entspannung.

In der Folge finden Sie Vorschläge, die für den praktischen Einsatz gedacht sind. Diese Vorschläge können Sie so übernehmen oder auch abändern. Sie können sich die Texte vorlesen lassen oder Sie verwenden meine Schmerzheilungs-CD zu diesem Buch, welche die gleichen Texte beinhaltet. Ich habe diese CD selbst besprochen.

Die CD können Sie beim Verlag (www.goldegg-verlag.com bei meinem Buch) oder direkt bei mir unter www.schmerzpsychologie.com bestellen. Einen Bestellcoupon finden Sie am Ende des Buches.

Versuchen Sie die MPIs (Mentalpsychologische Interventionen) so oft wie nur möglich zu wiederholen, sodass sich auch diese in Ihr Gehirn und in Ihr Nervensystem „einbrennen". Am besten, Sie legen sich dazu irgendwo hin und genießen die „Reisen". Lassen Sie sich dabei nicht stören. Sie können die Übungen während des Tages durchführen, in der Früh vor dem Aufstehen – also wenn Sie noch im Bett liegen – oder am Abend vor dem Einschlafen. Wenn Sie übrigens dabei einschlafen, dann ist dies auch kein Problem. Sie werden dann genussvoll mit einem schönen und angenehmen Gefühl Ihren Schlaf beginnen. Die nun folgenden Übungen haben unterschiedliche Inhalte und Ziele. Es sind Übungen darunter, die eine Fokussierung beinhalten und Ihnen den Weg fern von Schmerzen zeigen sollten. Ich habe aber auch Übungen verfasst, die dem Schmerz eine andere Bedeutung geben soll, sodass er eine Umprogrammierung erfährt und in einem anderen Licht erscheint. Diese finden Sie im nächsten Kapitel. Weiters gibt es MPIs, die sich im Detail mit Ihren Problemzonen beschäftigen und somit nicht allgemeiner Natur sind. Alle haben aber gemein, dass sie einen konkreten Inhalt haben und sich auf potenzielle Lösungsfelder konzentrieren. Im Sinne meines Verständnisses von „Interventionen" sind die MPIs also weniger metaphorische Verallgemeinerungen, sondern konkrete und klare Einflussnahmen, die von Ihnen selbst gesteuert werden.

Natürlich ist es unmöglich, alle Variablen in Betracht zu ziehen und für alle und alles eine eigene Übung parat zu haben. Mit der Vielzahl von Möglichkeiten möchte ich aber auch darauf aufmerksam machen, dass es mir wichtig erscheint, die Individualität des Patienten zu berücksichtigen. Jeder Mensch ist anders, jeder fühlt anders, jeder hat seine eigene Vorgeschichte, jeder greift auf sein eigenes Vorwissen zurück und jeder lebt in seiner eigenen Welt. Somit sind die Übungen in erster Linie als Anregungen zu verstehen, daraus auch Ihre eigenen MPIs zu entwickeln. Haben Sie den Mut dazu, die Fantasie kennt keine Grenzen und Sie haben auch die Fantasie und die Lösungskompetenz als eigene Ressource in Ihrem Selbst. So wie Sie als Kind Fantasien entwickelten und Ihren Tagträumen nachgingen, so können Sie heute diese Kraft für Ihre Schmerzheilung einsetzen. Es ist Ihr Denken, das Ihr Gehirn beeinflusst. Es ist Ihre Verantwortung, dass Sie etwas verändern. Wenn Sie Unterstützung bzw. eine Initialzündung brauchen, dann wenden Sie sich an einen Experten.

An dieser Stelle möchte ich anmerken, dass Mentalpsychologische Interventionen keine Psychotherapie darstellen. Sie haben zwar insofern tiefenpsychologische Wirkung, als dass sie unbewusste Prägungen verändern können und völlig neue emotionale und Gefühlsfelder öffnen. Man könnte auch sagen „es passiert etwas" und genau das ist der Zweck, denn schließlich geht es darum, Schmerzen zu lindern oder zu heilen – sie einfach wegzudenken. Denn die Mentalpsychologischen Interventionen sind eine aktive Form des Denkens.

Sie werden bei den Mentalpsychologischen Interventionen auf den Konjunktiv treffen. Im Kontext zur Kommunikationspsychologie bin ich eigentlich kein großer Freund der Möglichkeitsform. Bei der SMARTIES+2-Methode kommt dies auch zum Ausdruck. Ziele müssen konkret sein. Der Konjunktiv lässt immer ein Hintertürchen offen. „Ich könnte", „eventuell", „ich möchte" usw. sind deshalb nur unnötige Hürden und vermitteln Unsicherheit und wenig Selbstbewusstsein. Nun werden Sie bei den Übungen – vor allem bei den Einleitungstexten – das eine oder andere Mal bewusst die Verwendung des Konjunktives bemerken. Dies hat einen methodischen Grund, den man in der Hypnotherapie findet. Erlauben Sie mir also diese Freiheit – es geschieht den Schmerzpatienten zuliebe.

Die Formulierungen sind natürlich sorgfältig gewählt. Es wurde bereits mehrfach darauf hingewiesen, welch große Wirkung Worte auf unsere Psyche wie auch auf unseren Körper haben. Hierbei ist es unerheblich, ob diese Worte von „außen" oder von „innen" kommen. Ich habe gleichfalls angemerkt, dass bei jeder Botschaft, die wir aufnehmen, das Gehirn auf

Vorwissen zurückgreift. Nun ist es bei den MPIs ratsam und wichtig, auf positives Vorwissen zurückgreifen zu lassen. Ich habe deshalb versucht, die Formulierungen dahingehend zu gestalten, dass möglichst viele positive Assoziationen abgerufen werden. Da jeder Mensch seine ganz individuellen Vorerfahrungen hat, kann ein und dasselbe Wort durch unterschiedliches Vorwissen somit auch unterschiedliche Emotionen hervorrufen. Im Extremfall erzeugt ein und dasselbe Wort bei jemandem Angst und Schmerz, bei einem anderen Glück und Freude. Nehmen wir das Beispiel „Büro". Dieses Wort kann Stress, Ablehnung von den Kolleginnen, unangenehme Atmosphäre, Druck und Überforderung oder es kann Erfolg, nettes Arbeitsklima, Stolzsein, Lob und Anerkennung bedeuten. Wenn es also Formulierungen gibt, die bei Ihnen negative Gedanken hervorrufen, dann schreiben Sie diese selbst um oder greifen auf andere Übungen zurück.

Noch ein Tipp: Vermeiden Sie Verneinungen. Diese weisen auf etwas Negatives hin – das haben wir so gelernt. Außerdem verweigert das Unbewusste die Verneinung. Wörter wie „nicht" oder „kein" finden für das Unbewusste kein „Gehör". Das hat nicht nur Sigmund Freud[231] schon festgestellt, sondern es wurde auch mittels Studien nachgewiesen.

Die folgenden MPIs werden immer mit einer kurzen Erklärung eingeleitet. Dann gibt es einen Text, der als Einbegleitung in den Trancezustand gemeint ist. Dieser ist bei allen Übungen ein wenig anders formuliert. Sie können sich natürlich einen auswählen, der Ihnen am besten gefällt. Vielleicht haben Sie schon Übung und brauchen nur noch einen kurzen inneren „Befehl", um den gewünschten Trancezustand zu erreichen, vielleicht genießen Sie aber auch den Weg dorthin. Wenn Sie anderswo eine Technik gelernt haben, um den auch als Alphazustand bezeichneten Punkt zu erreichen, dann ist das ebenso recht. Es spielt keine Rolle, welchen Ablauf Sie auswählen. Lassen Sie Ihr Gefühl entscheiden oder verwenden Sie verschiedene Anfänge. Sie können die Beispiele natürlich auch miteinander kombinieren und ihre eigene Einbegleitung gestalten.

Wenn Sie die Übungen vorlesen, dann achten Sie darauf, dass die Sprechgeschwindigkeit langsam und bedächtig ist. Achten Sie auf Pausen und nutzen Sie solche. Es macht nichts, wenn Sie den vorhergehenden Satz einige Sekunden wirken lassen. Bedenken Sie, dass im Kopf des Probanden Bilder entstehen oder dass er in der Einbegleitung seinen Körper erst langsam einstimmen muss. Ich habe die Erfahrung gemacht, dass es eigentlich nicht langsam genug sein kann. Achten Sie auch auf Ihre Stimme. Diese darf tragend und bedächtig wirken, keinesfalls sollten Schnelligkeit, Hektik und Unruhe in der Stimme mitschwingen. Nicht jeder bringt die Geduld für solche Übungen auf und nicht jede Stimme wird vom Zuhörer als angenehm empfunden. Wenn Sie sich die Übungen vorlesen lassen, dann sollte sich der Vorleser mit diesen Regeln vertraut machen.

Beim Setting achten Sie darauf, dass Sie bzw. Ihr Zuhörer sich wohlfühlen können. Inmitten einer Straßenkreuzung wird es einem wahrscheinlich schwerfallen, sich zu konzentrieren. Allerdings dient die Technik auch dazu, seine Gedanken zu fokussieren, sodass Nebengeräusche normalerweise kein Problem darstellen. Ob man den hellen Sonnenschein oder einen abgedunkelten Raum bevorzugt, bleibt jedem selbst überlassen. Mit etwas Übung wird man sich wohl überall gut und angenehm entspannen können.

Was passiert, wenn Sie als Zuhörer einschlafen? Gar nichts und davor braucht man sich nicht zu fürchten. Im Gegenteil, solche Übungen können in einen angenehmen Schlaf überleiten. Wenn Sie allerdings danach zu tun haben, dann lassen Sie sich „zurückholen". Umgekehrt gilt: Wenn Sie vorlesen, dann holen Sie Ihren Zuhörer zurück. Dies ist auch in den Übungen so vorgesehen. Auch in diesem Fall werden Sie verschiedene Varianten vorfinden. Wählen Sie jene, die Ihnen gut gefallen.

Die nachfolgenden Mentalpsychologischen Interventionen

sind in der zweiten Person gesprochen. Sie sind also als Anleitung an eine Person formuliert. Wenn Sie sich diese Übungen vorlesen lassen, dann ist die gewählte Anrede durchaus richtig. Sie können natürlich auch die Du-Form wählen – je nachdem, wer Ihnen die Übungen vorliest. Wenn Sie diese Übungen jemandem anderen vorbringen, dann gilt das Gleiche. Wenn Sie aber diese Übungen aus dem Gedächtnis selbst durchführen – also ohne Sprecher, ohne CD oder MP3-Player, dann sollten Sie natürlich die Ich-Form verwenden.

„Siebenbilderziele"

Die Technik „Siebenbilderziele" wurde von mir entwickelt, damit auch mehrere Ziele ins Unbewusste übertragen werden können und es ohne großen Aufwand zu einer Verinnerlichung kommt. Es handelt sich dabei um ein autosuggestives Verfahren, das nicht Ihre Wahrnehmung, Ihre inneren Vorgänge und Handlungen nach außen im Sinne Ihrer Ziele beeinflusst. Dies ist das Wesen der Mentalpsychologischen Interventionen.

Wenn ich diese Technik bei meinen Klienten anwende, dann wähle ich aus zwei Optionen. Die „Siebenbilderziele" können in Einzelbilder und somit in Einzelübungen aufgeteilt werden oder sie können in einer Gesamtübung integriert sein. Das überlasse ich natürlich Ihnen, welche Variante Sie wählen wollen. Die „Kurzvariante" mit mehreren Bildern, die hintereinander „programmiert" werden, hat sich durchaus bewährt, deshalb möchte ich dazu eine Übung anführen. Auch in diesem Fall verwende ich eine Einleitung, die Sie in den Trancezustand begleiten soll. Sie können einen anderen meiner Vorschläge verwenden oder selbst etwas kreieren.

Wenn Sie die nachfolgende Übung durchführen, dann ist es wichtig, dass Sie Ihre persönlichen Ziele verwenden und imaginieren. Nun kenne ich Ihre Ziele nicht – diese sind Ihr Geheimnis. Deshalb ist die nachfolgende Übung wenig konkret und muss von Ihnen mit Ihren persönlichen Inhalten gefüllt werden.

Wenn Sie eines der Ziele erreichen, dann ist diese Zuordnung zu Ihrem Körperteil nicht mehr erforderlich. Sie sollten dann diese Programmierung löschen, indem Sie zum Beispiel das zugeordnete Symbol von Ihrem Körper abstreichen. Sie können dieses Symbol achtsam und sorgfältig von Ihrem Körper „abnehmen" und auf ein Regal „stellen". Damit werden Sie – wann immer Sie es wollen – an Ihre Ziele und an die Erreichung dieser Ziele erinnert. Ihr Körperteil wird dann frei für andere Ziele – wenn Sie es wollen und neuen Platz benötigen. Lassen Sie sich aber keinesfalls von Ihren Zielen „jagen". Fühlen Sie in sich hinein, vielleicht sind Sie ohnehin schon im Flow, im Glück, in der Freude und in der Gesundheit.

Nehmen Sie nun eine angenehme Position ein. Wenn Sie sitzen, dann versuchen Sie, bequem zu sitzen, wenn Sie liegen, dann sollen Sie auch bequem liegen ... ganz bequem. ... Sie fühlen sich wohl an diesem Platz und Sie fühlen sich sicher. ... Sie spüren, wie in Ihrem Körper das Gefühl der Entspannung auftaucht ... Sie entspannen sich. ... Wenn Sie die Augen schließen, fühlen Sie sich wohl ... Sie fühlen sich sicher ... Sie fühlen sich entspannt ... Sie genießen die Ruhe ... ja, Sie genießen die Ruhe. ... Konzentrieren Sie sich nun auf die Entspannung ... auf die Lockerheit in Ihrem Körper ... auf die Ruhe, die Sie umgibt. ... Achten Sie darauf, was Sie noch tiefer in die Entspannung bringen kann. ... Lassen Sie nun los ... und lassen Sie locker ... lassen Sie los und locker. ... Sie lassen alle Muskeln in Ihrem Körper einfach locker ... in den Füßen ... in den Waden ... in den Oberschenkeln ... im Becken und im Gesäß ... im Rücken ... in den Schultern ... in den Armen ... in den Händen ... im Hals ... im Nacken ... im Gesicht ... am Kopf. ... Lassen Sie alles fallen ... und lassen Sie alles lo-

cker ... und Sie genießen die Entspannung ... Sie genießen die Lockerheit ... Sie fühlen sich wohl und entspannt ... wohl und entspannt. ... Stellen Sie sich die Zahl zehn vor ... und lassen Sie die Zahl langsam verblassen ... so als würde sich eine Wolke auflösen. ... Und Sie fallen tiefer hinein in die Entspannung. ... Nun stellen Sie sich die Zahl neun vor ... und lassen diese Zahl ebenso wie eine Wolke, die sich im Sonnlicht auflöst, verblassen. ... Ihre Entspannung wird noch tiefer ... noch tiefer. ... Nun machen Sie das Gleiche mit der Zahl acht ... die Zahl acht verblasst vor Ihrem inneren Auge. ... Sie spüren die angenehme Entspannung ... Sie sind entspannt. ... Die Zahl sieben, die Sie sich nun vorstellen, verblasst ebenso ... wie eine Wolke. ... Die Zahl sieben hat sich aufgelöst. ... Nun stellen Sie sich die Zahl sechs vor ... auch diese Zahl löst sich auf ... wie eine Wolke in der Sonne. ... Die Zahl fünf taucht nun vor Ihrem geistigen Auge auf ... und auch diese Zahl löst sich auf ... sie löst sich auf. ... und Sie fallen immer tiefer hinein in die Entspannung ... Sie werden immer lockerer und genießen dieses Gefühl. ... Jetzt kommt die Zahl vier dran. ... Auch die Vier, die jetzt vor Ihrem inneren Auge auftaucht, löst sich auf ... sie löst sich auf ... wie eine Wolke in der warmen Sonne. ... Die Zahl drei wird gleichfalls wie eine Wolke aufgelöst ... und auch mit der Zahl zwei passiert das gleiche. ... Sie sind locker und gelöst ... ganz locker und gelöst und es kommt nun die Zahl eins, die ebenso verblasst ... ganz verblasst ... und Sie sind in einer tiefen wohligen, angenehmen und herrlichen Entspannung ... die Sie genießen ... in vollen Zügen genießen. ...

Nun wenden Sie sich Ihren Zielen zu. ... Diese Ziele werden Ihnen helfen, gesund zu sein ... Sie werden diese Ziele erreichen und Sie freuen sich jetzt schon, diese Ziele zu erreichen. ... Sie fühlen sich gut dabei ... Sie fühlen sich gut. ... Sehen Sie sich jetzt in der Situation, wie Sie das erste

Ziel erreicht haben ... Sie sehen sich in dieser Situation ...
Sie erleben diese Situation ... mit allen Sinnen ... und mit
einem tiefen Gefühl der Freude ... lassen Sie diese Szene
auf sich wirken ... achten Sie darauf, was Sie sehen ... was
Sie hören ... was Sie riechen ... was Sie berühren. ... Achten Sie auf alles, was in dieser Szene der Zielerreichung
passiert ... es ist eine schöne Szenerie ... eine, die Ihnen gut
tut ... eine, die Freude und Glück aufkommen lässt. ... Sie
fühlen sich glücklich und gesund in dieser Szene ... vollkommen glücklich und gesund. ... Sie genießen diese Szene
und Sie genießen dieses Gefühl. ... Nun suchen Sie sich
aus dieser Szene ein Symbol aus ... etwas, was für dieses
Ziel stehen kann ... ein Symbol, was Ihr Ziel repräsentiert
und Sie an dieses Ziel erinnert ... ein positives Symbol ...
eines, das Emotionen weckt ... eines, das Ihnen Freude bereitet ... eines, das Sie glücklich macht. ... Lassen Sie sich
Zeit dabei ... lassen Sie sich Zeit. ... Nehmen Sie sich die
Zeit, die Sie brauchen ... und fühlen Sie dieses Bild. ... Sie
haben jetzt so ein Symbol ... Sie haben nun dieses Bild ...
eines, das Ihnen Glück und Freude bereitet. ... Nun ordnen Sie dieses Symbol einem Ihrer Körperteile zu ... einem,
das Ihrer Meinung nach dafür geeignet ist, ... eines, das
sich damit verschmelzen lässt. ... Sie ordnen nun zu ... und
sehen nun Ihren ausgewählten Körperteil in Verbindung
mit diesem Symbol. ... Sie sehen dieses Bild als Einheit. ...
Lassen Sie dieses Bild wirken ... tief wirken. ... Lassen Sie
diese Verschmelzung wirken. ... Das fühlt sich gut an ... ja,
das ist gut so.

Nun wenden Sie sich Ihrem zweiten Ziel zu. ... Auch bei
diesem sehen Sie die Szene der Zielerreichung und spüren die Gefühle, die aufkommen, als Sie dieses Ziel erreichen ... die glücklichen, freudvollen und gesunden Gefühle ... die herrlichen positiven Emotionen, die sich in Ihrem
ganzen Körper ausbreiten. Sie sehen sich in der Szene und

nehmen diese Szene mit allen Sinnen wahr ... intensiv und
aufmerksam ... intensiv und aufmerksam ... gut so. ... Sie
wählen ein Bild daraus ... ein Schlüsselbild ... ein Symbol,
das dieses Ziel umschreibt ... ein Symbol, das diesem Ziel
seine Bedeutung gibt. ... Wählen Sie ein Symbol.

Nun verfahren Sie in gleicher Art und Weise mit den rest-
lichen fünf Zielen. Wenn es weniger sind, macht es auch
nichts. ... Es sind Ihre Ziele, die Sie erreichen werden. ...
Ziele, die Ihnen Erfolg, Gesundheit, Glück, Zufriedenheit
und Freude bringen ... ja, Sie fühlen diesen Erfolg, diese
Gesundheit, dieses Glück, diese Zufriedenheit und diese
Freude ... jetzt fühlen Sie all das ... ja, jetzt in diesem Au-
genblick ... in diesem Augenblick. ... Es ist schön, diese
Gefühle zu verspüren ... wunderschön und intensiv. ...

Sie haben nun Ihre Ziele erlebt und es waren schöne Bilder,
schöne Szenen und schöne Gefühle. Sie haben Bilder dar-
aus kreiert und haben diese Bilder bestimmten Teilen Ihres
Körpers zugeordnet. Sie sehen diese Symbole an Ihrem
Körper und gehen diese nochmals durch ... am besten von
unten nach oben oder von oben nach unten ... immer wie-
der gehen Sie diese Bilder durch ... Sie betrachten die Kör-
perteile mit den zugeordneten Symbolen ... immer wieder
und wieder ... immer wieder und wieder. ... Nun haben
sich diese Bilder verfestigt ... und wenn Sie in Zukunft auf
diesen Körperteil achten, dann wird Ihnen auch das jewei-
lige Ziel einfallen ... es wird Ihnen in Erinnerung sein ...
und Sie werden damit dieses Ziel auch erreichen ... jedes
Mal wird die Szene der Zielerreichung in Ihrem Gedächt-
nis auftauchen und Sie mit Freude und Glück erfüllen. ...
Das ist gut so ... das erfüllt Sie mit Freude ... das erfüllt Sie
mit Glück ... das erfüllt Sie mit Gesundheit. ... Sie wissen,
dass Sie diese Ziele und alle Ziele erreichen können ... das
wissen Sie.

Nun kommen Sie so schön langsam ... in Ihrem Tempo ...
wieder zurück ins Hier und Jetzt ... Sie sind wieder im Hier
und Jetzt, machen Ihre Augen auf und spannen Ihre Mus-
keln an.

„Meine Liebe zu mir"

Ich stelle die Mentalpsychologische Intervention nicht umsonst ganz zu Beginn der Übungen (die vorhergehende
„Siebenzielebilder"-Übung ist ja unter einer anderen Prämisse
zu sehen), weil damit alles beginnt: Mit der Selbstliebe. Ich
habe keinen Klienten mit chronischen Schmerzen kennengelernt, der mit sich im Reinen war, der zufrieden und glücklich ist mit dem, was er tut, wie er handelt und sich gibt und
wie er auf andere und auf sich selbst wirkt. Bei allen fehlt
der innere Ausgleich. Mag sein, dass nach außen etwas vor-
gespielt wird, aber meist kommt die Wahrheit schon sehr bald
ans Licht. Im psychotherapeutischen Kontext sind deshalb das
„Nähren" und „Stärken" wichtige Aufgaben, die mit autosuggestiven Methoden verinnerlicht werden sollen. In der jahrelangen Arbeit mit teilleistungsschwachen und neurotischen
Kindern wurde an Hunderten Beispielen der Erfolg dieser
Technik bestätigt. Kinder, denen Stärke und Selbstbewusstsein introjiziert wurde, handelten optimistischer und positiver und wurden erfolgreicher – und das in nur kurzer Zeit.
Gleiche Erfahrungen machte ich in Seminaren, Coachings und
Therapien mit Erwachsenen.

Bevor Sie mit der Übung beginnen, lade ich Sie noch ein,
sich ein paar Ihrer Stärken aufzuschreiben. Sie haben Stärken,
das ist sicher. Jeder Mensch hat Stärken, auch wenn er sich
derer nicht gleich bewusst ist. Vielleicht fallen Ihnen gleich
zehn oder mehrere solcher Talente ein, es macht aber auch
nichts, wenn es lediglich zwei oder drei sind. Machen Sie sich

jetzt dieser Stärken bewusst und am besten notieren Sie diese auf einem Stück Papier.

Machen Sie es sich nun bequem. ... Legen Sie sich hin und nehmen Sie Kontakt mit der Unterlage auf. ... Richten Sie sich so ein, dass Sie angenehm liegen ... Wenn Sie wollen, schließen Sie die Augen oder fixieren Sie einfach einen Punkt an der Raumdecke. ... Ja, das ist gut so. ... Vielleicht wollen Sie sich noch ein wenig in eine gute Position rücken. Das ist gut so ... Nun achten Sie auf Ihre Muskeln in Ihrem Körper. ... Wenn es möglich ist, gehen Sie alle Muskelpartien in Ihrem Körper durch ... ganz langsam ... ganz langsam ... Eventuell beginnen Sie bei den Füßen. Sie spüren, wie die Muskeln in Ihren Füßen ganz schwer werden ... ganz schwer. ... Gleiches passiert mit den Muskeln in den Unterschenkeln. ... Sie werden ganz schwer. ... Lassen Sie sie einfach fallen ... ganz locker fallen sie auf die Unterlage. Ganz schwer werden die Muskeln in den Unterschenkeln. ... Das ist gut so. ... Nun können Sie Ihre Aufmerksamkeit auf die Muskulatur in den Oberschenkeln richten. Auch diese werden locker und schwer ... ganz schwer. ... Ganz schwer werden diese Muskeln und Sie spüren bereits, ... wie sich ein angenehmes Gefühl im ganzen Körper ausbreitet ... ganz angenehm. ... Das ist gut so. ... Wenn Sie wollen, dann achten Sie nun auf Ihren Beckengürtel und auf Ihr Gesäß. ... Auch hier entspannen sich die Muskeln ... und Sie spüren das schöne Gefühl, das sich dadurch breit macht. ... Lassen Sie sich einfach in diese Unterlage hineinfallen ... ganz tief ... ganz tief und immer tiefer. ... Jetzt können Sie Ihre Gedanken auf den Rückenbereich konzentrieren. ... Sie spüren auch dort, wie sich die Muskulatur lockert und wie sie schwer in die Unterlage fällt. ... Das ist gut so. ... Das ist gut so. ... Ja, das ist gut so. ... Die Muskeln im Kreuzbereich wie auch jene im Schulterbereich haben sich gelockert und Sie fühlen sich angenehm entspannt ... ganz entspannt ... ganz entspannt an. Nun ... eventuell achten Sie noch auf den Brustgürtel, ... dessen Muskeln Sie nun auch lösen ... und die Sie einfach fallen lassen ... einfach fallen lassen. ... Das fühlt sich gut an. ... Sehr gut ... sehr gut. ... Nun könnten Sie sich noch den Nackenmuskeln zuwenden, den Halsmuskeln und dem Kopfbereich ... auch hier spüren Sie eine Lockerheit ... und Sie fühlen das angenehme, wohlige und schöne Gefühl einer Entspannung. ... Lassen Sie sich Zeit, sich in diesen Zustand einzufühlen. ... Lassen Sie sich Zeit ... so viel immer Sie auch brauchen mögen. ... Es ist schön. ... Es ist schön. ... Und mit jedem Atemzug fallen Sie tiefer hinein in dieses Gefühl ... immer tiefer ... immer tiefer. ... Sie atmen ein ... und Sie atmen aus ... ein ... und aus ... ein ... und aus. ...

Ich lade Sie jetzt ein, sich in Ihren Gedanken vor einem Spiegel hinzustellen. ... Vor Ihrem inneren Auge erscheint ein Spiegel ... ein großer Spiegel. ... So groß, dass Sie sich als Ganzes darin sehen können. ... Sie sehen sich als Ganzes in diesem Spiegel. ... Betrachten Sie nun Ihr Spiegelbild ... betrachten Sie nun sich selbst ... schauen Sie sich an ... Sie blicken auf Ihr Selbst ... auf Ihr Ich. ... Nun bewegen Sie Ihre Arme ... und halten beide Hände auf Ihr Herz ... Sie erblicken ein kleines Lächeln im Spiegel ... es ist Ihr Lächeln. Sie stehen vor dem Spiegel und halten beide Hände auf Ihre Brust ... auf Ihr Herz. ... Nehmen Sie nun das Pochen hinter Ihrer Brust wahr ... Sie achten auf dieses Pochen ... auf das Pochen Ihres Herzens ... es pocht regelmäßig ... bum ... bum ... bum... es pocht stark ... es pocht regelmäßig und stark ... Sie sind stark. ... Ja, Sie sind stark ... so stark wie Ihr Herz. ... dieses Herz ist stark. ...

Nun gehen Sie vielleicht ein wenig näher heran an diesen Spiegel, Sie nähern sich Ihrem Spiegelbild. ... Sie sind nun

nahe. ... So nahe, dass Sie sich selbst in die Augen schau-
en können ... Sie blicken sich selbst in die Augen. ... tief in
die Augen. ... Die Hände haben Sie am Herzen und spüren
dieses Pochen ... poch ... poch ... Ihr Herz ... Ihr starkes
Herz. ...

Nun sprechen Sie mit Ihrem Spiegelbild und teilen diesem
mit, was Sie spüren: *... Ich höre mein Herz ... ich höre*
mein starkes Herz. ... ich spüre diese Kraft in mir ... dieses
kräftige Schlagen ... ich spüre die Kraft ... ich bin stark ...
ich bin kräftig ... ich habe Kraft in mir ... ich habe geisti-
ge Kraft in mir ... ich verfüge über körperliche Kraft ... ich
bin geistig und körperlich stark ... das ist gut so ... ich bin
stark und kräftig. ...

Ich sehe mich an und ich vertraue mir ... mir selbst schen-
ke ich grenzenloses Vertrauen ... mit dieser Stärke in mir
schenke ich mir grenzenloses Vertrauen ... das fühlt sich
gut an ... das fühlt sich sehr gut an ... gut. ...

Ich spüre meine Stärken in mir ... ich spüre meine Talen-
te ... all meine Stärken ... ich weiß um diese Talente und
Stärken ... ich bin mir dieser bewusst ... und bin stolz auf
diese Stärken und Talente ... sehr stolz ... das ist gut so. ...

Ich spüre die Sicherheit, die in mir aufsteigt ... ich bin ganz
sicher ... ich bin sicher und selbstbewusst ... ganz selbst-
bewusst. ... Es ist ein schönes Gefühl, selbstbewusst zu
sein ... sicher zu sein ... ich bin selbstbewusst und sicher ...
ich habe Vertrauen zu mir und meinen Stärken ... das ist
gut so. ...

Ich achte mich ... ich nehme mich wichtig ... ja, ich bin
wichtig und verdiene meine eigene Achtung ... ich schätze
mich so wie ich bin ... ich schätze mich ... meine Stärken

sind wichtig ... diese sind wichtig ... und ich schätze und achte mich ... das ist gut so. ...

Ich bin voller Dankbarkeit ... ich bin dankbar für meine Fähigkeiten ... ich trage Dankbarkeit in mir, für mein Selbst und für das, was ich bin ... mit allen Stärken und Talenten, die ich in mir trage. ... Ich bin wie ich bin ... ich nehme mich an ... ich nehme mich, so wie ich bin, an. ...das ist gut so ... sehr gut so. ...

Ich fühle mich attraktiv ... ich fühle mich schön ... ich fühle mich attraktiv und schön ... ich habe Vorzüge und bin ein Ganzes ... ein Ganzes, das attraktiv und schön ist ... ich nehme mich an, so wie ich bin. ... das ist gut so ... das ist gut so. ...

Ich bin offen ... offen mir selbst gegenüber ... offen anderen gegenüber ... ich öffne mich ... ich lasse zu ... ich lasse es zu, was mir gut tut, ... ich lasse es zu, was mich weiter stärkt ... ich lasse es zu, was mich Neues lehrt ... das macht mich stark ... das macht mich in jeder Hinsicht stärker. ... Das ist gut so ... das ist gut so. ...

Ich lasse meine Gefühle zu ... ich lasse mich spüren ... ich lasse es zu, meine Stärken zu leben ... ich darf mich freuen und freue mich ... ich bin stark und spüre diese Stärke ... ich lebe ... ich lebe und freue mich ... ich freue mich von ganzem Herzen über mich ... über mich als Ganzes. ... Das ist gut so ... das ist gut so. ...

Ich bin stark ... ich bin großartig ... ich bin gut ... ich bin wichtig ... ich vertraue mir ... ich bin attraktiv ... ich habe Talente ... ich mag mich ... ich habe große Fähigkeiten ... ich habe Potenziale ... ich kann viel ... ich kann noch mehr ... ich habe Kraft ... ich habe die Kraft für alles ...

ich liebe mich ... ich liebe mich selbst ... ich liebe mich für alles ... ich liebe mich für mein starkes Herz ... ich liebe mich für meinen Geist ... ich liebe mich für meinen Körper ... ich liebe mich dafür, dass ich bin. ... Das ist gut so ... das ist sehr gut so.

Sie stehen vor diesem Spiegelbild und haben mit sich gesprochen ... die Wahrheit ... Sie haben sich selbst gesagt, was ist und was sein wird ... was ist und was sein wird ... die Liebe zu sich selbst ist bereits ... und diese Liebe ist gut.

Nun lassen Sie nochmals Ihre Stärken vor Ihrem inneren Auge erscheinen ... alles was Sie gut können oder ganz besonders gut können oder auch das, was sie glauben, gut zu können ... es ist mehr ... es ist viel mehr ... egal, was es ist ... alles ist recht. ... Und dann kommen Sie zurück ins Hier und Jetzt. Lassen Sie sich Zeit dabei ... bis die letzte Stärke sichtbar war ... dann kommen Sie zurück ... und wenn es Zeit ist, dann lassen Sie Ihr Spiegelbild verblassen und machen die Augen auf ... rekeln und strecken sich wieder und sind wieder im Hier und Jetzt.

„Heilendes Bad"

Diese Übung fokussiert Ihre Gedanken auf Schönes. Sie sollen Glück und Freude erleben und damit den Schmerz in den Hintergrund rücken lassen. Gesundheit ist mit Positivem verbunden und deshalb gilt es, das Positive zu erdenken und zu erleben. Mit dieser Übung erleben Sie das, was Sie vielleicht als Ausgleich brauchen. Ihre Gedanken werden in Ihrem Gehirn positive Spuren hinterlassen. Diese Gedanken werden auch Prozesse auslösen und zu Emotionen führen. Nehmen Sie diese

Gefühle in sich auf und behalten Sie diese. Am besten dadurch, dass Sie diese Übung wiederholen – so oft Sie es wollen.

Sie liegen bequem auf Ihrer Unterlage ... ganz bequem. ... Sie spüren, wie sich ein angenehmes Gefühl in Ihrem Körper breit macht ... ein angenehmes Gefühl. ... Sie lassen Ihren Körper in die Unterlage fallen ... tief hineinsinken ... ganz tief ... ganz tief ... ganz tief. Sie fühlen, wie sich in Ihrem Körper ein wohliges Gefühl ausbreitet ... ein Gefühl der Entspannung ... ein Gefühl des Loslassens ... ein schönes Gefühl ... ein angenehmes Gefühl ... ein Gefühl, das Sie genießen ... immer mehr genießen. ... Sie konzentrieren sich auf dieses Gefühl ... immer stärker und stärker nehmen Sie das Gefühl des Loslassens wahr ... immer stärker und stärker. ... Sie denken an nichts ... an gar nichts ... Sie denken an nichts. ... Was immer im Kopfe auftaucht ... das lassen Sie ziehen ... einfach weiterziehen ... immer weiter und weiter ... und es ist nichts ... gar nichts. ... Sie spüren sich selbst ... eine Entspannung Ihres Körpers ... schön und wundervoll ... schön und wundervoll ... angenehm und herrlich ... angenehm und herrlich.

Nun lade ich Sie ein, sich vor Ihrem inneren Auge etwas vorzustellen: Sie stehen nun vor einer großen Treppe mit vielen Stufen. ... Es ist dunkel. ... Die einzelnen Stufen sind aber hell erleuchtet ... auf beiden Seiten der Stufen befinden sich Öllampen, die jede Stufe in ein gelbes Licht tauchen. Es ist ein lauer Abend ... ein schöner Abend. ... Sie nehmen den Geruch der Öllampen wahr ... Sie riechen die kleinen Flammen. Der Geruch der Feuer vermischt sich mit angenehmen Düften, die vom oberen Ende der Treppe zu kommen scheinen. Sie blicken diese lange Treppe hinauf. Oben erblicken Sie zwei Gestalten. ... Vielleicht sind es zwei Kinder ... ein Bub und ein Mädchen ... vielleicht sind es Erwachsene ... eine Frau und ein Mann ... vielleicht sind es

zwei Mädchen ... zwei Buben ... zwei Frauen ... zwei Män-
ner. ... Es sind zwei Personen, die Sie anlächeln und Ihnen
ein Zeichen geben, die Treppe hochzukommen. ... Sie be-
treten die erste Stufe ... dann die zweite. ... Langsam – im
Schein der Öllampen – gehen Sie die Treppe nach oben. ...
Jeder Schritt fällt Ihnen leicht ... ganz leicht. Sie spüren
Kraft in Ihrem Körper. Diese Kraft führt Sie nach oben.
Sie gehen langsam und bedächtig ... langsam und bedäch-
tig. ... Und dennoch haben Sie rasch das Treppenplateau
erreicht ... dort, wo die zwei Frauen Sie in Empfang neh-
men ... mit freundlichen Gesten ... mit einem gewinnenden
und freudvollen Lächeln. ... Sie werden willkommen gehei-
ßen ... mit warmen Worten. ... Oben an der Treppe sehen
Sie eine große Türe. ... Eine Türe, die im Lichte der Öllam-
pen in goldroten Farben leuchtet. ... Es ist ein Tor ... hoch
und breit ... es öffnet sich. ... Sie werden durch das Tor
gebeten und überschreiten die Schwelle. ... Sogleich ver-
spüren Sie ein Gefühl der Wärme und Geborgenheit. ... Sie
nehmen Gerüche wahr. ... Sie riechen exotische Düfte ...
vielerlei Art. ... Sie betreten einen großen Raum ... beglei-
tet von den beiden Frauen in ihren langen Gewändern ...
die Sie freundlich lächelnd bitten, weiterzugehen. ... Sie
erfühlen diesen Raum. ... Sie spüren eine angenehme At-
mosphäre. ... Der Raum ist groß ... er ist hoch ... in der
Mitte sehen Sie einen Brunnen, dessen Wasser Sie plät-
schern hören. ... Rechts und links stehen große Vasen mit
exotischen Pflanzen, die mit großen Kerzen beleuchtet wer-
den ... Die Wände sind mit schweren Tüchern verkleidet ...
Tücher, die wunderschöne Verzierungen zeigen ... kunst-
volle Ornamente ... exotisch und fremd ... aber doch wun-
derschön und anziehend. ... An der Decke sehen Sie eine
Öffnung, durch welche bläuliches Sternenlicht hereinbricht
und dem Raum gemeinsam mit dem Schein der Kerzen eine
besondere Ausleuchtung gibt. ... Ihre zwei schönen Beglei-
terinnen deuten Ihnen, weiterzugehen. ... Sie werden durch

eine Türe am Ende dieses Raumes geführt ... . Sie betreten nun einen großen Raum ... einem Saal ähnlich ... auch hier sorgen Öllampen, die einen anregenden und herrlichen Duft verbreiten, für ein lebendiges und aktives Licht. ... Sie nehmen diesen Duft auf und verspüren ein entspannendes Gefühl ... ein Gefühl der Tiefe und Freiheit ... ein Gefühl des Schönen ... ein Gefühl des Besonderen. ... Der Raum ist ausgelegt mit dicken Teppichen ... weich und sanft. ... In der Mitte des Raumes steht eine große Badewanne aus Marmor ... eher schon ein kleiner Pool. ... Das Licht der Öllampen spiegelt sich im Wasser ... es ist ein besonderes Wasser. ... Sie nehmen kleine Bewegungen im Wasser wahr ... es kräuselt sich ... es bewegt sich sanft und rund ... es ist voller Kraft und Stärke. ... Sie spüren diese Kraft und Stärke dieses Wassers ... schon alleine beim bloßen Anblick. ... Sie treten näher und Ihre zwei Begleiter oder Begleiterinnen ... diese zwei Personen ... helfen Ihnen, sich zu entkleiden. ... Sie entkleiden sich, mit dem Ziel, in dieses Wasser eintauchen zu können ... dieses Wasser am Körper spüren zu können ... dieses Wasser genießen zu dürfen ... mit Freude und Herrlichkeit ... mit Freude und Glück. ... Sie gleiten hinein in das warme Nass ... langsam ... ganz langsam ... mit Genuss ... mit tiefem Genuss. ... Sie spüren die angenehme Wärme des Wassers. ... Sie spüren die Wärme nun in Ihrem Körper. ... Sie spüren die Wärme ... angenehm und erfüllend ... angenehm und heilend ... angenehm und gesund. ... Nun liegen Sie in diesem Wasser ... einem Wasser, dessen Aktivität Sie spüren. ... Ein Wasser, dessen Kraft Sie spüren. ... Ein Wasser, dessen Wirkung Sie spüren. ... Eine Wirkung der Heilung und Gesundheit. ... Eine Wirkung der Kraft und der Stärke. ... Eine tiefgehende Wirkung, die Ihnen gut tut ... sehr gut tut ... sehr gut tut. ... Ihre zwei Helfer sind in den Hintergrund getreten, in die Dunkelheit des Raumes. ... Nun öffnen sich vier Türen, die Sie zuvor gar nicht bemerkt hatten ...

ganz langsam und gleichzeitig öffnen sich diese Türen ...
schwer und langsam. ... Zwei Türen links und zwei Türen
rechts. ... Durch diese schreiten vier Wesen ... in langen
Gewändern. ... Jede dieser Personen hat eine Schale in
der Hand und alle vier treten an den Rand des Beckens ...
zu Ihnen. ... Sie greifen in ihre Schalen ... dort befinden
sich Kräuter und Essenzen ... heilende Kräuter und Essen-
zen ... heilende Mittel, die dem Wasser eine noch stärkere
Kraft verleihen ... heilende Mittel, die Ihnen das geben,
was Sie brauchen ... das, was Sie haben wollen ... das, was
Sie benötigen ... Gesundheit, Herrlichkeit, Freude und
Glück ... Gesundheit, Herrlichkeit, Freude und Glück. ...
Es sind Kräuter und Essenzen, die an einer oder an ganz
bestimmten Körperteilen oder in Ihrem Inneren wirken.
Vielleicht sind es Essenzen und Kräuter, die an Ihrem Rü-
cken die positive Wirkung des heilenden Wassers verstär-
ken sollen. ... Vielleicht sollen diese Mittel an Ihrem Her-
zen wirken ... schonend und sanft und gleichzeitig effektiv
und effizient. ... Vielleicht hätten Sie gerne noch Unter-
stützung für Ihren Kopf und diese Kräuter und Essenzen
wirken genau dort, wo Sie diese zusätzliche Hilfe gerne
haben wollen. ... Wählen Sie nun eine Region aus ... wäh-
len Sie ein Organ aus ... wählen Sie Teile Ihres Körpers
aus ... was immer Sie wollen ... was immer Sie sich wün-
schen ... wählen Sie aus. ... Nun träufeln diese vier Ex-
perten, diese heilenden ihre Kräuter und Essenzen in Ihr
Wasser ... ganz langsam ... ganz langsam. ... Sie spüren
sogleich, wie sich die Wirkung des Wassers verstärkt ...
wie sich die heilende Wirkung verstärkt. ... Sie fühlen Ihre
Gesundheit. ... Sie verspüren Heilung und Gesundung. ...
Sie fühlen sich gesund. ... Sie fühlen sich durch und durch
wohl und gesund. ... Sie sind gesund. ... Sie genießen diese
Gesundheit. ... Sie genießen Ihre Gesundheit. ... Sie spü-
ren Glück und Zufriedenheit. Sie spüren die Wärme des
heilenden Wassers und Sie erfühlen Ihre Gesundheit ... am

ganzen Körper ... im Inneren Ihres Körpers ... voll und intensiv ... voll und intensiv. ... Sie lassen sich Zeit, um dieses Gefühl auszukosten ... Zeit, die Sie benötigen und die Sie brauchen. ... Lassen Sie sich Zeit. ... Nehmen Sie sich die Zeit. ... Danach steigen Sie aus der Wanne ... stark und gesund ... kraftvoll und mit dem Gefühl der Wonne ... frei und rein. ... Ihre zwei Begleiter helfen Ihnen beim Abtrocknen. ... Sie spüren die angenehme Wärme des weichen Tuchs ... angenehm und warm. ... Sie ruhen sich noch ein wenig auf einer Liege aus ... eingewickelt in warme Tücher ruhen Sie sich aus und lassen die Kraft des Wasser noch nachspüren ... Sie spüren die Wirkung des Wassers und Sie spüren die verstärkende Wirkung der Kräuter und Essenzen. ... Sie fühlen sich wohl ... Sie fühlen sich sehr wohl. ... Nach der Zeit, die Sie brauchen ... nach der Zeit, die Sie sich dafür genommen haben ... nach dieser Zeit kommen Sie so langsam wieder zurück ins Hier und Jetzt. ... Sie kommen wieder zurück ins Hier und jetzt ... Sie sind wieder im Hier und Jetzt, machen die Augen auf und spannen Ihre Körpermuskeln an ... Sie rekeln und strecken sich und sind wieder völlig wach.

„Heilendes Licht"

Auf die Kraft des Lichtes habe ich anderenorts bereits hingewiesen. Zwar ist die „Lichtnahrung" aus wissenschaftlicher Sicht schwer nachzuvollziehen, so weiß doch jedes Kind, dass Licht die Quelle des Lebens ist. Licht hatte schon immer eine starke metaphorische Wirkung. Es steht grundsätzlich für das Positive und korrespondiert mit der Gesundheit per se. Steht die Dunkelheit für die Krankheit, so wird mit dem Licht die Gesundheit in Verbindung gebracht. Licht ist also das Gute. Licht wird auch für die Schmerztherapie eingesetzt. So gibt es spezielle Schmerzlampen, die heilen helfen.

Auch in dieser Übung wird eine Einleitungsalternative verwendet. Diese führt schon alleine durch die etwas längere Dauer tief in einen entspannten Zustand. Wie schon erwähnt, können Sie die verschiedenen Einbegleitungstexte tauschen oder auch verändern. Wichtig ist nur, dass Sie sich dadurch in einen hypnoiden Zustand versetzen. Die Macht der Worte kennen Sie schon und deshalb sollten Sie darauf achten, was Sie bei bestimmten Formulierungen fühlen und was Ihnen bei bestimmten Wörtern in den Sinn kommt. Als sich einer meiner Klienten nicht richtig entspannen konnte, fragte ich ihn, was los wäre und welche Bilder bei ihm entstanden wären. Er meinte dann, dass er beim Wort „Entspannung" immer auch an „Spannung" denken musste. Nun ist das Wort „Spannung" bei vielen auch positiv besetzt, weil man dadurch hell und konzentriert ist oder weil man erst dadurch einen Krimi genießen kann. Bei meinem besagten Klienten stellte sich aber eine negative Assoziation ein, die eine belastende Ursache hatte. Wir ersetzten in der besagten Sitzung den Begriff durch einen anderen und später verknüpften wir die Entspannung mit vielen positiven Bildern, sodass sich der Klient bei „Entspannung" wunderbar entspannen konnte.

Versuchen Sie nun Ihre Aufmerksamkeit auf Ihre Atmung zu lenken ... ohne dass Sie Ihre Atmung beeinflussen. ... Sie atmen ein und aus – ein und aus. ... So ist es gut. ... Sie atmen ein und aus ... gut, sehr gut. ... Ich möchte Sie nun dazu einladen, auf Ihre Füße und Beine zu achten ... und Sie entspannen nun Ihre Oberschenkel, ... Ihre Oberschenkel entspannen sich ... sie sind ganz entspannt. ... Nun entspannen sich Ihre Unterschenkel und Ihre Füße ... bis in die Zehenspitzen. ... Ihre Füße und Beine sind nun ganz entspannt ... ganz entspannt. ... Das ist gut so ... das ist gut so. ... Nun achten Sie auf Ihr Gesäß ... und Sie lassen ... wenn Sie es möchten ... alle Muskeln im Becken- und Gesäßbereich entspannen. ... Ihr Gesäß und Ihr Be-

cken sind nun ganz entspannt ... ganz entspannt. ... Das ist
gut so ... das ist gut so. ... Versuchen Sie jetzt, sich Ihrem
Bauch zuzuwenden. ... Auch diesen entspannen Sie nun
völlig. ... Ihr Bauch ist ganz entspannt. ... Alle Bauchmus-
keln sind entspannt. ... Das ist gut so ... das ist gut so. ...
Nun lenken Sie Ihre Aufmerksamkeit Ihrem Rücken zu. ...
Alle Rückenmuskeln entspannen sich ... jene im unteren
Bereich ... genauso wie jene im oberen Bereich. ... Alle
Rückenmuskeln sind ganz entspannt. ... Das ist gut so ...
das ist gut so. ... Jetzt achten Sie auf Ihre Arme und auf
Ihre Hände. ... Auch diese entspannen Sie nun völlig. ...
Ihre Arme und Hände sind nun ganz entspannt ... bis in
die Fingerspitzen ... ganz entspannt. ... Das ist gut so ...
das ist gut so. ... Ebenso entspannen sich Ihre Schultern
und Ihr Nacken. ... Achten Sie darauf, dass Ihre Schultern und Ihr Nacken gleichfalls völlig entspannt sind. ...
Ihre Schulter- und Nackenmuskulatur ist nun ganz entspannt. ... Das ist gut so ... das ist gut so. ... Jetzt wenden Sie sich Ihrer Gesichtsmuskulatur zu. ... Auch diese
entspannt sich ... und ist ganz entspannt. ... Die Muskeln
um Ihren Mund herum, ... um Ihre Wangen ... und auch
um Ihre Augen. ... Alles ist ganz entspannt. ... Auch Ihre
Stirn ist völlig entspannt. ... All Ihre Gesichtsmuskeln sind
nun ganz entspannt. ... Das ist gut so ... das ist gut so. ...
Sie achten in diesem entspannten Zustand nochmals auf
Ihre Atmung ... ohne dass Sie diese beeinflussen. ... Sie
atmen ein und aus ... ein und aus ... und Sie sind ganz entspannt. ... Das ist gut so. ... Ein und aus ... ein und aus. ...
Ja, Sie fühlen sich völlig entspannt.

Es ist Ihnen bekannt, dass sich durch Gedanken Ihr Kör-
perzustand verändern lässt. Denken Sie an etwas Schönes,
dann geht es Ihnen gut. Durch Erlebnisse wie auch durch
Gedanken kann Ihr Körper z.B. Glückshormone produzieren. Ihr Körper kann noch viel mehr, er folgt Ihren Ge-

danken – immer. Sie fühlen sich wohl, wenn Sie lachen. Sie fühlen sich glücklich, wenn Sie an das Schöne denken. Es geht Ihnen gut, wenn Sie an das Gute denken. Sie sind gesund, wenn Sie an die Gesundheit denken. Ihr Denken hat die Macht über Ihren Körper. Der Körper produziert das, was Sie denken. Vielleicht denken Sie an die Fakire, die auf Nagelbrettern liegen können – und das mit einem guten Gefühl. Vielleicht denken Sie an die Menschen, die lachend über glühende Kohlen oder Glasscherben laufen. Oder denken Sie an Ärzte, die ihre Patienten unter Hypnose behandeln. Diese Patienten verspüren nur Gutes. Auch Sie befinden sich in einem Entspannungszustand und auch Sie sind in der Lage, Gutes zu spüren.

Versuchen Sie sich jetzt vorzustellen, dass Sie sich in einem Gesundenhaus befinden. ... Dort sind alle gesund und glücklich ... gesund und glücklich. ... Stellen Sie sich dieses Haus vor ... schön und hell ... mit wunderbaren Blumen ... herrlichen Bildern ... betörenden Düften ... niveauvoller Musik ... wertvollen Möbeln ... flauschigen Teppichen ... großzügigen Räumlichkeiten ... antiken und Designermöbeln ... und vieles mehr, was Ihnen dazu noch einfällt ... was Sie selbst mit einem Gesundenhaus in Verbindung bringen. ... Vielleicht gibt es auch ein Hallenbad ... Ruheräume ... eine Sauna ... ein Fitnesscenter ... ein eigenes Kaffeehaus ... ein exklusives Restaurant. ... Vielleicht entdecken Sie einen schönen Park ... mit exotischen Pflanzen und Bäumen ... einem Wasserfall ... Ruhezonen ... einem Außenpool ... Whirlpool ... und anderes, was Sie in diesem Gesundenhaus gerne erwarten würden. ... Lassen Sie sich Zeit, dieses Haus wirken zu lassen ... mit allem, was gut tut ... mit allem, was man für die Gesundheit braucht. ...

Nun sehen Sie sich, wie Sie durch das Haus schreiten ... mit einem Lächeln auf den Lippen ... Sie gehen gerade und

aufrecht ... Sie fühlen sich stark und es geht Ihnen gut. ...
Sie haben jetzt etwas Besonderes vor ... etwas, was Ihrer
Gesundheit gut tut ... etwas, was an jenen Stellen in Ihrem
Körper wirken wird, die ein wenig Hilfe brauchen könn-
ten ... jene Stellen, denen besondere Aufmerksamkeit gut
tun würde. ... Sie erreichen einen Raum, an dessen Eingang
zwei Lichtsäulen stehen ... ein schwacher Lichtschein heißt
Sie willkommen ... hier sind Sie richtig ... hier erwartet
Sie das Angenehme ... hier werden Sie noch weitere Ge-
sundheit erfahren. ... Sie freuen sich ... ja, Sie freuen sich
darauf. ... Sie betreten den Raum ... er ist groß und strahlt
Positives aus ... Sie sehen viel Holz ... freundliche Bilder ...
angenehmes Licht ... und es riecht wunderbar. ... In der
Mitte des Raumes befindet sich ein kreisrunder Bereich,
der hell erleuchtet ist. ... hier liegt eine weiche Unterlage,
auf der man stehen kann ... oder auf welcher man sich auch
hinlegen kann. ... Der helle Bereich im Zentrum des Rau-
mes lässt den Rest in den Hintergrund rücken. Dennoch
nehmen Sie die angenehme Atmosphäre dieses Ortes wahr
und nehmen dies auch in sich auf. ... Es ist schön, hier zu
sein ... Sie fühlen sich wohl ... sehr wohl. ... Sie sind leicht
bekleidet, nur mit einem leichten weißen Gewand. ... Sie
spüren es kaum. ... Sie sind nun barfuß ... und schreiten
auf die Mitte zu ... hinein in den Lichtschein ... hinein in
den Kreis ... hin zur runden weichen Unterlage. ... Nun
stehen Sie dort und augenblicklich verspüren Sie die an-
genehme Wärme des Lichts, das Sie nun umströmt. ... Es
ist ein gelbliches, goldenes Licht ... Ihr Körper ist gelblich-
golden ... und Sie spüren ein wunderbares Gefühl in sich
aufkommen ... wunderbar und heilend ist dieses Gefühl ...
wunderbar und heilend. Alles, was Sie loslassen wollen ...
alles, was Sie stört ... alles Unangenehme fließt mit die-
sem Licht ab ... einfach ab ... es löst sich in dem Schein
des Lichtes einfach auf ... einfach auf. ... Sie genießen eine
Zeit lang dieses angenehme Gefühl ... und legen sich auf

die Unterlage ... ganz bequem und entspannt ... bequem und entspannt. ... Nun zieht sich dieses goldgelbe Licht zurück und es erscheint ein violetter Strahl ... ein Lichtstrahl, der tief in Ihren Körper eindringen kann ... ein Strahl, der jede Stelle im Inneren Ihres Körpers erreichen kann ... ein Strahl, der heilen kann ... ein Strahl, der heilt und Ihnen das nehmen kann, was Sie loslassen wollen. ... Der Strahl findet nun die richtige Stelle ... vielleicht ist es der Kopf ... oder der Nacken ... es kann auch die Schulter oder der Rücken sein ... vielleicht ist es die Brust ... der Bauch ... bestimmte Gelenke ... bestimmte innere Organe ... bestimmte Muskeln ... bestimmte Nerven ... was auch immer. ... Der violette Strahl richtet sich genau auf diese Stelle und erreicht exakt jenen Punkt, wo er wirken soll ... und er wirkt. ... Das violette Licht entfaltet seine Kraft ... voll und ganz ... stark und heilend. ... Sie können beinahe zusehen, wie in Ihrem Inneren dieses Licht etwas verschwinden lässt ... etwas herausbrennt ... etwas auflöst ... und das alles mit einem angenehmen Gefühl ... Es tut gut, das zu erleben ... das zu erfühlen und das loszuwerden, was weg gehört ... es ist gut, dies zu erspüren. ... Sie fühlen sich wohl dabei ... sehr wohl. ... Sie erleben die Heilung an und in Ihrem Körper ... das ist gut ... das ist gut so. ...

Sie genießen diesen Prozess, solange Sie ihn brauchen. ... Sie wissen auch, dass Sie jederzeit hierher zurückkehren können ... immer wenn Sie dieses Licht und diese Kraft des Lichtes brauchen. ... Sie genießen jetzt das gesunde Gefühl in Ihrem Inneren ... das Gefühl der allumfassenden Gesundheit ... der Heilung und des Wohlbefindens. ... Sie fühlen sich wohl und gesund ... wohl und gesund. ... Wenn Sie wollen, stehen Sie nun auf ... das Licht hat seine Aufgabe erfüllt und Sie verlassen nun glücklich und gesund diesen Raum. ... Nun kommen Sie wieder zurück ins Hier und Jetzt ... langsam und in Ihrem Tempo. ... Lassen Sie sich

Zeit. ... Zählen Sie nun bis fünf und Sie sind wieder wach und gesund.

„Heilende Apotheke"

Das Wort „Apotheke" ist durchaus positiv besetzt. Wir wissen, dass wir uns dort allerlei kaufen können, was unserer Gesundheit dient. „Apotheke" ist wohl weit positiver mit „Gesundheit" verknüpft als zum Beispiel „Krankenhaus" und „Gesundheit". „Arzt" und „Medikament" haben in unserem kollektiven Gedächtnis ebenso wie „Apotheke" einen positiven Eindruck hinterlassen. Das ist auch der Grund, warum der Placeboeffekt funktioniert. Weil alles, was mit diesen Begriffen zusammenhängt, eine starke Symbolik vermittelt – nämlich jene der Gesundheit. Machen wir uns diese Symbolik zunutze und greifen wir im mentalen Sinne auf die Apotheke und auf das, was wir dort für unsere Gesundheit holen können, zurück. Aber achten Sie, bevor Sie diese Übung verwenden, darauf, welche Assoziationen Sie mit „Apotheke" verbinden. Es geht um Ihr Vorwissen, um Ihre Gedanken und Ihre Emotionen, die Sie mit diesem Begriff verknüpfen. Sollten Sie an Krankheit und an Negatives denken, dann verzichten Sie lieber auf diese Übung. Sollten Sie im Gegensatz dazu sehr Positives abrufen können, weil Sie z.B. mit Medikamenten bereits mehrmals Krankheiten bekämpft haben, dann nutzen Sie diese Prägungen für diese Übung.

Sie liegen auf Ihrer Unterlage und atmen ... Sie atmen ein und aus ... Sie atmen ein und aus ... Sie atmen ruhig und regelmäßig ... Sie atmen ruhig und regelmäßig ... ruhig und regelmäßig. ... Sie spüren, wie der Atem des Lebens sich in Ihnen ausbreitet ... Sie spüren ein angenehmes Gefühl in Ihrem Körper ... ganz angenehm ist dieses Gefühl ... ganz angenehm und schön. ... Sie spüren nun, wie sich in

Ihrem Körper alles löst und frei wird ... es löst sich und wird frei. ... Sie spüren, wie sich von der Kopfhaut abwärts alles löst ... das Gesicht ... der Kopf ... der Hals ... der Nacken ... die Schultern ... die Oberarme ... die Unterarme ... die Hände ... die Finger ... der Rücken ... die Brust ... der Bauch ... das Gesäß ... das Becken ... die Oberschenkel ... die Unterschenkel ... die Füße ... die Zehen ... der ganze Körper fühlt sich frei und locker an ... frei und locker. ... Sie spüren dieses Gefühl tief und intensiv ... tief und intensiv. ... Und sie atmen ein ... und aus ... ein ... und aus. ... Sie atmen ruhig und regelmäßig ... ruhig und regelmäßig ... tief und intensiv ... und Sie spüren dieses Gefühl der Tiefe ... immer tiefer und tiefer ... immer tiefer und tiefer ... immer tiefer und tiefer ...

Ich lade Sie nun ein ... wenn Sie möchten ... vor Ihrem inneren Auge eine Apotheke entstehen zu lassen. ... Sie sehen jetzt eine Apotheke ... einen Raum ... einen Raum mit vollen Regalen ... wie in einer Apotheke ... vielleicht in einer mit Holzregalen ... und alten Schubladen ... mit Arzneigläsern ... und Kräutern. ... Sie befinden sich in einer Apotheke voll mit Mitteln für die Gesundheit. ... Sie nehmen den Raum wahr ... Sie nehmen die Atmosphäre wahr ... Sie nehmen die angenehmen Düfte der Kräuter wahr ... Sie riechen Arzneien ... gute Gerüche der Gesundheit. ... Sie nähern sich nun den Regalen ... Sie gehen auf die Regale zu ... Sie sind nun nahe dran. ... Die Gerüche werden intensiver ... sie sind angenehm und vermitteln das Gefühl der Gesundheit ... ein schönes positives Gefühl der Gesundheit. ... Nun sehen Sie die Arzneipackungen ... die Arzneigläser ... und die Arzneidosen. ... Sie sehen genau hin ... Sie schauen sich die Beschriftungen an ... Sie schauen sich diese genau an. ... Jede Packung, jedes Glas, jede Dose trägt Ihren Namen ... es steht Ihr Name drauf. ... Die Packungen, Gläser und Dosen tragen Ihren Namen ...

und enthalten Arzneien für Sie ... für Ihre Gesundheit ...
für Ihr Wohlbefinden. ... Aber all diese Packungen, Gläser
und Dosen beinhalten Arzneien von Ihnen ... von Ihnen
selbst ... von Ihnen produziert ... von Ihrer inneren Apo-
theke hergestellt ... von Ihnen für Sie ... von Ihrem Körper
erzeugt ... für Ihren Körper erzeugt. ... Diese Medikamen-
te sind von Ihnen selbst ... und Sie sind für Sie selbst. ...
Sie stammen von Ihnen. ... Sie haben die beste Apotheke in
Ihrem Inneren ... und nun steht Sie vor Ihnen ... frei zum
Benützen ... wann immer Sie es brauchen. ... Sie können
diese Apotheke mit den Arzneien von Ihnen, die nur für Sie
hier in dieser Apotheke zur Verfügung stehen, wann immer
Sie diese benötigen, verwenden. ... Nur für Sie ... exklusiv
und einzigartig. ... Wenn Sie nun wollen ... dann greifen
Sie zu. ... Wenn Sie nun etwas brauchen ... dann nehmen
Sie das, was Ihnen gut tut ... für Ihre Gesundheit ... für Ihr
Wohlbefinden. ...

Und Sie greifen zu ... Sie nehmen sich das, was Sie in die-
sem Augenblick für sich selbst und für Ihre Gesundheit
haben wollen. ... Sie achten auf Ihren Körper ... und holen
das Richtige für Ihren Körper aus dem Regal ... genau das
Richtige für Sie und Ihre Gesundheit. ... Sie wissen, dass in
dieser Packung, in diesem Glas oder in dieser Dose, die Sie
nun in Händen halten, genau das Richtige enthalten ist ...
das Perfekte ... das Ideale. ... Ja, es ist Ihre Arznei ... eine
Arznei, die für Sie gemacht wurde ... die perfekt wirkt ...
die ideal für Sie und Ihren Körper ist ... die richtig und gut
ist ... sehr gut. ... Sie haben ein gutes Gefühl dabei ... Sie
freuen sich ... Sie spüren jetzt schon, wie in Ihrem Kör-
per Kraft und Gesundheit aufsteigen ... Sie spüren dieses
angenehme Gefühl der Gesundheit und des Glücks. ...Sie
öffnen nun die Packung, das Glas oder die Medikamenten-
dose und nehmen die Arznei ein. ... augenblicklich spüren
Sie die Wirkung ... diese angenehme ... schöne ... gesunde

Wirkung. ... Sie fühlen, wie sich die Arznei in Ihrem Kör-
per ausbreitet und genau an die richtige Stelle kommt ...
dort wo sie hinpasst ... dort, wo die geeigneten Rezepto-
ren vorhanden sind ... dort, wo Sie sich Gesundheit wün-
schen. ... Genießen Sie dieses Gefühl der Gesundheit ... es
ist Ihre Gesundheit ... eine wichtige Gesundheit ... gut und
schön ... wunderbar und herrlich ... eine Gesundheit für
Ihre Zukunft. ...

Sie haben jetzt Gesundheit in Ihrem Körper ... die Gesund-
heit sind Sie ... Sie sind gesund. ... Mit diesem Wissen und
mit dem Gefühl von Glück und Gesundheit kommen Sie
jetzt langsam ... in Ihrer Zeit ... in Ihrer Geschwindig-
keit ... wieder in das Hier und Jetzt. Machen Sie die Augen
auf und spannen Sie alle Muskeln an ... Nun sind Sie völlig
wach und fühlen sich gesund.

„Gesunde Körperreise"

Die Körperreise ist eine Übung, die der Katathym-imaginativen Psychotherapie entlehnt wurde – wo sie natürlich in anderer Form zum Einsatz kommt. Im Kontext zum Schmerz dient
diese Übung der Sensibilisierung, der Achtsamkeit und der
bewussten Wahrnehmung des eigenen Körpers. Die „Reise"
führt zu den schmerzenden Stellen, wobei es zu einer positiven
Betrachtung dieser Stellen kommt. Die Übung dient der Unterstützung der eingenommenen Medikamente, die somit als
wichtig und wirkungsvoll gesehen werden und unbedingt Effekte erzielen werden.

Machen Sie es sich bequem. ... Vielleicht liegen Sie bereits
bequem auf Ihrer Unterlage oder Sie sitzen bequem. ...
Schließen Sie die Augen oder fixieren Sie einen Punkt an

der Wand oder Decke. ... Versuchen Sie ganz bequem zu sitzen oder zu liegen ... ganz bequem ... ja, ganz bequem. ... Das ist gut so. ... Eventuell möchten Sie sich noch ein bisschen bewegen, ... so, dass Sie wirklich ganz bequem sitzen/liegen. ... Sie können die Augen offen lassen oder schließen. ... Vielleicht schließen Sie Ihre Augen oder vielleicht haben Sie sie bereits geschlossen ... und achten nun bewusst auf Ihren Körper. ... Versuchen Sie nun, Ihre Aufmerksamkeit auf Ihre Atmung zu lenken ... ohne dass Sie Ihre Atmung beeinflussen. ... Sie atmen ein und aus ... ein und aus. ... So ist es gut. ... Sie atmen ein und aus ... gut, sehr gut.

Ich lade Sie jetzt ein, auf Ihre Füße und Beine zu achten und Sie entspannen nun Ihre Oberschenkel ... Ihre Unterschenkel und Ihre Füße ... bis in die Zehenspitzen. ... Lassen Sie los ... lassen Sie einfach los. ... Ihre Füße und Beine sind nun ganz entspannt. ... Das ist gut so. ... Nun achten Sie auf Ihr Gesäß. ... Und Sie lassen – wenn Sie es möchten – alle Muskeln im Becken- und Gesäßbereich los ... einfach los. ... Ihr Gesäß und Ihr Becken sind nun ganz locker ... ganz entspannt. ... Das ist gut so. ... Versuchen Sie jetzt, sich Ihrem Bauch zuzuwenden. ... Auch diesen entspannen Sie nun völlig. ... Ihr Bauch ist ganz entspannt. ... Alle Bauchmuskeln sind entspannt. ... Das ist gut so. ... Nun lenken Sie Ihre Aufmerksamkeit Ihrem Rücken zu. ... Alle Rückenmuskeln entspannen sich. ... Jene im unteren Bereich genauso wie jene im oberen Bereich. ... Alle Rückenmuskeln sind ganz entspannt. ... Das ist gut so. ... Jetzt achten Sie auf Ihre Hände und auf Ihre Arme. ... Auch diese entspannen Sie nun völlig. ... Ihre Hände und Arme sind nun ganz locker ... bis in die Fingerspitzen ... ganz locker. ... Das ist gut so. ... Ebenso sind Ihre Schultern und Ihr Nacken locker und gelöst. ... Achten Sie darauf, dass Ihre Schultern und Ihr Nacken gleichfalls völlig locker sind. ... Ihre Schulter- und Nackenmuskulatur ist nun völlig gelöst. ... Das ist gut so. ... Jetzt wenden Sie sich Ihrer Gesichtsmuskulatur zu. ... Auch diese ist nun ganz locker. Die Muskeln um Ihren Mund herum, Ihre Wangen und auch um Ihre Augen. ... Alles ist ganz entspannt. Auch Ihre Stirn ist völlig entspannt. ... All Ihre Gesichtsmuskeln sind nun ganz entspannt. ... Das ist gut so. ... Sie achten in diesem entspannten Zustand nochmals auf Ihre Atmung ... ohne dass Sie diese beeinflussen. ... Sie atmen ein und aus ... ein und aus ... und Sie sind ganz entspannt. ... Das ist gut so.

Nun lenken Sie Ihre Aufmerksamkeit auf das Medikament, das Ihnen gerade verabreicht wird oder das Sie gerade eingenommen haben. ... Dieses Medikament wird Ihnen in Kombination mit meinen Anleitungen helfen, den Schmerz zu besiegen. ... Denn die Wissenschaft hat längst bewiesen, dass das menschliche Denken ... also auch Ihr Denken ... auf Ihre körperliche Befindlichkeit wirkt. ... Millionen Menschen versetzen sich bei Schmerzen in einen Entspannungszustand und das hilft diesen Menschen. ... So wie es Ihnen ebenso hilft. ... In Verbindung mit dem Medikament wird sich die Wirkung vervielfachen.

Versuchen Sie nun, sich vor Ihren geschlossenen Augen die Flasche mit der Flüssigkeit, die über Ihnen hängt, vorzustellen. ... Die Flüssigkeit in dieser Flasche tropft langsam durch einen durchsichtigen Schlauch in Ihre Vene. ... Sie stellen sich jetzt die Flasche und den Schlauch und die klare Flüssigkeit vor. ... Diese Flüssigkeit enthält das von Ihrem Arzt ausgewählte Medikament, das Ihnen helfen wird. ... Dieses Medikament hat schon vielen Menschen geholfen und Ihr Arzt hat es deshalb gewählt, weil er davon überzeugt ist, dass es auch Ihnen helfen wird.

Vielleicht wollen Sie jetzt mit einem Tropfen dieser Flüssigkeit eine Reise durch Ihren Körper machen. ... Sie stellen sich vor, wie Sie mit dem Tropfen durch den Schlauch gleiten, ... wie Sie über den Veneneingang und der dünnen Nadel in die Blutbahn eintauchen. ... Sie stellen sich vor, dass sich der Tropfen in Ihrem Blut auflöst und Sie konzentrieren sich darauf, wie sich der Tropfen mit Ihrem Blut vermischt. ... Und die Medikamentenmoleküle treten die Reise zu ihrem Zielort an ... mit Ihnen ... unter Ihrer Anleitung. ... Sie fließen durch die Adern ... Sie schauen sich um und sehen, wie perfekt alles funktioniert ... in Ihrem Körper ... Sie reisen mit der Flüssigkeit ... und fühlen sich wohl. Sie reisen dorthin, wo die Arznei ankommen soll. ... Sie spüren, dass es Ihnen gut tut ... Sie merken, dass Ihnen dieses Präparat gut tut ... ja, gut tut ... sehr gut tut ... dort an dieser Stelle ... dort, wo schon viele der aufgelösten Tropfen angekommen sind ... um Ihnen zu helfen ... um Ihnen Gutes zu tun ... um zu heilen und Ihnen schöne Gefühle zu geben. ... Sie genießen diese schönen Gefühle ... und reisen mit Ihrem gelösten Tropfen weiter ... hin zum Ziel. ... Und es geht Ihnen gut ... sehr gut. ... Das ist gut so. ... Sie reisen mit der Arznei durch Ihre Adern ... und schon bald kommen Sie am Zielort an. ... Das Ziel ist jene Stelle, der Sie besondere Achtsamkeit geben wollen ... jene Stelle, die Aufmerksamkeit verdient. ... Jetzt konzentrieren Sie sich auf diese Stelle in Ihrem Inneren. ... Sie haben ein gutes Gefühl ... Sie sind achtsam und aufmerksam ... Sie wissen, es ist Ihr Körper, der Ihnen wertvoll ist, ... der wichtig ist für Sie, den Sie lieben und schätzen. ... Sie wissen, dass Ihnen die kleinen aufgelösten Teile des Medikamentes helfen und Ihnen gut tun ... ja, Sie haben Unterstützung und haben Einfluss und Kontrolle über diese Unterstützung. ... Das erfüllt Sie mit Freude. ... Das ist gut so. ... Sie sehen nun, wie am Zielort die kleinen Teilchen ... die ganz besonderen Teilchen an kleinen Rezepto-

ren Ihres Körpers und Ihres Nervensystems andocken ...
sie gehen eine Verbindung ein ... und diese Verbindung
unterbricht das Signal, das bisher an Ihr Gehirn gesandt
wurde. ... Jetzt kommen nur mehr angenehme Signale ...
gute Signale. ... Sie fühlen diese angenehmen und guten
Signale ... angenehme und gute. ... Sie sehen im Inneren
Ihres Körpers – an diesem Zielort, wie sich diese kleinen
Teile der Arznei mit Ihrem Körpersystem verbinden und
das tut Ihnen gut ... sehr gut. ... Sie spüren, wie sich Ihr
Körper sehr gut anfühlt ... wie er stark wird ... wie er gesund ist ... ja, Ihr Körper ist gesund ... er fühlt sich gesund
an ... wunderbar gesund ... das ist gut so ... das ist gut
so. ... Sie beobachten die Arbeit an den Rezeptoren ... dort
passen die Medikamentenmoleküle genau ... sie passen
genau hinauf ... perfekt passen sie hinauf ... und dort tut
es Ihnen gut ... es tut Ihnen sehr gut. ... Sie fühlen, wie die
positiven Signale an das Gehirn weitergeleitet werden und
das ist gut ... das ist gut so ... das ist wunderbar ... so soll
es sein ... so ist es ... so ist es gut. ... Sie beobachten diesen Prozess und helfen vielleicht mit. ... Sie sorgen dafür,
dass alle Rezeptoren mit diesen heilenden Mitteln belegt
werden und jeder Rezeptor sendet das positive Signal an
Ihr Gehirn ... und dort nehmen Sie das positive Gefühl
wahr ... das angenehme, heilsame Gefühl ... dieses heilsame Gefühl ... das ist gut so ... sehr gut. ... Immer mehr
Rezeptoren werden mit Ihrer Hilfe belegt ... mit dem wunderbaren hilfreichen Mittel ... das Ihnen gut tut ... sehr gut
tut. ... Sie fühlen, wie sich das Wohlbefinden im Körper
ausbreitet ... immer mehr ausbreitet ... immer weiter ausbreitet. ... Sie genießen dieses Gefühl ... tief und schön ...
tief und schön. ... Vielleicht stellen Sie sich jetzt vor, ... wie
Sie über eine Wiese laufen. ... Sie laufen über eine grüne
Wiese ... über eine saftige grüne Wiese ... über eine Wiese
mit weichem, saftigem Gras ... mit bunten, farbenprächti-
gen Blumen ... wunderbaren Blumen ... schönen, bunten

Blumen. ... Sie spüren die Wärme der Sonne ... und Sie laufen ... und laufen. ... Sie laufen befreit und gesund ... Sie lachen und freuen sich. ... Sie sind voller Freude und voller Gesundheit ... voller Freude und voller Gesundheit. ... Es geht Ihnen gut ... sehr gut. ... Sie laufen zu einer Bank auf dieser Wiese ... auf dieser saftig grünen, weichen Wiese ... und spüren die Wärme der Sonne. ... Sie riechen die bunten Blumen. ... Sie erfreuen sich an den Blumen und genießen diesen Lauf in der Sonne. ... Sie erreichen die Bank und nehmen dort Platz. ... Es ist eine bequeme Bank aus Holz. ... Dort sitzen Sie und genießen die Freude ... Sie genießen das Glück ... Sie genießen die Gesundheit ... Sie genießen die Gesundheit. ... Lassen Sie sich Zeit dabei ... nehmen Sie sich die Zeit, die Sie brauchen. ... Nehmen Sie dieses Gefühl der Freude, des Glücks und der Gesundheit in sich auf ... ganz tief nehmen Sie dieses Gefühl auf ... ganz tief ... immer tiefer und tiefer. ... Und mit diesem herrlichen Gefühl der Gesundheit kommen Sie jetzt wieder zurück ins Hier und Jetzt. ... Ich werde jetzt bis fünf zählen und bei fünf machen Sie die Augen auf und sind wieder völlig wach. ... eins ... zwei ... drei, vier und fünf. Spannen Sie Ihre Muskeln an und genießen Sie nun die neue Frische und Ihre Gesundheit.

„Heilender Spaziergang"

Diese Übung soll vom Schmerz ablenken und eine positive Konditionierung schaffen. Nachdem der Schmerz oft sehr vereinnahmend ist und die sinnliche Wahrnehmung zu kurz kommt, ist ein „Training" sinnvoll, die Schönheiten des Lebens wiederzuentdecken. Diese Übung kann natürlich in abgeänderter Form durchgeführt werden. Ziel ist es, die Wahrnehmung zu schärfen, das Denken auf das Positive und das Schöne zu richten und dabei den Schmerz links liegen zu lassen.

Legen Sie sich so hin, dass Sie ganz bequem liegen können ... ganz bequem. ... Vielleicht möchten Sie sich noch ein wenig bewegen ... so, dass Sie gut liegen ... gut liegen. ... Nun atmen Sie tief ein ... tief ein ... und Sie atmen tief aus ... tief aus. ... Schließen Sie die Augen ... wenn es Ihnen Recht ist ... schließen Sie die Augen und Sie atmen tief ein ... tief ein ... und aus ... Sie atmen aus. ... Sie spüren die Luft in Ihren Körper strömen ... und Sie spüren, wie die Luft aus der Lunge entweicht ... ein ... und aus ... ein ... und aus. ... Bei jedem Atemzug spüren Sie die Tiefe in sich ... die Tiefe der Luft und die Tiefe Ihrer Ruhe. ... Sie sind ganz ruhig und entspannt ... ganz ruhig und entspannt. ... Mit jedem Atemzug finden Sie eine tiefere Ruhe ... eine immer tiefere Ruhe ... eine Ruhe, die durch Ihren Körper strömt ... eine wunderbare Ruhe. ... Diese strömt durch Ihre Arme ... durch Arme, Hände und Finger ... durch Ihren Oberkörper ... durch den ganzen Oberkörper ... ruhig und gelöst sind Ihre Arme und Ihr Oberkörper ... ganz ruhig und ganz gelöst. ... Sie spüren, wie dieses angenehme Gefühl der Ruhe durch den Unterkörper fließt ... durch das Becken und das Gesäß ... die Ruhe breitet sich aus ... sie breitet sich aus ... durch die Beine ... durch die Füße ... durch die Füße und Zehen. ... Ihre Körper ist gelöst und ruhig ... immer ruhiger und gelöster fühlt sich Ihr Körper an. ... Sie spüren eine tiefe Ruhe ... eine tiefe Ruhe. ...

Vielleicht sehen Sie jetzt eine saftige, grüne Wiese ... mit Blumen und Blüten in allen herrlichen Farben ... in herrlichen Farben ... in bunten schönen Farben. ... Vielleicht befinden Sie sich jetzt auf dieser Wiese und Sie gehen über das Gras, ... das sich ganz weich unter Ihren Füßen an-

fühlt ... ganz weich. ... Sie spüren das Gras ... Sie spüren dieses lebendige Gras ... und das ist gut so. ... Sie schauen nach oben ... Sie heben Ihren Kopf ... und sehen einen strahlend blauen Himmel ... einen strahlenden Himmel. ... Es ist warm und angenehm an diesem Platz ... ganz angenehm ... ganz warm ... warm und angenehm. ... Sie schreiten über diese Wiese ... Schritt für Schritt ... Schritt für Schritt ... und spüren die Wärme der Sonne auf Ihrem Körper. ... Sie nehmen alles in sich auf ... die Wärme ... die Sonne ... die Luft ... die Gerüche ... das leise Sausen einer leichten Brise ... das leise Rascheln von fernen Blättern ... alles nehmen Sie auf ... Sie nehmen alles bewusst wahr. ... Es ist ein wunderbarer Tag und Sie genießen diesen Spaziergang über dieses Blumenmeer. ... Sie fühlen sich fit und gesund ... fit und gesund ... ganz gesund. ...Sie spüren die Kraft in Ihrem Körper und Sie spüren das gesunde Gefühl, das aus dem Inneren kommt. ... Sie fühlen sich stark ... und Sie fühlen sich gesund ... stark und gesund. ... Im ganzen Körper nehmen Sie dieses starke Gefühl wahr ... mit Freude und Genuss ... Sie freuen sich und genießen diesen Augenblick. ... Das ist gut so. Ihr Spaziergang wird schneller ... leichtfüßiger. ... Vielleicht wollen Sie ein paar Schritte laufen ... vielleicht wollen Sie einfach so weitergehen ... vielleicht wollen Sie innehalten ... vielleicht wollen Sie laufen. ... Sie gehen oder laufen jetzt leichtfüßig über das weiche Gras ... und Sie berühren mit Ihren Händen die Blüten der Blumen ... ganz sanft und leicht ... ganz sanft und leicht. ... Vielleicht spüren Sie eine leichte Brise, die Ihr Gesicht angenehm kühlt ... und Ihr Haar ein wenig wehen lässt. ... wehen lässt. ... Es ist schön ... einfach schön ... sehr schön. ...

Ihr Körper ist leicht und stark ... er ist wunderbar beweglich ... er ist geschmeidig und kraftvoll. ... Sie spüren die Gelenkigkeit in Ihrem Körper ... jedes Ihrer Gelenke bewegt sich leicht und locker ... leicht und locker ... geschmeidig ... ganz leicht. ... ebenso fühlen Sie die Kraft in Ihren Muskeln ... Sie achten auf dieser Wiese auf Ihre Muskeln ... auf die Stärke in Ihrem Körper ... auf diese herrlich Spannung der Muskeln in Ihrem Körper ... Sie sind kraftvoll und stark ... kraftvoll und stark. ... ganz einfach ist das ... ganz einfach. ... und das ist gut so. ... Sie spüren die Kraft in Ihrem Rücken. ... Ihr Rücken ist kraftvoll und stark ... er ist beweglich und stark ... er ist voller Kraft. ... Sie spüren die Kraft und die Stärke in Ihren Armen und Beinen ... im Nacken und in der Schulter ... im Bauch und im Gesäß ... überall spüren Sie die Kraft und die Stärke. Und mit jedem Schritt auf dieser Wiese ... zwischen den Blumen ... auf dem weichen und sich angenehm anfühlenden Gras ... in der Wärme der strahlenden Sonne ... werden sie kraftvoller und stärker ... es wird leichter und lockerer ... In Ihrer Brust pocht es ... es ist ein starkes und regelmäßiges Pochen ... stark und regelmäßig ... ruhig und regelmäßig. ... Ihr Herz ist stark ... es ist kraftvoll und das ist schön so ... das ist gut so ... das ist wunderbar so ... das ist herrlich und angenehm. ... Sie spüren Ihre Stärke ... Sie spüren Ihre Ausdauer ... Sie spüren Ihr Können ... Sie spüren die Herrlichkeit ... Sie spüren vollkommene Gesundheit ... Sie spüren sich als Ganzes und es tut Ihnen gut ... sehr gut. Bei diesem Spaziergang oder leichten Lauf über diese herrliche Wiese spüren Sie die Stärke und die Kraft. ... Sie sind stark und alles ist gut. ... Sie spüren die eigene Kraft und Sie spüren die Sonne und die Schönheit der Natur. ... Es geht Ihnen gut ... es geht Ihnen gut ... es geht Ihnen sehr gut.

Nun bleiben Sie auf Ihrer Wiese stehen ... und Sie nehmen nochmals alles bewusst wahr und lassen es in Ihr Bewusstsein eintreten. ... Sie sehen die Blumen ... Sie riechen den Duft der Blüten ... Sie spüren die leichte Brise ... und Sie spüren die angenehme Wärme der Sonnenstrahlen. ...

Ganz langsam lassen Sie jetzt dieses Bild verblassen. Dieses Bild wird immer blasser und blasser ... aber das angeneh-me Gefühl von Kraft, Stärke und Gesundheit bleibt beste-hen. ... Dieses Gefühl nehmen Sie mit ins Hier und Jetzt ... das ist gut so ... es geht Ihnen gut. Ich zähle jetzt bis fünf: Eins ... zwei ... drei, vier und fünf. Sie machen die Augen auf und sind wieder völlig frisch und Sie fühlen sich gut.

„Heilender Wasserfall"

Wasser ist Lebenselixier – Wasser ist Leben. Wasser wird auch mit Gesundheit in Verbindung gebracht. Deshalb ist die vor-liegende Übung eine geeignete Metapher für Ihre Schmerzhei-lung. Sie werden bei dieser Übung zum Positiven hingeführt. Die Ablenkung vom Schmerz erfolgt mit Bildern und Gefüh-len. Lassen Sie sich darauf ein, diese Emotionen intensiv auszu-leben. Verbinden Sie Ihre Problemstellen mit den angebotenen positiven Erlebnissen. Je öfter Sie diese Übung machen, desto leichter werden die schönen Erlebnisse mit Ihren Problemstel-len in Verbindung gebracht.

Ob Sie nun sitzen oder liegen ... wenn Sie möchten, schlie-ßen Sie die Augen und versuchen Sie sich zu entspan-nen. ... Alles, was um Sie ist, ist unwichtig ... ist nicht wichtig ... konzentrieren Sie sich auf Ihren Bauch ... auf den Bauch. ... Legen Sie Ihre Hände auf Ihren Bauch. ... Ja, das ist gut so. ... Achten Sie nun auf Ihre Atmung und spüren Sie das Ein- und Ausatmen auf Ihrem Bauch. ... Sie atmen ein ... und aus ... ein ... und aus. ... Sie spüren, wie sich Ihre Hände mit dem Atmen bewegen ... auf ... und ab ... oder vor ... und zurück. ... Sie atmen ein ... und aus ... ein ... und aus. ... Mit jedem Atemzug rückt Ihre Umgebung weiter weg ... Sie sind eins mit Ihrem Kör-

per ... mit Ihrem wunderbaren Körper ... es gibt nur mehr Sie ... als Person ... als Ganzes ... mit Ihrem Geist ... und mit Ihrem Körper. ... Sie lassen nun los ... und entspannen sich ... Sie lassen einfach los. ... Vom Scheitel ausgehend spüren Sie nun, wie sich eine Welle der Entspannung ausbreitet ... vom Scheitel bis zur Sohle. ... Eine Welle der Entspannung breitet sich im ganzen Körper aus. ... Das ist gut so ... gut ... sehr gut. ...

Nun können Sie sich einen Ort vorstellen ... vielleicht ein wenig exotisch ... vielleicht ist er in Ihrer Nähe ... vielleicht ist er real ... vielleicht entsteht er jetzt erst in Ihrem Geiste ... vor Ihrem inneren Auge. ... Es ist ein Platz in der Natur ... umgeben von Bäumen ... schönen großen Bäumen. ... Diese Bäume sind stark und sie strahlen Lebenskraft aus. ... Es sind gesunde Bäume. ... Vielleicht befinden Sie sich an diesem Ort, ... Sie können dort sein ... jetzt sind Sie dort. ... Sie sehen sich, wie Sie auf einer kleinen Lichtung stehen ... eine Lichtung, die umgeben ist von den starken Bäumen ... von diesen lebensstarken Bäumen. ... Diese kleine Lichtung wird von einem Bach durchquert ... einem Bach mit klarem Wasser ... kristallklar und bewegt ... voller Kraft und Leben. ... Sie sehen die Steine am Rande des Baches ... auch im Bachbett gibt es Steine ... schöne bunte Steine ... runde ... und andere Formen. ... Vielleicht entdecken Sie ein paar Fische in diesem Wasser. ... ein paar Krebse ... Leben einfach ... schönes wertvolles Leben. ... Sie schlendern den Bach entlang ... aufwärts ... so als wüssten Sie, wohin Sie wollen. ... dieses Wasser in diesem Bach ist ein besonderes ... ein wunderbares ... eines, das hilft, ... eines, das Ihnen hilft. ... Am einen Ende der Lichtung sehen Sie schon den Felsen ... dort wollen Sie hin ... dorthin gehen Sie ... dort stürzt sich ein kleiner Wasserfall, wie eine Dusche, vom Felsen hinunter in einen kleinen See ... es ist mehr ein kleiner Teich ... oder sogar ein

*Naturpool. ... Dorthin wollen Sie ... zu diesem Becken ...
zum Wasser ... direkt unter dem Wasserfall ... zu dieser natürlichen Dusche ... direkt ins Wasser. ... Sie sind dort angekommen. ... Sie sind jetzt dort. ... Die Sonne scheint ...
sie wärmt Sie ... Sie genießen diese angenehme Wärme. ...
Sie riechen die Pflanzen rund um diesen kleinen Naturpool ... es sind herrlich riechende Blumen und Gräser. ...
Es ist schön ... es ist schön an diesem Platz. ... Sie spüren
die Ruhe ... eine angenehme Ruhe. ... Das Plätschern des
kleinen Wasserfalles verstärkt diese Atmosphäre. ... Das
Wasser glitzert in der Sonne ... es ist zauberhaft ... es ist
schön. ... Dieses Wasser ... dieses Wasser ist ein heilendes ... es ist ein Wasser, das der Gesundheit dient ... das
Ihrer Gesundheit dienen kann ... dieses Wasser dient Ihrer
Gesundheit. ... Nun ... wenn Sie wollen ... entkleiden Sie
sich ... Sie sind alleine an diesem Platz. ... Vielleicht ist eine
liebe Person auch da. ... Lassen Sie es zu ... oder Sie bleiben
alleine ... wie Sie es wollen ... wenn noch ein liebes Wesen
anwesend ist ... dann ist es gut so ... dann teilen Sie dieses
heilende Wasser mit dieser lieben Person. ... Vielleicht sind
Sie jetzt alleine. ... Sie treten nun an jene Stelle, wo das
Wasser wie eine Dusche über den Felsen fließt ... dort können Sie sich hinstellen ... direkt unter diesen kleinen Wasserfall ... unter diese heilende Dusche. ... Sie spüren nun
das Wasser ... es fühlt sich weich und sanft an ... weich und
sanft ... warm, weich und sanft. ... Es ist ein Genuss ... das
warme, weiche, sanfte und heilende Wasser fühlt sich gut
an ... fühlt sich gut an ... sehr gut ... sehr gut. ... Sie genießen dieses leichte Prickeln auf Ihrer Haut und Sie genießen
die Wirkung dieses Wassers auf Ihrer Haut. ... Ja, Sie genießen jeden Augenblick dieser wunderbaren und wunder-
samen Dusche. ... Sie spüren diese Wirkung tiefer gehen ...
unter die Haut gehen ... hinein in Ihren Körper gehen. ...
Sie verspüren ein intensives Gefühl der Gesundheit und des
Wohlbefindens ... ganz tief ... ganz tief. ... Sie lassen die-*

ses heilende Wasser dorthin fließen, wo es Ihnen besonders gut tut ... wo es seine Wirkung besonders gut entfalten kann ... dort, wo Sie mehr Wasser spüren wollen ... dort wo die heilende Wirkung des Wassers für Sie besonders wichtig ist. ... Lassen Sie diesen Teil Ihres Körpers im Schwall dieser natürlichen Dusche umspülen ... mit jedem Augenblick unter dieser natürlichen Dusche dieses herrlichen Wasserfalls fühlen Sie sich besser ... immer besser ... immer besser und besser. ... Es ist gut so. ... Sie fühlen sich gut, sehr gut ... und Sie fühlen sich stark, sehr stark. ... Sie fühlen sich wohl ... sehr wohl. ... Sie fühlen sich gesund ... Sie spüren, wie sich eine tiefe Gesundheit ausbreitet ... in Ihrem ganzen Körper ... in Ihnen als Ganzes. ... In Ihrem Körper und in Ihrer Seele ... eine tiefe Gesundheit. ... Vielleicht wollen Sie diese Gesundheit mit einem Bad genießen ... vielleicht gleiten Sie jetzt in das Wasser hinein ... in dieses warme, sanfte, weiche und heilende Wasser ... es ist klar und blau ... dieses Wasser ist klar und blau. ... Sie genießen dieses Bad in diesem Becken ... vielleicht wollen Sie schwimmen und diese neu erlangte Kraft in Ihnen spüren. ... oder Sie liegen einfach in diesem Wasser und genießen Ihre Gesundheit ... Ihren Körper ... die Schönheit und die Herrlichkeit des Lebens. ...

Nun geht es Ihnen gut ... sehr gut ... und Sie treten aus diesem Wasser heraus. ... Die Sonne trocknet und wärmt Ihre Haut ... und Sie fühlen sich gut. ... Sie kleiden sich an und verspüren eine tiefe innere Zufriedenheit. ... Es geht Ihnen gut. ... Es ist wunderbar, dieses Gefühl spüren zu dürfen. ... Sie haben jetzt eine tiefe Kraft in sich ... eine tiefe Gesundheit. ... Und mit dem Wissen, dass Sie jederzeit hierher zurückkommen können, kommen Sie nun so schön langsam in das Hier und Jetzt. Sie nehmen diese Gesundheit, diese Kraft und diese Stärke mit ins Hier und Jetzt. Wenn Sie wollen, machen Sie nun Ihre Augen auf. ...

Sie machen nun Ihre Augen auf und fühlen sich stark und
gesund. Sie spannen Ihre Muskeln an, strecken sich und
sind wieder im Hier und Jetzt.

„Heilender Raum"

Diese Übung wird nach der Methode der Progressiven Muskelentspannung nach Jacobson einbegleitet. Sie erreichen dadurch einen tiefen Entspannungszustand. Diese Einleitung ist
auch alleine – also ohne die folgende Mentalpsychologischen
Intervention – einsetzbar. Die Progressive Muskelentspannung ist selbst eine anerkannte Entspannungstechnik für die
Behandlung von chronischen Schmerzen. Die Übung zielt auf
die Konzentration auf den Körper ab. Dem Körper wird Aufmerksamkeit geschenkt – er wird wichtig genommen. Gleichzeitig kommt es zu einer tiefen Entspannung. Hier werden also
auch zwei wichtige Elemente meiner Vorgehensweise bei der
Schmerzbehandlung verwendet. Allerdings bleiben die Bereiche der Kognition, die Einflussnahme auf das Unbewusste
wie auch die Motivation unberücksichtigt. Das Denken und
somit das *„Schmerzen wegdenken"* wird nicht gefordert. Deshalb mein Tipp, die Übung als Induktion zu verwenden. Dafür
wurde die Übung ein wenig gestrafft. Wenn Sie die Progressive Muskelentspannung alleine verwenden, dann lassen Sie
sich bei jeder Entspannung der einzelnen Muskelbereiche mehr
Zeit – und zwar zwischen 30 und 45 Sekunden.

Legen Sie sich bequem auf Ihre Unterlage. Achten Sie da-
rauf, dass Sie guten Kontakt haben ... Sie sollen bequem
liegen ... ganz bequem. ... Achten Sie auf Ihre Atmung ...
und atmen Sie ein paar Mal tief ein ... und aus ... ein ...
und aus ... ein ... und aus ...

Nun wenden Sie Ihre Aufmerksamkeit Ihrem Körper zu ...
zuerst der rechten Faust. ... Ballen Sie die rechte Faust ...
zählen Sie langsam bis fünf ... dann lassen Sie die Span-
nung los. Genießen Sie das Gefühl der Entspannung. Las-
sen Sie langsam los ... ganz langsam ... zählen Sie langsam
bis zehn und lassen Sie die Faust wieder locker. ...

Nun ballen Sie die linke Faust ... zählen langsam bis
fünf und dann lassen Sie wieder locker. ... Zählen Sie bis
zehn. ...

Nun spannen Sie beide Oberarmmuskeln. ... Beugen Sie
dabei die Unterarme so, dass sie im rechten Winkel zum
Oberarm stehen. Sie spannen Ihre Bizepse an und zählen
bis fünf. ... Dann entspannen Sie wieder, ... während Sie
bis zehn zählen. ...

Spannen Sie nun den Unterarmmuskel beider Arme, indem
Sie mit den Handflächen flach auf die Unterlage drü-
cken. ... Zählen Sie bis fünf ... dann entspannen Sie wie-
der ... während Sie bis zehn zählen ...

Sie runzeln nun die Stirn. ... Öffnen Sie die Augen ganz
weit. ... Ziehen Sie die Augenbrauen hoch, ... zählen Sie
bis fünf. Sie spüren, dass auf der Stirn Querfalten entste-
hen. ... zählen Sie während der Entspannung dieser Mus-
keln wieder bis zehn. ...

Ziehen Sie nun die Augenbrauen fest zusammen und zäh-
len Sie bis fünf. ... bis eine senkrechte Falte über der Nase
entsteht ... dann entspannen Sie wieder innerhalb von zehn
Sekunden und glätten die Stirn.

Jetzt kneifen Sie die Augen ganz fest zusammen ... und zäh-
len langsam von eins bis fünf und dann entspannen Sie wie-
der, während Sie langsam bis zehn zählen.

Als nächstes pressen Sie die Lippen aneinander, ohne die
Zähne zusammenzubeißen, dann entspannen Sie wieder.
Fünf Sekunden für die Entspannung – zehn Sekunden für
die Entspannung. ...

Nun drücken Sie mit der Zunge gegen den Gaumen ... fünf
Sekunden, ... dann entspannen Sie wieder ... zehn Sekun-
den ... und die Zunge ist wieder ganz entspannt ...

Sie beißen nun für fünf Sekunden die Zähne zusammen ...
und entspannen dann zehn Sekunden wieder Ihre Kiefer-
muskeln. ...

Sie drücken nun den Nacken kräftig gegen die Unterlage
oder nach hinten ... für fünf Sekunden, ... dann entspan-
nen Sie wieder ... während Sie bis zehn zählen. ...

Pressen Sie nun das Kinn auf die Brust ... kräftig ... für
fünf Sekunden, ... dann entspannen Sie wieder, ... wäh-
rend Sie bis zehn zählen. ...

Nun ziehen Sie die Schultern hoch ... zählen bis fünf, ...
dann lassen Sie die Schultern wieder fallen ... innerhalb
von zehn Sekunden und entspannen sich. ...

Nun drücken Sie die Schultern nach hinten ... Sie zählen
bis fünf, ... während Sie bis zehn zählen entspannen Sie die
Muskeln um die Schulterblätter wieder. ...

Nun atmen Sie ganz tief ein, sodass sich der Brustkorb
wölbt ... fünf Sekunden lang. ... Danach lassen Sie den

Brustkorb langsam innerhalb von zehn Sekunden zusammenfallen und entspannen sich wieder. ...

Nun spannen Sie die Bauchmuskeln an ... fünf Sekunden, ... jetzt entspannen Sie die wieder und lassen den Bauch fallen ... Sie zählen bis zehn. ...

Nun machen Sie ein Hohlkreuz und spannen die Gesäßmuskeln an ... Sie zählen bis fünf. ... Dann entspannen Sie wieder ... und zählen bis zehn. ...

Spannen Sie jetzt die Oberschenkel an, während Sie bis fünf zählen. ... Dann entspannen Sie Ihre Oberschenkelmuskeln wieder innerhalb von zehn Sekunden. ...

Nun machen Sie das gleiche mit den Unterschenkeln. Sie spannen die Unterschenkel an ... drücken Sie die Füße nach unten bzw. nach vorne ... zählen bis fünf, dann entspannen Sie wieder bis zehn. ...

Jetzt spannen Sie die Unterschenkel nochmals für fünf Sekunden an, indem Sie die Füße nach oben ziehen, ... innerhalb von zehn Sekunden entspannen Sie dann wieder. ...

Versuchen Sie sich jetzt einen Raum vorzustellen, der für Sie schön und angenehm ist. ... Vielleicht ist es ein Innenraum ... in dem es gut riecht ... mit schönen hellen Farben ... schönen Teppichen und schönen Möbeln. ... Stellen Sie sich in der Mitte dieses Raumes eine bequeme Liege vor ... ein ganz bequeme Liege. ... Vielleicht sehen Sie auch Details in diesem Raum ... Bilder ... Vasen ... Blumen ... und Pflanzen ... und noch vieles mehr. ... Lassen Sie sich Zeit, diesen Raum zu entdecken. ... Lassen Sie sich Zeit. ... Es ist ein schöner Raum und Sie fühlen sich hier wohl. ... Vielleicht ist es ein bekannter Raum ... oder viel-

leicht ist diese Örtlichkeit für Sie neu und unbekannt. ...
Auf jeden Fall fühlen Sie sich hier wohl und sicher ... wohl
und sicher. ... Das ist gut so. ... Vielleicht wenden Sie sich
jetzt der Liege in diesem Raum zu ... und eventuell haben
Sie das Bedürfnis, sich auf diese Liege hinaufzulegen. ...
Sie tun es. ... Sie legen sich auf diese Liege ... Sie liegen
nun dort. ... Es ist eine bequeme Liege ... sehr bequem ...
angenehm bequem. ... Über der Liege befinden sich einige Lampen, die eine wohlige Wärme ausstrahlen ... eine
wohlige Wärme. ... Das fühlt sich gut an ... das ist schön
und warm ... schön und warm. ... Das Licht ist goldig
gelb und schön. ... Sie spüren nun, wie die Lichtstrahlen
auf Ihrem Körper ankommen ... Sie spüre die Strahlen ...
und Sie spüren wie die Strahlen in den Körper eindringen. ... Die Strahlen dringen ein ... tief und angenehm
spüren Sie diese Strahlen ... ganz tief. ... Überall in Ihrem
Körper verbreitet sich ein wohlig warmes Gefühl. ... ein
schönes angenehmes Gefühl. ... Ein Gefühl der Perfekti-
on und der Gesundheit. ... Ja, Sie fühlen sich gesund ...
Sie fühlen sich gesund ... sehr gesund. ... Die angenehme Wärme, die durch das Licht erzeugt wird, verbreitet
sich im ganzen Körper. ... Alles, was stören könnte, wird
durch das Licht und durch die Wärme in positive Energie umgewandelt. ... Diese Energie gibt Ihnen Kraft und
Stärke ... und sie tut Ihnen gut ... sehr gut. ... Ausgestattet mit dieser Kraft und Stärke geht es Ihnen gut ...
sehr gut. ... Sie fühlen sich gut und es geht Ihnen gut ...
und das ist gut so ... das ist gut so. ... Das Licht und die
Wärme haben eine besondere Wirkung. ... Das Licht und
die Wärme wirken auf den gesamten Körper und auf Ihre
psychische Konstitution ... wie auch auf Ihre physische
Konstitution, ... also auf Geist und Körper. ... Das ist gut
so ... das ist gut so. ... Sie fühlen sich wohl und gesund. ...
Sie fühlen sich stark und voller Kraft. ... Sie liegen auf dieser Liege ... inmitten dieses schönen Raums ... und genie-

ßen das Licht und die Wärme und Sie genießen die Wirkung auf Ihren Körper. ...

So, schön langsam kommen Sie wieder zurück ins Hier und Jetzt. ... Lassen Sie die Bilder, die Ihnen im Sinn sind, langsam verblassen. ... Sie werden immer blasser und blasser. ... Ich werde jetzt bald bis fünf zählen und bei fünf werden Sie die Augen öffnen und sich rekeln und strecken und Sie werden sich wohlfühlen. ... Strecken Sie sich dann ein wenig und spannen Sie Ihre Muskeln an. Ich zähle jetzt bis fünf: eins ... zwei ... drei ... vier und fünf. Sie machen die Augen auf und sind wieder völlig frisch und Sie fühlen sich gut.

Mein Freund der Schmerz

Die Fokussierung auf den eigenen Gesundungsprozess erscheint mir wichtig. Die Betonung liegt aber auf Gesundung. Sie haben mit Ihrem Gehirn eine wunderbare Apotheke an der Hand, die eigentlich zu allem fähig ist. Nachdem der Placeboeffekt ohne Zweifel ist und somit körpereigene Stoffe gegen alles produziert werden können, müssen wir diesen Prozess noch aktivieren und auch in Betrieb halten. Geben Sie also der schmerzenden Stelle Aufmerksamkeit und Wertschätzung. Nehmen Sie diesen Teil Ihres Körpers wichtig und nehmen Sie ihn auch bewusst wahr. Nun verfügen Sie – und das beweist auch die Wissenschaft – über ungeahnte Selbstheilungskräfte, die Sie nur einzusetzen brauchen. Hier ist es erlaubt von jenen zu lernen, die ihre Heilungskräfte auch anderen zur Verfügung stellen können.

Ein Beispiel aus der Forschung: Der Wissenschafter Fabrizio Bernadetti verabreichte Frischoperierten eine Infusion und erklärte dabei, dass sie ein neues stark wirkendes Schmerzmedikament verabreicht bekommen. Eine zweite Gruppe ließ der Mediziner über das Infusionsmedikament im Unklaren und einer dritten Gruppe teilte er mit, dass sie eine Kochsalzlösung erhielten. Übrigens erhielt auch die erste Gruppe eine solche – also eine wirkungslose Flüssigkeit. Allen drei Gruppen wurde die Möglichkeit eingeräumt, bei Schmerzen eine Spritze zu verlangen. Das Ergebnis war Folgendes: Je überzeugter die Patienten davon waren, dass sie ein wirkungsvolles Schmerzmedikament erhielten, desto weniger verlangten sie nach einer Spritze mit dem wirkungsvollen Schmerzmedikament. Die Patienten haben sich ihre Schmerzen einfach weggedacht! Es ist nicht davon auszugehen, dass die Frischoperierten unbekannte Energien empfangen haben.[232] Es ist auch nicht davon auszugehen, dass der Arzt übersinnliche Heilkräfte auf seine Patienten wirken ließ. Es war einzig und alleine der Patient selbst. Das können Sie doch auch. Das kann jeder! All das zeigt Ihnen, dass Sie die Macht über Ihre Schmerzen und über Ihre Heilung haben.

Nun habe ich schon mehrmals erwähnt, dass die gedankliche Auseinandersetzung mit dem Schmerz diesen nur manifestieren kann. Im Kapitel „Mentalpsychologische Interventionen" auf Seite 252 haben Sie festgestellt, dass der Fokus der Interventionen auf die Gesundheit gerichtet ist und dass Wörter, die dem entgegenstehen könnten, vermieden werden – wie zum Beispiel „Schmerz". Bei den dort angeführten Beispielen „programmieren" Sie Ihr Unbewusstes und schaffen einen Ausgleich zu den negativen Schmerzgedanken. Wenn es um aktive Selbstheilung geht, werden Sie um den Schmerz nicht herumkommen. Sie müssen ihn wahrnehmen und lokalisieren. Sie werden also in einer ersten Phase durchaus an ihn denken. Hier ist es aber wichtig, den Schmerz ernst und wichtig zu nehmen. Sie wissen aufgrund dieses Buches, dass Ihr Schmerz einen Grund hat. Auch wenn es im ersten Moment schwerfallen möge, sehen Sie es positiv. Denn Sie haben damit die Chance bekommen, etwas zu verändern. Sehen Sie den Schmerz als Zeichen für neue Ziele und neue Wege, für Aufarbeitungen und Korrekturen – eben für eine neue Zukunft. Diese sollte natürlich schmerzfrei sein. Auch Kay Hoffmann, die Autorin von „Das Arbeitsbuch zur Trance" plädiert dafür, dass die Bedeutung des Schmerzes angenommen und verstanden wird und meint, dass erst dann eine Umdeutung möglich ist.[233] Dieses Verstehen ist aus eigenem Antrieb bzw. in der eigenen Betrachtung des Schmerzes nicht immer möglich und ist für die Schmerzpatienten auch nicht immer frei zugänglich. Deshalb ist oft zusätzlich ein psychotherapeutischer Prozess angeraten.

Die Medizin und die Pharmaindustrie haben es in den letzten Jahren geschafft, der Menschheit zu suggerieren, dass Ärzte und Medikamente die Verantwortung für die Gesundheit per se haben. Deshalb gibt es regelrechte Völkerwanderungen in die Arztpraxen und wegen jeder Kleinigkeit, die von selbst ausheilen würde, werden Ärzte konsultiert. Diese Sozialisation hat den Menschen die Eigenverantwortung genommen. Die Kompetenz über die eigene Gesundheit haben die Mediziner erhalten. Diese fragwürdige Entwicklung führt so weit, dass Menschen zu viel und das Falsche essen, dass sie sich zu wenig bewegen, dass sie nicht vorsorgen und dass sie ihr Leben nicht bewusst und gesund gestalten – weil es ja ohnehin für alles eine medizinische Lösung gibt. Hier ist wohl einer der größten Irrtümer im Gesundheitsbereich zu finden – und das gilt insbesondere für chronische Erkrankungen wie den Schmerz. Die Lösung ist einfach. Schmerzpatienten müssen lernen, die Verantwortung für den eigenen Schmerz zu übernehmen. Dies hat einen motivatorischen Effekt. Hier ist es erlaubt, Anleihen aus der Motivationspsychologie zu nehmen, deren Grundlagen in der Wirtschaft gerne aufgenommen wurden,[234] aber bei der Gesundheit keinen Stellenwert hat.

Es gibt keine Selbstheilung des Schmerzes ohne Eigenverantwortung. Das Konzept des „Schmerzen wegdenken" geht davon aus, dass diese Verantwortung angenommen wird. Darlene Cohen[235], die einen spirituellen Zugang hat, weist auf das

Problem des Verlustes der Kontrolle bei Menschen mit chronischen Krankheiten hin. Es ist wichtig, die Hauptverantwortung für die Heilung zu übernehmen.[236] Wenn man Therapeuten und Ärzte nicht als Berater, sondern als die alleinige Kompetenz wahrnimmt, dann könnte dies die Krankheit sogar verstärken.

Es ist somit Ihre Verantwortung, wie Sie mit dem Schmerz umgehen und wie Sie ihn sehen. Häufig wird er als Pein, als Geißel, als Dämon, als Ärgernis oder als das Böse wahrgenommen und ist oft ein Angstmacher. Was passiert, wenn Sie nur an diese Wörter denken? Was lösen diese bei Ihnen aus? Welche Assoziationen haben Sie zu Geißel, Dämon, Teufel, Ärgernis oder das Böse? Ohne Ihnen etwas vordenken zu wollen, gehe ich davon aus, dass Ihre Gedanken nicht positiv sein werden. Dieses Negative wird sich in Ihrem Körper ausbreiten. Ihre Gedanken werden Wirklichkeit und neurochemische Reaktionen erzeugen. Das Negative wird sich manifestieren. Man weiß heute, dass Gedanken die gleichen hirnphysiologischen Prozesse auslösen wie reale Erlebnisse – das gilt auch für den Schmerz bzw. für alle damit zusammenhängenden Emotionen. Apropos Emotionen: Häufig leiden Schmerzpatienten an Angstneurosen, weil sie Angst vor dem Schmerz haben. Das wiederum verhindert, dass sich Patienten mit freudvollen Handlungen auseinandersetzen. Es ist somit auch wichtig, die Angst auszuschalten. Dafür muss der Schmerz „umgedacht" werden – in etwas Positives.

Nun wissen wir aber längst, dass Schmerz sehr positive Eigenschaften hat. Er ist dazu da, um zu schützen, zu warnen, zu schonen und zu gesunden. Wir sollten deshalb dem Schmerz dankbar sein (siehe dazu das Kapitel „Phänomen Schmerz – Danke, mein Schmerz" auf Seite 21").

„Mein guter Schmerz"

Ich habe in diesem Buch mehrfach auf die Problematik der Assoziationen hingewiesen. Wenn wir an Schmerz denken, dann reagiert das Gehirn entsprechend. Das passiert sogar, wenn wir aktuell keinen Schmerz empfinden. Unsere Gedanken wurden konditioniert, wir rufen Vorwissen ab und dieses ist bei Wörtern wie „Schmerz" oder „Krankheit", „Arzt" oder „Krankenhaus" eben negativ geprägt. Diese Prägungen können wir aber überschreiben, wir können dem Schmerz einen anderen Sinn geben und ihm somit die negative Macht nehmen. Schmerzen verursachen Angst und Depressionen, ziehen einem den Boden unter den Füßen weg und lassen unsere Gedanken erst recht um den Schmerz kreisen. Also zahlt es sich aus, einen Gegenpol zu setzen: Dem Schmerz einen Sinn zu geben – und zwar mit einem positiven Inhalt. Wir programmieren das Wort „Schmerz" einfach neu und füllen dieses Wort mit neuen Inhalten.

Nun gut – wenden Sie sich dem Schmerz zu. Geben Sie ihm eine positive Zuschreibung und formen Sie das Böse in das Gute um. Gleichzeitig sind Sie bereit, dieses aufzugeben, sich von dem zu trennen, weil Sie mit Zielen und Veränderungen neue Handlungen einleiten werden. Sie brauchen den Schmerz also nicht mehr.

Sie wissen, dass Ihre Gedanken Ihr Handeln beeinflussen. ... Sie wissen, dass Gedanken Wirklichkeit erzeugen. ... Sie wissen, dass Ihr Denken Wirkung auf Ihren Körper hat. ... Ihr Denken hat große Wirkung auf Ihren Körper. ... So können Gedanken Tränen erzeugen ... oder freudige Gedanken lassen Ihre Augen strahlen oder lassen Sie lachen. ... In Ihrem Körper werden bei jedem Gedanken Stoffe produziert ... und bei positiven Gedanken werden Glückshormone ausgeschüttet. Ihr Geist ist zu vielem imstande. ... So kann Ihr Denken Ihren Körper heilen oder ihm etwas Gutes tun. So sind auch Schmerzen über Ihre

Gedanken steuerbar. ... Sie wissen, dass Tausende Frauen ihre Kinder völlig schmerzfrei zur Welt bringen, nachdem sie sich vorher hypnotisieren ließen. ... Sie wissen, dass Zahnärzte ihre Patienten mittels Entspannungstechniken schmerzfrei stellen können. ... Ihr Denken wird Wirklichkeit ...

Wählen Sie nun selbst, in welcher Position Sie mit Ihrer Übung beginnen möchten. Vielleicht wollen Sie sich bequem hinsetzen oder Sie legen sich hin. Wahrscheinlich ist es Ihnen möglich, sich hinzulegen ... am besten auf den Rücken. ... Sie liegen nun auf dem Rücken. ... Sie spüren die Unterlage ... und Sie lassen Ihr Gewicht auf diese Unterlage sinken. ... Sie können die Arme auf Ihren Bauch legen ... oder Sie legen Sie parallel zum Körper ... ganz locker. ... Achten Sie nun auf Ihre Atmung ... und atmen Sie ein ... und aus ... ein ... und aus. ... Vielleicht stellen Sie sich nun vor, dass bei jedem Ausatmen ein Teil dieser Luft durch Ihre Arme ... durch Ihre Hände ... und durch Ihre Finger strömt ... und dort über die Fingerspitzen entweicht. ... Vielleicht verspüren Sie in Ihren Fingerspitzen etwas ... ein leises Kribbeln – vielleicht. ... Lassen Sie die Luft ausströmen ... und Sie werden ruhig dabei ... ruhiger ... immer ruhiger. ... Die Spannung in Ihrem Körper entweicht mit jedem Ausatmen ... sie entweicht ... und entweicht ... die Spannung entweicht durch die Finger und durch die Füße und Zehenspitzen ... die Spannung wird abgeleitet ... aus Ihrem Körper heraus. ... Diese Spannung fließt hinaus aus Ihrem Körper ... wie ein Strom oder eine Flüssigkeit ... wie Honig oder Sirup ... raus aus Ihrem Körper ... hinaus. ... Ihr Körper wird immer ruhiger ... immer ruhiger ... immer ruhiger ... er ist ganz ruhig. ... Ihr Körper liegt auf der Unterlage ... ganz ruhig. ... Es könnte sein, dass Sie den Körper auf dieser Unterlage verweilen lassen ... dort verweilen lassen. ... Er ist dort gut aufgehoben und es geht ihm *gut. ... Sie können mit Ihren Gedanken Ihren Körper jetzt verlassen ... woanders hin ... dorthin, wo Sie sich sicher fühlen ... wo Sie sich gut fühlen ... wo es Ihnen gut geht. ... Sie können jederzeit dorthin gehen ... und Sie können jederzeit dorthin zurückkehren ... wie es Ihnen beliebt ... wie Sie es mögen. ...*

Nun wenden Sie sich Ihrem Schmerz zu. Dieser Schmerz ist schon lange Ihr Begleiter. Diesen Schmerz wollen Sie gehen lassen ... Sie werden sich bald von diesem Schmerz verabschieden. ... Sie werden sich von einem Freund verabschieden ... ja, von einem Freund. ... Der Schmerz hatte einen Sinn ... und er hatte Sie darauf hingewiesen. ... Der Schmerz hat Ihnen geholfen ... vielleicht, um Veränderungen einzuleiten ... vielleicht, damit Sie sich schonen ... vielleicht, um Ihnen die Möglichkeit zum Erkennen zu geben ... vielleicht auch dafür, dass Sie Ihren Körper wichtig und ernst nehmen sollen ... vielleicht dafür, dass Sie sich als Ganzes ernst und wichtig nehmen ... vielleicht, um Sie an längst Vergangenes zu erinnern, das Sie nun bearbeiten können. ... Was immer es war ... der Schmerz ist ein Freund, der Ihnen geholfen hat und der Ihnen hilft. ... Nehmen Sie ihn an ... nehmen Sie als Freund und Helfer an. ... Der Schmerz ist gut ... der Schmerz ist hilfreich ... der Schmerz hat Sinn. ...

Stellen Sie sich nun ein Fabelwesen vor... oder eine Puppe ... ein Wesen, das Sie vor Ihrem inneren Auge schaffen ... oder eine Puppe, die Ihnen jetzt vor Ihrem inneren Auge erscheint ... ein Wesen, das Sie kreieren ... eine Puppe, die Sie mit Liebe verbinden. ... Es ist ein sympathisches Wesen ... ein sympathisches Wesen. ... Es ist eine sympathische Puppe ... eine sympathische Puppe. ... Dieses Wesen erwacht zum Leben ... diese Puppe ... vielleicht aus Ihrer eigenen Vergangenheit ... eine, die Ihnen ans

Herz gewachsen ist ... auch diese Puppe wacht auf. ... Dieses Puppenwesen verbinden Sie mit positiven Erinnerungen ... mit positiven Gedanken. ... Diese Puppe ... dieses Wesen, haben Sie ins Herz geschlossen ... Sie empfinden eine Tiefe Liebe. ... Diese Puppe ist Ihr Schmerzwesen ... das hilfreiche Wesen, das Ihnen Gutes tut ... Ihr Schmerzwesen ... ein positives Wesen ... voller Liebe und Herzlichkeit ... voller Gutem und Schönem. ... Gestalten Sie nun dieses Puppenwesen ... dieses Schmerzwesen ... so, dass es Ihnen gefällt ... ja, Sie lieben dieses Schmerzwesen ... es ist schön und wunderbar ... es ist wichtig und notwendig ... es gehört zu Ihnen ... und es ist schön. ...

Nun brauchen Sie dieses Wesen nicht mehr. ... Lassen Sie Ihren Schmerz jetzt gehen ... lassen Sie das Wesen gehen. ... Sie lassen los ... Sie lassen los ... der Schmerz geht ... er geht fort. ... Ihr Freund geht fort ... mit dem Wissen, dass, wenn Sie wieder Hilfe brauchen, er wieder da ist ... wie ein Freund immer da sein soll, wenn Sie Hilfe benötigen. ... Er geht ... und Sie lassen ihn gehen. ... Sie verabschieden sich ... Sie verabschieden sich ... innig und herzlich ... voller Liebe und Zuneigung ... innig und herzlich ... voller Liebe und Zuneigung. ... Der Schmerz geht ... Ihr Freund geht ... und Sie lassen ihn gehen ... Sie lassen ihn gehen.

Nun nehmen Sie sich noch ein wenig Zeit, diesen Abschied wirken zu lassen. ... Sie wissen, dass Freunde kommen, wenn man Sie braucht. ... Sie wissen aber auch, dass man Freunde gehen lassen muss. ... Sie haben Ihren Freund verabschiedet ... das ist gut so ... das ist sehr gut so. ... Mit diesem positiven Gefühl kommen Sie schön langsam wieder zurück ins Hier und Jetzt ... in Ihrem Tempo ... in Ihrer Geschwindigkeit. ... Ich werde jetzt bis fünf zählen und Sie werden bei fünf wieder wach sein ... wach und gesund. ...

Eins ... zwei ... drei ... vier und fünf. Spannen Sie Ihre Muskeln an, strecken und rekeln Sie sich und genießen Sie einfach.

Die Kräfte zur Selbstheilung

Überall hört und liest man von Selbstheilungskräften. In der Tat verfügt der menschliche Körper über ein ausgeklügeltes, kompliziertes und leistungsfähiges System, sich selbst zu regenerieren, von außen kommende Feinde wie Bakterien oder Viren abzuwehren und zu bekämpfen. Der Körper verfügt auch über „Fabriken", die in der Lage sind, eigene „Waffen" herzustellen und er setzt dabei auf die Chemie. Seit Jahrtausenden funktioniert dieses System sehr erfolgreich, denn es gibt uns Menschen immer noch und in einer stetig steigenden Zahl. Dieses System – das Immunsystem – erhält immer mehr Unterstützung von außen. Dafür haben die Pharmaindustrie und die Medizin gesorgt, die im Einzelfalle durchaus sehr hilfreich sein können. Die Hauptlast der Verantwortung liegt aber beim eigenen Körper und dem damit untrennbar verbundenen Geist, der über den Körper und sein System befiehlt.

Wir haben Einfluss auf unser Immunsystem – und dies nicht nur durch die Zuführung von Medikamenten, Bewegung und gesunder Nahrung. Die Wirkung der Psyche auf das Immunsystem ist bewiesen. So schadet Stress einem gesunden Immunsystem und aus Stress können körperliche Krankheiten und chronische Schmerzen entstehen. Irgendwie haben wir es in den letzten Jahren verlernt, auf uns selbst zu hören und wir verlassen uns vermehrt auf Ratschläge von außen. Natürlich hat die Werbung mit ihren Verführungen einiges dazu beigetragen und zwischenzeitlich ist es schon zu einem regelrechten Abwehrkampf geworden, den Verlockungen zu widerstehen. Diese Verlockungen betreffen auch den Gesundheitsbereich, deren Teilnehmer uns immer mehr die Verantwortung für uns selbst nehmen wollen.

Wir wissen, dass die Psyche unserem Immunsystem schaden kann – dass wir durch psychische Einflüsse krank werden können. Nun habe ich in diesem Buch zu verdeutlichen versucht, dass unser Denken über uns entscheidet und Denken auch unsere Psyche ausmacht. Wenn wir also über das Denken (im weiteren Sinne) krank werden können, dann können wir auch über das Denken gesund werden. Wir können das Immunsystem stärken, wir können unsere Chemiefabrik in unserem Körper steuern und wir können uns heilen – auch von chronischen Schmerzen. Die in diesem Buch angeführten Methoden zeigen, wie es funktioniert. So erleben wir mit Zielen und deren implizierten Wegen eine neue Kraft, wir sehen Sinn im Tun und spüren Freude auf dem Weg zum Ziel. Wir übernehmen ebenso Verantwortung für das Ziel und lernen damit auch für uns selbst Verantwortung zu übernehmen. Ziele werden schon alleine, weil es sie gibt, erreicht und führen somit zu Erfolgserlebnissen. Erfolge wiederum stärken uns als Gesamtheit und stärken dadurch auch unser Immunsystem. Mit den Mentalpsychologischen Interventionen geben wir unserem Unbewussten einen notwendigen Ausgleich für das bei chronischen Schmerzen immer vorhandene Negative. Gleichzeitig erzeugen wir damit ein Wohlgefühl und stärken somit unser Immunsystem.

Eine weitere Methode ist die Kraft der Selbstheilung. Damit ist eine bewusste Auseinandersetzung mit dem Schmerz gemeint. Wir haben ausreichend beweisen können, dass die bewusste Beschäftigung mit der Krankheit auch wirklich heilt – die Psychotherapie bestätigt das, die Ärzte, die empathisch und mit dem therapeutischen Gespräch arbeiten, zeigen uns die Erfolge, aber auch die Arbeit von Energetikern zeigt positive Wirkung. Es geht dabei um die Aktivierung der Selbstheilung.

Meine inneren Kräfte

Lassen Sie uns einen Schritt weiter gehen und beschäftigen wir uns mit einer aktiven Form der Selbstheilung. Nehmen Sie nun Ihren Schmerz „in die Hand". Das ist eine Technik, die Ärzte wie auch Energetiker erfolgreich betreiben. Auf Beispiele wie „Heilen durch Handauflegen" habe ich schon hingewiesen. Sie können Ihre Hände wirklich benutzen oder Sie machen das als Imagination – je nachdem, wie leicht die Körperstellen, die Ihnen Probleme bereiten, zugänglich sind. Jedenfalls geht es dabei um die Fokussierung auf Ihren Körper und explizit auf die schmerzenden Stellen. Die Berührung mit Ihren Händen steigert die Achtsamkeit. Sie nehmen damit Ihren Körper intensiver wahr. Wahrscheinlich werden Sie an jeder Stelle, wo Sie die Hände auflegen, Wärme verspüren. Wenn nicht, ist es auch recht. Wenn es geht, dann nehmen Sie beide Hände – die eine als Sender und die andere als Empfänger. So als würde von der einen Hand etwas an den schmerzenden Körperbereich abgegeben werden und von der anderen Hand etwas aufgenommen werden. Die andere Methode ist, dass Sie über die Stellen streichen – ganz sanft und aufmerksam, so als ob Sie den Schmerz wegstreichen würden. Ihre Hände machen das, was Sie denken. Bevor Sie beginnen, sollten Sie sich entspannen und sich vollkommen auf Ihren Körper konzentrieren. Verwenden Sie eine der schon vorgestellten Induktionen oder gestalten Sie Ihre eigene Einleitung in das Hypnoid.

Ich möchte nochmals auf die schon mehrmals angeführten Beweise zurückkommen, wie Ihre Gedanken auf Ihren Körper wirken. Sie erinnern sich, dass freudvolle Gedanken Ihrem Körper gut tun und sich im ganzen Körper „ausbreiten". Sie erinnern sich, dass traurige Gedanken Ihre Körperhaltung verändern und sogar Tränen hervorrufen können. Schon alleine durch Gedankenkraft können Sie ins Schwitzen kommen oder Kühle verspüren. Sie können durch Gedanken eine Gänsehaut hervorrufen oder Ihren Hauttonus blasser oder röter erscheinen lassen. Sie können durch Gedanken Ihre Augen zum Leuchten und die Gesichtsmuskeln zum Lächeln bringen. Sie können durch Gedanken ihren Körper in sexuelle Bereitschaft versetzen. Sie können durch Gedanken Speichel produzieren und Sie können durch Ihr eigenes Denken alles, was der Körper braucht, herstellen. Das haben Ihnen die vielen Placebostudien beweisen können. Jede Zelle Ihres Körpers ist mit Ihrem Gehirn verbunden. Ihre Gedanken lassen chemische Botenstoffe (Neurotransmitter) produzieren und diese wirken direkt im Gehirn oder werden über Ihr Nervensystem an jene Stellen des Körpers gesandt, wo sie benötigt werden. Nutzen Sie die gleichen Potenziale, wie zum Beispiel jene Patienten, die nur eine Kochsalzlösung erhielten und keinen Schmerz mehr verspürten und denken Sie daran, dass Ihr Denken darüber entscheidet, was mit Ihrem Schmerz passiert. Nun ein paar Anregungen, wie Sie Ihr Denken steuern können. Natürlich sind Ihrer Fantasie keine Grenzen gesetzt.

Variante 1: Stellen Sie sich vor, wie der Schmerz aus Ihrem Körper fließt. Unterstützen Sie das Fließen mit Ihren Händen, indem Sie über die Problemstellen streichen – immer von oben nach unten. Machen Sie das immer wieder und konzentrieren Sie sich dabei. Versuchen Sie, sich den Schmerz vorzustellen, wie er abfließt – als Flüssigkeit, als Staub, als Strahlung. Dies machen Sie einige Minuten in voller Konzentration und Achtsamkeit. Sie denken dabei immer an Gesundheit, und dass es Ihnen immer besser und besser geht. Sehen Sie sich dann auch in einer der Zielsituationen – wie Sie das Ziel gerade erreichen und Glück und Freude empfinden. Schließen Sie diese Zuwendung zu sich selbst damit ab, indem Sie bewusst an Ihre Stärken denken und daran, dass Sie wertvoll und wichtig sind.

Variante 2: Sie stellen sich nun vor, wie in Ihrem Körper Medikamente produziert werden. Das können kleine Pillen sein, ein Pulver oder eine Flüssigkeit. Ihr Körper stellt in der Tat schmerzstillende „Medikamente" her – zum Beispiel Endorphine, Opiate oder Seratonin. Lassen Sie nun Ihren Körper solche Stoffe produzieren. Stellen Sie sich diese Produktion vor Ihrem inneren Auge vor und lassen Sie in Gedanken diese Stoffe an die betreffende Körperstelle liefern. Dabei berühren Sie die Stelle und unterstützen damit die „Lieferung" dieser „Medikamente". Führen Sie diesen Prozess mehrmals für jeweils einige Minuten durch und danach denken Sie an Gesundheit. Stellen Sie sich dann eines oder mehrere Ihrer Ziele („Siebenzielebilder"-Methode) vor, wie Sie diese bereits erreicht haben. Sie sehen sich im Zustand der Zielerreichung und fühlen, wie es Ihnen in diesem Moment der Zielerreichung geht. Am Ende denken Sie daran, dass Sie es wert sind, geliebt zu werden – auch von sich selbst.

Variante 3: Stellen Sie sich vor, dass in Ihrem Körper eine starke Energiequelle existiert. Wie ein kleines Kraftwerk mit gewaltiger Kraft. Dieses Kraftwerk erzeugt eine heilende Energie, die über Ihren Arm in die Hand und von dort weiter in die Problemzone Ihres Körpers fließt. Die andere Hand kann den Strom wieder aufnehmen und zurück zum „Kraftwerk" transportieren, wo dieser neuerlich aufgeladen wird und der Kreislauf von Neuem beginnt. Lassen Sie sich so viel Zeit, wie Sie brauchen, bis Sie ein gutes Gefühl haben. Denken Sie dann an Ihre Ziele und lassen Sie das gute Gefühl aufkommen, wenn Sie das Ziel erreichen. Seien Sie stolz auf sich und auf Ihre Erfolge – weil Sie es verdienen.

Variante 4: Berühren Sie ganz sanft und leicht Ihre schmerzenden Stellen. Nun stellen Sie sich vor, wie eine reinigende Kraft durch Ihren Körper fließt – hin zu diesen Stellen und den Schmerz über die Haut austreten lässt. Nehmen Sie diesen Schmerz in Ihre Hände und „entsorgen" Sie diesen – wohin auch immer Sie wollen. Bei dieser Variante ist eine intensive Auseinandersetzung ebenfalls von Vorteil. Lassen Sie sich deshalb Zeit damit. Sie werden erspüren, wie lange Sie brauchen. Zehn bis zwanzig Minuten sollten aber für Ihre Gesundheit bereitgestellt werden – vielleicht auch länger. Denken Sie an Ihre Ziele und wie Sie diese in Ihren Gedanken bereits erreicht haben. Spüren Sie den Erfolg und die Erreichung der Ziele. Es gebührt Ihnen, weil Sie wichtig sind und weil Sie sich selbst als wichtig, wertvoll und liebenswert annehmen können.

Sie haben hiermit einige Anregungen erhalten. Die Art und Weise, wie Sie Ihre Selbstheilungskräfte aktivieren, kennt keine Grenzen und Sie können dabei kreativ sein. Nutzen Sie Ihre Potenziale, die zweifellos in Ihnen stecken. Ich rate Ihnen, dabei positiv zu denken, weil Ihre Schmerzen ohnehin aus dem Negativen entstanden sind oder so ihre Prägung erfahren haben. Somit ist ein positiver Ausgleich wichtig und notwendig. Lassen Sie diese Prozesse genauso durch aktive Gedanken begleiten, die sich gerne in Ihr neuronales Netzwerk einbrennen dürfen – wie zum Beispiel:

- „Ich bin gesund – ich fühle mich vollkommen gesund!"
- „Ich bin stark und kraftvoll – ich bin voller Kraft und Stärke!"
- „Mir geht es von Tag zu Tag in jeder Hinsicht immer besser und besser" (laut Émile Coué)!
- „Ich bin großartig und attraktiv!"
- „Ich bin wichtig und wertvoll – ich nehme mich wichtig!"
- „Ich akzeptiere mich, wie ich bin – ich fühle mich wohl in meiner Haut!"
- „Ich habe tolle Talente und Fähigkeiten!"
- „Ich bin es wert, geliebt und akzeptiert zu werden – ich liebe und akzeptiere mich selbst!"

Derartige Affirmationen unterstützen den Selbstheilungsprozess und auch hier haben Sie unendliche Möglichkeiten, die Formulierungen auf Ihre eigene Situation abzustimmen. In diesem Zusammenhang erlaube ich mir, noch einen Rat auszusprechen. Formulieren Sie Affirmationen, die auf direkte Bedürfnisse abgestimmt sind. Diese können aus dem Berufsalltag, aus dem Beziehungsgeflecht innerhalb der Familie oder aus einem belastenden Denkmuster stammen. Treten Sie allfälligen Belastungen direkt entgegen. Sie können also auch Namen und Bilder von Personen in diese Affirmationen einbauen.

Mut zur Therapie

Verschiedene psychotherapeutische Schulen haben sich erfolgreich mit chronischen Schmerzkrankheiten beschäftigt.[237] Sowohl verhaltenstherapeutische wie auch tiefenpsychologische Ansätze sind wirksam. Ich denke, dass die bisherigen Ausführungen in diesem Buch klarlegen, dass psychogene Schmerzen, bei denen keine organischen (somatischen) Ursachen auffindbar sind, natürlich auch eine Ursache haben müssen – auch dann, wenn die Schmerzen chronifizieren und zu einer eigenen Krankheit werden und natürlich auch dann, wenn der Betroffene von einer körperlichen Disposition überzeugt ist. Ursache für den psychogenen Schmerz sind psychische Konflikte, die vom Patienten nicht anderweitig bewältigt werden können. Die Probleme werden auf die Schmerzebene verschoben – mit oder ohne körperliche Störungen. Die Schmerzen sind dennoch sehr real und es können auch körperliche Schäden auftreten, die es manch Betroffenem schwer machen, eine psychische Ursache einzugestehen. Es liegt auf der Hand, dass derartig versteckte Konflikte oder entwicklungspsychologische Mangelerscheinungen (z.B. zu wenig Liebe, Kränkungen ...) von alleine nur sehr schwer aufgedeckt werden können und sehr schwer ohne professionelle Hilfe zu bewältigen sind. Viele Patienten verweigern auch dann noch, wenn kein Arzt eine vernünftige Erklärung für das Leiden gefunden hat, eine Psychotherapie.

Wenn also eine Psychotherapie erforderlich und sinnvoll erscheint, dann stellt sich die Frage nach der Technik. Auf die Verbindung zwischen Trauma und chronischem Schmerz wurde schon hingewiesen. Die Aufarbeitung traumatischer Er-

eignisse erscheint mir im Zuge einer psychologischen Schmerztherapie sinnvoll und wichtig. Luise Reddemann[238] hat mit
ihrer Psychodynamisch Imaginativen Traumatherapie, die sich
an der Katathym-imaginativen Psychotherapie orientiert, eine
kompetente Lösungsbasis geschaffen. Die KiP-Technik wird
auch deshalb von mir bevorzugt, weil sie den in diesem Buch
dargestellten Grundprinzipien entspricht und unter anderem
ebenfalls mit dem Zugang zum Unbewussten mittels Hypnoid
arbeitet. Eine andere aus meiner Sicht ebenso geeignete psychotherapeutische Technik ist die Hypnotherapie, auf die schon
mehrfach hingewiesen wurde. Grundsätzlich sind natürlich
auch andere psychotherapeutische Schulen geeignet.

Die menschliche Welt ist Kommunikation. Schon längst
sollte den Kommunikationswissenschaften der ihnen gebüh-
rende Stellenwert eingeräumt werden. Das Gegenteil ist der
Fall. Kommunikation wird heute mit Marketing und PR-Ar-
beit, mit politischen Lügenreden und Manipulation gleichgesetzt. Das sind leider die negativen Ausformungen. Aber „wir
können nicht nicht kommunizieren"[239]. Schon alleine deshalb
steht die Kommunikation im Mittelpunkt des Menschseins.
Nicht einmal, wenn wir stumm jemanden anschauen, sind wir
frei von Botschaften – auch das Nichtssagen ist eine Aussage
und der Körper spricht ohnehin immer.[240] Mit Worten werden
Kriege begonnen und Frieden geschlossen, mit Worten werden
Ehen eingegangen und Scheidungen ausgesprochen, mit Worten werden Krankheiten verursacht und Heilungen herbeige-
führt. Ja, davon bin ich überzeugt und die vorhergehenden Kapitel sollten das auch bewiesen haben. Warum aber wird das
mächtige Instrument der Kommunikation nicht als „Medikament" bzw. schon vorher als „Prophylaxemittel" eingesetzt?
Weil wir es nicht wissen? Oder gibt es andere Gründe? Die
Antwort überlasse ich Ihnen.

Eine Studie sollte Ihnen aber Mut machen, Ihren Schmerz
auch einer psychischen Kompetenz zu überantworten. In der
Studie wurde der ärztliche Konsultations- und Behandlungs-

prozess von 280 Patientinnen und Patienten mit psychisch verursachten, stressbedingten Schmerzzuständen untersucht. Das Ergebnis ist ein Bekenntnis zur Psychotherapie: Patienten, die unter starken Schmerzen litten, benötigten im Mittel sieben bis acht Jahre, bis ihre Diagnose gesichert war. In dieser Zeit suchten die Betroffenen durchschnittlich elf verschiedene Behandler auf, wobei 38 Prozent zwischenzeitlich sogar vergeblich einen auf Schmerzen spezialisierten Fachmann konsultiert hatten. 85 Prozent der erwerbstätigen Patienten waren wegen der Schmerzsymptomatik im Schnitt zwanzig Wochen krank geschrieben, acht Prozent befanden sich bereits in Frühpension. 82 Prozent nahmen Schmerzmittel ein, ohne eine wesentliche Linderung erfahren zu haben. 59 Prozent der Patienten hatten sich wegen ihres Leidens bereits stationär ins Krankenhaus begeben – durchschnittlich sechs Wochen.

Nun aber zum Positiven: Im Rahmen der Studie nahmen 150 Patienten mit stressbedingten Schmerzstörungen an einer sechsmonatigen ambulanten Psychotherapie teil: 60 Prozent berichteten von einer deutlichen Besserung bis hin zu vollständiger Schmerzfreiheit.[241]

TEIL 5: DIE NACHSCHAU

Eine wissenschaftliche Betrachtung

Wirkung hat wenig mit Wissenschaften zu tun. Warum etwas ist, wie es ist, ist für eine große Mehrheit zweitrangig. Warum wir bei Rot an der Kreuzung stehen bleiben und bei Grün losfahren und nicht umgekehrt, interessiert eigentlich nicht. Ebenso wenig scheint es großes Interesse dafür zu geben, welche Gründe es dafür gibt, dass ein Bier sprudelt. Millionen Autos fahren auf den Straßen dieser Welt, ohne dass deren Benutzer wissen, was unter der Motorhaube wirklich passiert. Sogar dort, wo die Wirkung im Inneren zu spüren ist, hält sich das Interesse nach dem Warum und dem Wie in Grenzen – das ist beim Medikamentenkonsum wie auch bei der Nahrungsmittelaufnahme generell zu beobachten. Das, was die Leute interessiert, ist die Wirkung. Dass der Verkehr funktioniert und es an den Kreuzungen nicht zu Chaos und Unfällen kommt, dass das Bier schmeckt und ein gutes Gefühl erzeugen kann, dass sich die Autos bewegen und man damit schnell von A nach B kommt, dass man seine gesundheitlichen Probleme los wird oder einfach beim Essen Genuss empfindet. Die Wirkung ist es, die im Zentrum des Interesses steht. Nun gibt es einige Wenige, die der Wirkung auf die Spur kommen wollen, die hinterfragen, forschen und wissenschaftlich denken. Meine eigene universitäre Sozialisation fordert von mir Antworten auf die Frage nach dem Warum. Diese Antworten sind durchaus wichtig und interessant, aber per se für die Betroffenen definitiv sekundär. Das gilt für Gesundung, Heilung und insbesondere im Kontext zu diesem Buch für die Schmerzheilung. Für jene, die auch der Frage nach dem Warum nachgehen und Bestätigungen brauchen, habe ich viele Studien zitiert, wurden Schlussfolgerungen getroffen und Erklärungen abgegeben. Die Basis dafür finden Sie in den verschiedensten wissenschaftlichen Disziplinen, die ich hier kurz im Überblick erläutern möchte.

Da ist einmal die Tiefenpsychologie an sich, die uns nicht nur den Zugang zum Unbewussten und dessen Mechanismen erklärt, die klar macht, dass wir unsere Konflikte in uns tragen und wir diese abwehren, sondern auch Instrumente wie die Katathym-imaginative Psychotherapie oder die Hypnotherapie zur Verfügung stellt. Tiefenpsychologische Methoden haben sich in der Bewältigung von chronischen Schmerzen bewährt.

Die Individualpsychologie schließt an der Tiefenpsychologie an und stellt den „unteilbaren" Menschen in den Mittelpunkt. Körper und Psyche sind ein ganzheitliches Konstrukt. Schmerz ist also kein rein körperliches Problem, sondern schließt immer die Psyche mit ein.

Die Kognitionspsychologie bietet die eigentliche Basis für das Prinzip, dass Denken Wirklichkeiten schafft. Hier ist ein breites Spektrum zu berücksichtigen. Schließlich geht es um sinnliche Wahrnehmungen (zum Beispiel um Gewalterfahrungen, die später zu Schmerzen werden), um daraus gewonnene Erkenntnisse und um das Denken per se. Denken und Gedanken sind im Rahmen der Kognitionspsychologie breit gefächert – dazu gehören Punkte wie menschliche Wahrnehmung, Informationsverarbeitung, Emotion und Handeln, Intelligenz, Verstehen, Kreativität, Urteilen, Bewerten, Lernen, Gedächtnis und natürlich Denken. In dieser Komplexität ist der Schmerz aufgehoben.

Die Wahrnehmungspsychologie untersucht die sinnliche Wahrnehmung, wobei dabei der subjektive Anteil der Wahrnehmung Gegenstand der Forschung ist. Es geht also nicht um das objektive Abbild einer Wahrnehmung, sondern um die subjektive Interpretation – wie ein Sinnesreiz empfunden wird, wie er organisiert, eingeordnet und beurteilt wird. Im Zusammenhang mit dem Schmerz und den Heilungszielen stellt sich die Frage, wie Botschaften, Interventionen in der subjektiven Wahrnehmung beurteilt werden.

Die Verhaltenspsychologie bzw. der Behaviorismus bestätigt uns, dass wir Botschaften konditionieren müssen, um Handlungen zu manifestieren und zu automatisieren. Dies betrifft nicht nur die Verknüpfung von Zielen mit Körperteilen oder das Umdeuten von Begriffen, sondern auch die Verbindung zwischen Gedanken und physiologischen Prozessen im Körpersystem. Das in diesem Buch angeführte Zielsystem wie auch die Mentalpsychologischen Interventionen sind geeignete Instrumente für die Heilung chronischer Schmerzen, im Sinne dieser psychologischen Disziplin.

Die biologische Psychologie bzw. die Neuropsychologie, welche die Vorgänge im Gehirn bzw. im Nervensystem nachvollziehen lässt, beschäftigt sich mit den Zusammenhängen zwischen biologischen – also neuronalen, hormonellen, biochemischen – Prozessen im Körper. Schmerz ist auch ein biochemischer Prozess, der die Neuronen beansprucht und Hormone bzw. Botenstoffe produzieren lässt. Für die Schmerzheilung ist das Verständnis des komplexen Systems hilfreich und notwendig.

Die Motivationspsychologie versteht das Wort „Motivation" als Sammelbegriff für verschiedene Prozesse und Effekte. Dabei geht es darum, dass ein Mensch sein Verhalten um der erwarteten Folgen willen auswählt und hinsichtlich Richtung und Energieaufwand steuert. Die Motivationspsychologie enthält auch verschiedene Modelle. Das Zielmodell ist Teil der *„Schmerz wegdenken"*-Technik – als eine effektive Methode.

Die Lernpsychologie versteht sich als Teil der kognitiven Psychologie und verdeutlicht uns, wie der Körper lernt und wie schwierig es ist, etwas wieder zu verlernen. Chronischer Schmerz ist ein erlernter Schmerz – deshalb kennen wir auch ein Schmerzgedächtnis.

Die Positive Psychologie knüpft an der Humanistischen Psychologie, die eine ressourcenorientierte Sichtweise vertritt, an und lässt eine Hinwendung zur Sonnenseite des Lebens zu. Schmerzpatienten sind konflikt- und störungsbeladen, haben eine belastende Krankheits- und Lebensgeschichte und benötigen einen positiven Ausgleich.

Die medizinische Psychologie, die je nach Sichtweise auch die Psychosomatik und vor allem die Einflüsse von Erwartungen auf medizinisch bedingte Prozesse abdeckt, trägt psychosozialen Aspekten von Gesundheit und Krankheit unter Einbindung des Patienten, seinem sozialen Umfeld, Ärzten und anderen Gesundheitsanbietern Rechnung. Als Beispiel sei die Einflussnahme der ärztlichen Handlung bei der Verabreichung von Placebos genannt – oder auch die positive Wirkung therapeutischer Prozesse. Aber auch belastende Rahmenbedingungen bei der Chronifizierung von Schmerzen sind bei der medizinischen Psychologie berücksichtigungswert.

Die Kommunikationspsychologie, die ich weit wichtiger sehe als generell angenommen, weil alles den Menschen Betreffende mit Kommunikation zusammenhängt, spielt bei Gesundheit und Krankheit eine überragende Rolle. Beim chronischen Schmerz wird alles von der Kommunikation bestimmt – bei den Vorbestimmungen, dem Umgang damit und bei der Verarbeitung. Gerade beim chronischen Schmerz ist die Kommunikation auch bei der Heilung das zentrale Mittel. Damit werden Gedanken ausgelöst, die Heilung möglich machen.

Die Physiopsychologie versucht die *Beziehung zwischen somatischen* (physiologischen und biochemischen) *und psychischen Vorgängen* unter psychologischer Perspektive zu erklären. Dabei stehen die primär psychischen Vorgänge im Vordergrund, die im Kontext der physiologischen Prozesse gesehen werden. Die Psychophysiologie studiert die Zusammenhänge zwischen der Physiologie und dem Verhalten an Menschen und geht der Frage auf den Grund, was die physiologischen Begleitprozesse psychischer Veränderungen sind. So ist die Heilung

Teil 5: Die Nachschau

von chronischen Schmerzen ein Begleitprozess von psychischen Veränderungen bei autosuggestiven Verfahren wie die in diesem Buch beschriebenen Mentalpsychologischen Interventionen.

Die experimentelle Psychologie, die uns in neue Welten eintauchen lässt, mit ihren Antworten immer mehr Fragen aufwirft und die mit der Öffnung zu anderen wissenschaftlichen Disziplinen in der Zukunft auch Antworten auf Wirkungsweisen, deren wissenschaftliche Erklärungen uns heute noch verborgen sind, geben wird.

Bei der Mentalpsychologie erlaube ich mir, mich selbst zu zitieren: „Unter ‚Mentalpsychologie‘ verstehe ich Grundlagen und Techniken, die sich auf bewusste Denkvorgänge beziehen, um das Unterbewusstsein zu konditionieren bzw. Zustände – welcher Art auch immer – zu verändern oder zu beeinflussen. Daraus ist leicht ableitbar, dass die Kognitions- und Wahrnehmungspsychologie das eine Ende und die Tiefenpsychologie das andere Ende umfasst und die Mentalpsychologie als eine Art Klammer zu sehen ist. Hierbei kommt auch eine holistische (ganzheitliche) Sichtweise zum Ausdruck, denn das Denken und das vorausgehende sinnliche Wahrnehmen sind als psychologische Disziplinen genauso einseitig angelegt, wie die auf das Unbewusste konzentrierte Tiefenpsychologie. Die Mentalpsychologie bezieht sich auf mentale Prozesse, die das Wahrnehmen, Denken, Entscheiden und die damit zusammenhängenden Gedächtnis- und Handlungsleistungen betreffen. Mentalpsychologie hat also nichts mit mystischen Vorgängen oder einer undurchschaubaren Geisterwelt zu tun. Im Gegenteil: Mentalpsychologie bezieht sich auf sehr bewusste Vorgänge, die jeder selbst beeinflussen und steuern kann – auf Denkprozesse und deren Folgen. Gleichzeitig ist diese psychologische Disziplin sehr wohl auf innere Vorgänge, die sich verselbstständigen, ausgerichtet. Denn die bewussten Denkprozesse wirken auf diese inneren Vorgänge – eben auf das Unterbewusstsein."[242]

Über den Schmerz hinaus

Einer der Ersten, die ein Schmerzmodell entwickelten, war der Philosoph Descartes (1596–1650). Sein Modell[243] von der Trennung zwischen Körper einerseits und Seele bzw. Bewusstsein andererseits, ist längst obsolet, aber die Auseinandersetzung mit dem Schmerz war und ist immer auch eine philosophische. Schmerz ist und bleibt eine Frage des Lebens per se. Die Frage nach einer Welt und einem Leben ohne Schmerz wäre gleich einer Frage nach Tag ohne Nacht versus Nacht ohne Tag, der Ernte ohne Säen versus Säen ohne Ernte, dem Licht ohne Schatten bzw. Schatten ohne Licht, dem Guten ohne das Böse versus das Böse ohne das Gute, dem Leben ohne Tod versus Tod ohne Leben. Der Schmerz ist eine Konstante des Menschseins. Das Leben per se hat im Tod genauso seinen Antagonisten wie der Schmerz. Nur nehmen wir diesen überhaupt wahr? Existiert dieser Gegenspieler in unserem Bewusstsein überhaupt? Manche meinen, Schmerz ist eine Krankheit, dann wäre die Gesundheit das Gegenmaß. Andere meinen, Schmerz wäre eine Strafe. Dann wäre das Lob dem entgegenzustellen. Für jene, die Schmerz als Leid empfinden, ist wohl das Wohlsein ein Gegensatz. Andere wieder meinen, Schmerz ist Hass, weil er hassenswert sei. Hier wäre wohl die Liebe ein erstrebenswertes Gegenteil. Der Versuch, dem Schmerz die Lust entgegenzustellen, hat hier schon mehr Substrat, weil bei allen Gegenteilen sich die Enden zu treffen scheinen. Nun ist für viele der Schmerz eine Form der Lust – vielleicht dort, wo sich die Enden berühren.

Im jeweiligen Gegenteil finden wir aber immer die Begründung für das Betroffene. So brauchen wir in der Nacht die Ruhe für den aktiven Tag und wir brauchen den Tag, um aus der Ruhe in die Aktion zu kommen. So können wir das Gute nur anhand des Bösen überhaupt als gut erkennen und umgekehrt verhält es sich exakt gleich. So wissen wir im Schatten, dass es Licht gibt, und bei der Ernte, dass gesät wurde.

Vielleicht bringt uns diese Betrachtung ein Stück weiter auf der Suche nach dem Sinn des existenziellen Schmerzes – jenes also, der einfach so zu existieren scheint, weil er keinen Gegenpart hat. Aber was wissen wir überhaupt über den Schmerz – außer dass wir ihn spüren und dass es physiologische Prozesse gibt? Das mag viel sein, aber ist es ausreichend? Ist Schmerz ein Prozess oder ist er ein Zustand? Diese Frage – wohl selten gestellt – kann uns vielleicht im eigenen Umgang weiterhelfen. Ein Prozess ist etwas Dynamisches. Er hat einen Anfang und ein Ende. Ein Zustand ist fixiert, er hat den Nimbus der immerwährenden Existenz. Schmerz als akute Erscheinung ist wohl zweifellos ein dynamischer Prozess, dem immer das Ende nahen sollte. Schmerz als Existenz versteckt sich in der Existenz des Individuums. Er kommt und bleibt, er wird geboren und will mit seinem Besitzer untergehen – dann, wenn es zu Ende geht. Mit welcher Berechtigung, darf man fragen? Liegt die Antwort in der schon gestellten Frage nach dem Antagonisten des existenziellen – also des bleibenden – Schmerzes? Dazu sollten wir zurückkehren zum akuten Schmerz, der kann uns eine Antwort geben. Wo also liegt der Gegensatz, wenn nicht in den versuchten Antworten – in der Liebe, der Gesundheit, des Lobes oder Wohlseins? Fragen wir weiter, fragen wir nach dem Sinn – wie beim Licht und beim Schatten und allen anderen Gegensätzlichkeiten. Wo liegt nun der Sinn? Hier fällt es uns leicht, die Antwort zu finden und somit finden wir auch die Spur hin zum Gegensatz. In der Tat ist es Lust in Form von Heilung, die der Schmerz braucht. Wie der akute Schmerz ein dynamischer ist, ist auch die Heilung, die dem Leben wieder Lust gibt, eine dynamische. Prozess versus Prozess. Wo liegt nun das Kontra zum existenziellen Schmerz, der chronisch ein Begleiter sein möchte? Wohl ebenso in der Heilung respektive Lust. Diese Heilung ist aber keine dynamische, wie eben der antagonistische Schmerz es auch nicht sein kann. Diese Heilung ist eine existenzielle, immerwährende, welche die Tiefe des Individuums trifft und nicht das Oberflächliche einer enttäuschten Liebe, einer Verstauchung, eines Kratzers auf der Haut, einer Wunde oder einer durchzechten Nacht. Wo nun finden wir die existenzielle Heilung für den existenziellen Schmerz? Wo versteckt sich das Geheimnis, wenn die Gelehrten der Medizin in Jahrhunderten vergeblich danach suchten und diese Suche immer noch andauert. Ja, immer vergeblicher wird, denn die Zahl der chronisch Schmerzkranken nimmt zu – es werden mehr und mehr. Gehen wir zurück zu unseren Antagonistenbeispielen. Was wäre die Nacht ohne den Tag? Was wäre das Böse ohne das Gute? Was wäre die Ernte ohne die Saat? Was wäre die Geburt ohne den Tod? Nichts von dem wäre da – nichts wäre existent. Geben wir der Ernte die Saat, dann können wir ernten. Es ist wohl schlüssig und dem Verstand leicht zuzuführen, dass das Jeweilige ohne das Andere in seiner Ungleichheit zur Katastrophe wird. Zu dem, was wohl unaushaltbar wäre, was das Gleichgewicht der Welt ins Wanken bringen würde, was die Existenz gefährdet – in der Tat. So wie der existentielle Schmerz nicht aushaltbar ist, wie er das Gleichgewicht des Menschen ins Wanken bringt und das Leben des Individuums gefährdet. Demnach: Die Nacht hat den Tag – dann erst können wir den Tag als einen solchen empfinden. Die Ernte hat die Saat, denn ohne Saat könnten wir nicht ernten und ohne Ernte verliert die Saat ihren Sinn. Der Tod hat die Geburt, damit wir leben dürfen. Was aber wäre die Geburt ohne den Tod? Und ohne Geburt gäbe es gar keinen Tod. Gegensätze scheinen Ausgleich zu schaffen, sind für die Harmonie da, ergänzen sich seiner Existenz wegen und ziehen sich, wie ein Sprichwort schon sagt, an. Aber hat der existenzielle Schmerz die Heilung, damit der Ausgleich beiden eine harmonische Existenz gibt? Mitnichten. Weil wir die Heilung von außen erwarten, die nicht kommen kann, weil wir nicht geben können. Wir machen es gerade beim existenziellen Schmerz gleich wie bei seiner Entstehung. Wir haben keine Heilung und keine Lust erhalten und wir geben jetzt keine Heilung und keine Lust, damit wir am eigenen Handeln genesen. Dabei ist es einfach, wie das Folgende zeigt.

Paul war 14 Jahre alt, als er das erste Mal zu mir kam. Er war eine schlanke und sportliche Erscheinung – seine Unsicherheit war aber nicht zu übersehen. Er war ein guter Schüler und stammte aus einer gutbürgerlichen etablierten Familie – die Eltern waren Beamte. Paul vermittelte beim Erstgespräch einen unsicheren, labilen Eindruck – traurig und so als hätte er aufgegeben. Die Eltern wirkten bemüht und besorgt. Zu recht – schon zu Beginn war die Frage nach dem Sinn des Lebens mit versteckten, aber doch deutlichen suizidalen Hinweisen erkennbar. Der aktuelle Grund der Misere waren die Mitschüler von Paul, die ihn auf das Schlimmste mobbten und ihn krank machten. Angst, Depression, Kopfschmerzen, Schweißausbrüche Schlaflosigkeit waren einige der Symptome, die Paul belasteten. Natürlich lag das eigentliche Problem, warum Paul zum Opfer wurde, tiefer und wurde später auch in der Familienkonstellation aufgedeckt. Aber anfangs waren Taten gefordert. Was Paul rasch brauchte war Bestätigung und Bestärkung und eine Veränderung der Situation. Bestätigung und Stärkung gehören zum therapeutischen Konzept und wirken eigentlich immer sehr rasch – auch durch geführte KiP-Bilder bzw. durch Mentalpsychologische Interventionen. Aber wie kann man Einfluss nehmen auf eine Horde Mobber? Zwar verbesserte sich durch eine Vorsprache des Vaters die Situation ein klein wenig, aber Paul blieb isoliert, einsam und krank. Paul war nicht bewusst, dass er die Macht zur Veränderung hatte. Ich entwickelte eine „Lobstrategie". Das ist eine Methode, die ich durchaus oft verwende, wenn es um Beziehungen geht. Paul brauchte eine andere Einstellung zu seinen „Feinden". Ich bat ihn, eine willkürliche Lobliste zu erstellen. Komplimente, die er selbst gerne hören würde oder die andere verdienen würden. Dieser Prozess stellte sich als durchaus schwierig heraus – er fand kaum Ansätze für positive Zuschreibungen. Daraus war auch seine tiefe negative Prägung ableitbar. Schließlich gelang es doch, einige Beispiele zu formulieren. Diese waren aber nicht für ihn, sondern für seine Klassenfeinde gedacht. Seine Aufgabe war es, täglich nur einen einzigen Mitschüler zu loben – egal, um welche Kleinigkeit es sich auch handelte. Eine Woche später – beim nächsten Termin – stand ein anderer Paul vor mir. Er hatte eine Methode gefunden, wie aus seinen Feinden Freunde wurden.

In der Tat lässt sich durch eine veränderte Sichtweise, die zu Handlungen führt, die Welt verändern. Schmerzheilung ist nur ein Vorteil, Beziehungsglück und Gesundheit per se bis hin zum Frieden sind noch andere. Dazu fällt mir ein kurzer Film von Kurt Kuenne ein. Dieser Kurzfilm handelt von einem kleinen Angestellten in einem Parkhaus, der für die Kunden eines Einkaufszentrums Gratisparkscheine abzustempeln hatte. Die Kunden waren griesgrämig und hatten alle einen negativen Ausdruck. Der Angestellte namens Hugh begrüßte schon seinen ersten Kunden mit den Worten „Sie sind großartig" und machte dem Autofahrer Komplimente, sodass dieser freudestrahlend und dankbar mit seiner abgestempelten Karte wegging. Der Angestellte lobte jeden und ließ sich bei jedem seiner Kunden etwas Besonderes für ein Kompliment einfallen. Schon bald kamen die Leute nicht zum Einkaufen in das Parkhaus, sondern nur um zum Parkscheinstempler Hugh zu gelangen – der Komplimente wegen. Er wurde zum Abteilungsleiter beordert, den er auch mit Komplimenten überschüttete, dann zum Chef, den er ebenso behandelte. Dann durfte er – es ist ein Film – sogar George Bush und Saddam Hussein Komplimente aussprechen, dem einen für seinen tollen Golfschwung, dem anderen für seinen berauschenden Bart. Ja, er wurde sogar zum Friedenstifter im Nahen Osten. Als Hugh für seinen Führerschein ein Foto benötigte, verliebte er sich sogleich in die Fotografin Victoria und wollte ihr ein Lächeln abringen. Nur gerade dieses Mädchen wollte und konnte nicht lächeln. Auch die Fotografierten durften nicht lächeln – auf Führerscheinfotos war Lächeln verboten. So sehr er sich auch bemühte, sie mit Lob, Komplimenten oder Geschenken zu überhäufen, die Fotografin blieb ernst und abweisend. Nun war Hugh traurig – hatte er doch versagt – und konnte seine Kunden nicht mehr glücklich machen. Er wurde entlassen. Erst als er von einem jungen Ehepaar gebeten wurde, im Park ein Foto von ihnen zu schießen, fand er sein Talent wieder, Menschen zum Lächeln zu bringen. Er wurde von einem Fotografen engagiert und schoss Fotos von Menschen in diesem Park. Er brachte jeden zum Lächeln. Für jeden hatte er ein Lob oder ein Kompliment parat. Egal, um wen es sich handelte. Eines Tages brachte er eine an den Rollstuhl gefesselte Frau wieder zum Lächeln, die seit ihrem Unfall ihr Lächeln verloren hatte. Für den nunmehrigen Fotografen hatte diese traurige Frau in dem Rollstuhl die schönsten Augen, die er jemals gesehen hatte. Mit diesen Worten brachte er die Gelähmte wieder zum Lächeln. Eines Tages sah er ein Führerscheinportrait mit einem lächelnden Gesicht, das von seiner Angebeteten fotografiert worden war. Er suchte sie auf, sie war aber entlassen worden, weil sie plötzlich die Menschen zum Lächeln brachte, was für Führerscheine eben nicht erlaubt war. Er suchte sie und fand sie schließlich nachdem er einer langen Menschenschlange gefolgt war, die sich für Fotos angestellt hatte. Sie war die Fotografin und brachte alle Menschen zum Lächeln. Er war verwundert und fragte nach dem Warum. Sie erzählte von ihrer Mutter, die durch einen Unfall an den Rollstuhl gefesselt wurde und seitdem ihr Lächeln verloren hatte und deshalb konnte sie selbst auch nicht mehr lächeln. Aber ein Fotograf im Park hatte ihrer Mutter das Lächeln wiedergegeben. So konnte auch sie wieder lächeln. Sie wusste, dass Hugh der Fotograf gewesen war, konnte ihn aber nicht finden. Nun hatte er sie gefunden. Die beiden Verliebten fielen sich glücklich in die Arme und können mit ihrem Lächeln und ihren Komplimenten nun gemeinsam die Welt verändern und von ihren Schmerzen heilen.

Diese kleine Geschichte macht wohl deutlich, um was es wirklich geht. Jeder kann die Welt beeinflussen – jedenfalls seine eigene. Durch sein Denken, durch die Gedanken, die zu Handlungen führen und diese wiederum werden bei jenen, für die diese Handlungen gelten, wiederum Handlungen auslösen. Es wird zu einem großen Denken der Heilung – des Schmerzes wie auch der Krankheit an sich.

ANHANG

Platz für ein Danke

Dieses Buch ist nach dem ausführlich beschriebenen Hauptprinzip entstanden. Es wurde zuerst einmal „erdacht" und ist jetzt Realität. Die Idee war zuerst einmal in meinem Kopf, wäre aber wohl nur ein Wunsch geblieben und nicht zu einem Ziel gewachsen, wenn nicht andere Menschen das ihre dazu beigetragen hätten. Denn so ein Buch entsteht nicht einfach nur so. Wie der Schmerz, dem das Buch gewidmet ist, ist das Werk selbst ein komplexes Konstrukt, das Ursache und Symptom, Inhalt und Prozess abdeckt. Somit gibt es auch Menschen, die direkt oder indirekt an der Entstehung dieses Buches beteiligt waren und diesen gehört mein Dank. Da sind einmal die vielen Klientinnen und Klienten, die mir Beispiele gegeben haben, die mir aber auch die Gelegenheit gaben, zu lernen und an den Aufgaben zu wachsen. Wie alles einmal einen Beginn hatte, verhält es sich auch mit meiner Arbeit. Deshalb gilt mein Dank auch der Psychiaterin und Psychotherapeutin Prof. Dr. Heide Dellisch, die mir das Basisrüstzeug für meine Tätigkeit mitgab und der KiP-Therapeutin Dr. Ingrid Reichmann, die mir Mut machte, meine Erkenntnisse öffentlich zu machen. Danken möchte ich auch meiner Familie – meinen Kindern, die mir den emotionalen Halt gaben und mich in meinem Tun immer wieder bestärkten und die auch dankbare Abnehmer für meine mentalpsychologischen „Experimente" waren, und vor allem meiner Gattin Sigrid, die mich in allen Belangen immer unterstützte, die mich motivierte, die mir den Rücken frei hielt und die als erste und wichtigste Kritikerin meiner Zeilen eine wichtige Zensorin war. Schließlich gilt mein Dank auch dem Verlag mit Verena Minoggio-Weixlbaumer, die mir den freien Raum für mein Wirken sowie wertvolle Tipps und Bestätigung gab und Herrn Dr. Thomas Hartl, der mich zum Schreiben dieses Buches animierte.

Literaturverzeichnis

Achterberg, Jeanne (1987): Die heilende Kraft der Imagination. Heilung durch Gedankenkraft. Grundlagen und Methoden der Neuen Medizin. Bern, München und Wien: Scherz Verlag.

Assefi Seema L., Garry M. (2003): Absolut®, memory distortions: alcohol placebos influence the misinformation effect. Victoria University of Wellington, New Zealand. Psychological Science, 14. 77–80.

Bastian, Till (2001): Krankheit auf Rezept? Die populären Irrtümer der Medizin. Reinbek bei Hamburg: Rowohlt.

Beck, Helge; Martin, Eike; Motsch, Johann; Schulte am Esch, Jochen (2004): Neuroablative Methoden. In: Schmerztherapie. Stuttgart: Thieme Verlag.

Beecher, Henry K. (1955): The Powerful Placebo. In: JAMA The Journal oft he American Medical Association vom 24. 12. 1955. S. 1602–1606.

Bengston William; Fraser, Sylvia (2011): Bengston Energy Healing. Heilen aus dem Nichts. Freiburg: VAK Verlag.

Bencsik, Attila (1999): Phantasie-Reisen zur Krankheits- und Schmerzbewältigung. 37 Anleitungen zur Erkundung innerer Räume. Stuttgart: Kreuz Verlag.

Bernateck, M. et al. (2009): Placebotherapie: Analyse von Umfang und Erwartung in einer Maximalersorgung. In: Der Schmerz, Ausgabe 23 vom 1. 2. 2009. S. 47–53.

Bernhaut, Alexander (2009): Ein Indianer kennt keinen Schmerz. Ein Psychiater packt aus: Wie Redensarten unser Leben bestimmen. München: Südwest Verlag.

Bettschart, Roland (2011): Chronischer Schmerz bedroht unser Gesundheitssystem. Presseaussendung zu den 11. Österreichischen Schmerzwochen der Österreichischen Schmerzgesellschaft. URL: http://www2.bkkommunikation.at/de/journalistenservice/archiv/2143/?year=11&month=10 [21. 2. 2012].

Blech, Jörg (2003): Die Krankheitserfinder. Wie wir zu Patienten gemacht werden. Frankfurt am Main: Fischer.

Blech Jörg (2007): Wundermittel im Kopf. In: Der Spiegel Nr. 26/2007 vom 25. 6. 2007. S. 134–153. Auch unter URL: http://wissen.spiegel.de/wissen/image/show.html?did=535334 10&aref=image036/2007/11/05/ROSPC20070060060017.PDF&thumb=false [21. 2. 2012].

Besser-Siegmund, Cora (1995): Erfolg ist reine Willenssache. Magic Words für Manager. Düsseldorf: Econ.

Besser-Siegmund, Cora (2001): Magic Words. Der minutenschnelle Abbau von Blockaden. Paderborn: Junfermann.

Binsack, Carsten; Liebsch, Hilmar; Raabe, Kristin, Sachs, Corinna (2005): Der Placeboeffekt – Glaube als Medizin? Script zur WDR-Sendereihe Quarks & Co. Auch unter http://www.wdr.de/tv/quarks/global/pdf/Q_Placebo.pdf [21. 2. 2012].

Birkenbihl, Vera F. (1990a): Stroh im Kopf? Oder: Gebrauchsanweisung fürs Gehirn. 7. überarb. Aufl. Speyer: GABAL.

Birkenbihl, Vera F. (1990b): Erfolgstraining: Schaffen Sie sich Ihre Wirklichkeit selbst. 3. Aufl. München: mvg-Verlag.

Bowlby, J. (1995): Bindung: Historische Wurzeln, theoretische Konzepte und klinische Relevanz. In: Die Bindungstheorie. Grundlagen. Forschung und Anwendung. Hrg. von G. Spangler und P. Zimmermann. Stuttgart: Klett-Cotta.

Bösner, Robert Pater (2000): Fatima und seine Botschaft(en). Sendung in Radio Maria Österreich am 7. 9. 2000 von 9.00 bis 10.00 Uhr in der Reihe: „Unser Glaube". URL: http://www.maria-dreieichen.at/ma_3_fat_1-5.htm [30. 10. 2004].

Brody, Howard; Brody, Daralyn (2002): Der Placebo-Effekt. Die Selbstheilungskräfte unseres Körpers. München: dtv.

Bugl, Björn-Christoph (2007): Ärztliche Kunstfehler – was können Patienten tun? In: Die Sprechstunde vom 29. 1. 2007. Bayerischer Rundfunk, München.

Buzzi, Gerhard (2002): Spontan geheilt. Die sieben Wege zur Selbstgesundung. Bergisch-Gladbach: Bastei Lübbe.

Byrne, Rhonda (2007): The Secret – Das Geheimnis. 10. überarb. Aufl. München: Goldmann Verlag.

Carnegie, Dale (1992): Wie man Freunde gewinnt. Bern; München; Wien: Scherz.

Carnegie, Dale (2001): Rede Dich zum Erfolg. München: Heyne.

Coué, Èmile (1997): Die Selbstbemeisterung durch bewusste Autosuggestion. 268–277 Tausend. Basel: Schwabe & Co.

Csikszentmihalyi, Mihaly (2000): Das flow-Erlebnis. Jenseits von Angst und Langeweile im Tun aufgehen. 8. Aufl. Stuttgart: Klett-Cotta.

Csikszentmihalyi, Mihaly (2003): Flow – Das Geheimnis des Glücks. 11. Aufl. Stuttgart: Klett-Cotta.

Cohen, Darlene (2000): Dein Bewusstsein ist stärker als jeder Schmerz. Ein spiritueller Ratgeber für Menschen mit chronischen Schmerzen. München: Integral Verlag.

Cohen, Philip (2001a): Mental Gymnastics. In: NewScientist Ausgabe Nr. 2318 vom 24. 11. 201. URL: http://www.newscientist.com/article/mg17223182.000-mental-gymnastics.html [6. 2. 2012].

Cohen, Philip (2001b): Mental gymnastics increase bicep strength. In: NewScientist online. http://www.newscientist.com/article/dn1591-mental-gymnastics-increase-bicep-strength.html?full=true&print=true [6. 2. 2012].

Dilling, H.; Mombour, W.; Schmidt, M. H. (Hrg.) (2000): Internationale Klassifikation psychischer Störungen: ICD-10, Kapitel V (F); Klinisch-diagnostische Leitlinien/Weltgesundheitsorganisation. 4., durchges. und erg. Aufl. Bern; Göttingen; Toronto; Seattle: Huber.

Döpfner, Manfred; Schürmann, Stephanie; Frölich, Jan (1998): Therapieprogramm für Kinder mit hyperkinetischem und oppositionellem Problemverhalten. 2. korr. Aufl. Weinheim: Belz.

Danner, Deborah D.; Snowdon, David A.; Friesen, Wallace V. (2001): Positive emotions in early life and longevity: Findings from the nun study. In: Journal of Personality and Social Psychology, Vol 80(5), May 2001, S. 804–813.

Drucker, Peter F. (1998): Die Praxis des Managements. Düsseldorf: Econ.

Egger, Josef (2005): Das biopsychosoziale Krankheitsmodell. Grundzüge eines wissenschaftlich begründeten ganzheitlichen Verständnisses von Krankheit. In: Psychologische Medizin, 16. Jahrgang, Nummer 2 2005. S. 3–12. Auch unter: http://www.bpsmed.net/data/dox/literature/1Egger_bpsMod05.pdf [6. 2. 2012].

Ehgartner, Bert (2006): Kunstfehler. Wenn Ärzte pfuschen. Profil Nr. 26/06 vom 26. 6. 2006, S. 108.

Engel, George L. (2011): Schmerz umfassend verstehen. Der biopsychosoziale Ansatz zeigt den Weg. Bern: Verlag Hans Huber.

Erickson, Milton H.; Rossi, Ernest (2004): Hypnotherapie. Aufbau, Beispiele, Forschungen. 7. Aufl. Stuttgart: Pfeiffer bei Klett-Cotta.

Ermann, Michael; Frick, Eckhard; Kinzel, Christian; Seidl, Otmar (2006): Einführung in die Psychosomatik und Psychotherapie. Ein Arbeitsbuch für Unterricht und Eigenstudium. Stuttgart: Kohlhammer.

Fenichel, Otto (1997): Psychoanalytische Neurosenlehre. Band I. Einführung in die Methode der Psychoanalyse. Die psychische Entwicklung des Kindes und des Jugendlichen. Allgemeine Neurosenlehre. Die traumatischen Neurosen. Die Psychoneurosen. Gießen: Psychosozialverlag.

Franckh, Pierre (2008): Das Gesetz der Resonanz. Burgrain: Koha Verlag.

Freud, Sigmund (1996): Vorlesungen zur Einführung in die Psychoanalyse. Frankfurt am Main: Fischer.

Freud, Sigmund (1998): Das Ich und das Es. Metapsychologische Schriften. 6. unveränd. Aufl. Frankfurt am Main: Fischer.

Freud, Sigmund (2000a): Der Mann Moses und die monotheistische Religion: Drei Abhandlungen. In: Fragen der Gesellschaft. Ursprünge der Religion. Studienausgabe. Band IX. Frankfurt am Main: Fischer. S. 445–581.

Freud, Anna (2003): Das Ich und die Abwehrmechanismen. 18. Aufl. Frankfurt am Main: Fischer.

Friebel, Volker (1996): Die Kraft der Vorstellung. Visualisieren: Übungen zur Stärkung des Immunsystems. Reinbek bei Hamburg: Rowohlt.

Fromm, Erich (2000): Die Kunst des Liebens. München: dtv.

Geissner, Edgar; Jungnitsch Georg (Hrst) (1992): Psychologie des Schmerzes. Diagnose und Therapie. Weinheim: Psychologie-Verl.-Union.

Glier, Barbara (2010): Chronischen Schmerz bewältigen. Verhaltenstherapeutische Schmerzbehandlung. 2. Aufl. Stuttgart: Klett-Cotta.

Grabe, Hans Jörgen; Freyberger, Harald J. (2006): Somatoforme Störungen. In: Wenn Geist und Seele streiken. Handbuch psychische Gesundheit. Hrsg. von Fritz Hohagen und Thomas Nesseler. München: Südwest Verlag. S. 262–271.

Grinevich, Valerie (2012): Anti-Angst-Hormon Oxytocin wird gezielt an seine Wirkorte im Gehirn transportiert. In: Innovationsreport. URL: http://www.innovations-report.de/html/berichte/biowissenschaften_chemie/anti_angst_hormon_oxytocin_gezielt_wirkorte_gehirn_190006.html [2. 2. 2012].

Goleman, Daniel (1998): Emotionale Intelligenz. München: dtv.

Goleman, Daniel (2000): EQ2. Der Erfolgsquotient. München: dtv.

Hager, Angelika (2011): Es braucht die Unterschrift des Himmels. In: Profil 17 vom 22. 4. 2011. S. 107.

Hamm, Alfons (2000): Progressive Muskelentspannung. In: Handbuch der Entspannungsverfahren. Hrsg. von Dieter Vaitl und Franz Petermann. 2. überarb. Aufl. Weinheim: Psychologie Verlags Union. S. 305–336.

Harms, Helena (2009): Psychologische Schmerzbewältigung. Ein pragmatisches Konzept für die Gruppenarbeit. München: Reinhardt.

Harro, Jean (2002): Die Kraft der Suggestion. Mit Hypnotherapie zur Gesundheit. Düsseldorf: ppb.

Hartl, Thomas (2010): Schmerzen überschreiben. Wien: Ueberreuter.

Hay, Luise L. (2003): Du bist dein Heiler. Stärkende Gedanken für jeden Tag. München: Heyne Verlag.

Hay, Luise L. (2004): Das große Buch der heilenden Gedanken. München: Ullstein Verlag.

Hay, Luise L. (1994): Gesundheit für Körper und Seele. Wie Sie durch mentales Training Ihre Gesundheit erhalten und Krankheiten heilen. 19. Aufl. München: Heyne.

Heyligenstädt, Andrea (2012): Geistige Gesetze. URL: http://www.dieneueenergie.de/contents/die_neue_energie/geistige_gesetze.htm [2. 2. 2012].

Heyll, Uwe (1994): Risikofaktor Medizin. Gesundheitsschäden und Kostenexplosion als Folgen ärztlicher Übertherapie. Frankfurt am Main; Berlin: Ullstein.

Holzhüter, Rainer (1999): Wehrt Euch, Patienten! Ein Kassenarzt packt aus. 9. Aufl. Berlin: Ullstein.

Hoffmann, Joachim (1999): Kognitive Psychologie. In: Handwörterbuch Psychologie. Hrsg. von Roland Asanger und Gerd Wenninger. Weinheim: Psychologie Verlags Union. S. 352–356.

Hoffmann, Kay (1996): Das Arbeitsbuch zur Trance. München: Hugendubel Verlag.

Höller, Jürgen (1996): Alles ist möglich. Strategien zum Erfolg. 2. Aufl. Düsseldorf: Econ.

Isak, Karl, Lieselotte Fieber (2003a): Die Stärken der Schwachen. Schwächen sind normabweichende individuelle Prädispositionen und verursachen Stärken. Eine alternative Betrachtung des Phänomens der Teilleistungsschwächen. Klagenfurt: KDV-Verlag.

Isak, Karl, Lieselotte Fieber (2003b): Teilleistungsschwache Kinder als Außenseiter in der Schule, Maria Saal: v+m-Verlag.

Isak, Karl (2003): Duftstoffe als moderne Manipulatoren. Die psychologischen Aspekte des Einsatzes von Duftstoffen im (wirtschaftlichen) Alltag – mit Schwerpunkt auf die schriftliche Kommunikation und die Auswirkungen auf Wahrnehmung und Responsverhalten.

Isak, Karl (2005): Mentaltraining für Kinder. Mentalpsychologische Lösungen bei Lern-, Schul- und anderen Problemen bei Kindern und Jugendlichen (mit vielen Übungen). Maria Saal: v+m-Verlag.

Isak, Karl (2008a): Die Götter verlieren ihr Weiß. Der gesellschaftliche Wandel der Ärzte und ihr ökonomisch orientiertes Kommunikationsverhalten. 2. unveränd. Aufl. Maria Saal: v+m-Verlag.

Isak, Karl (2008b): Die Rachegesellschaft. Der Rachediskurs in den Printmedien. Ein Beitrag zur Logistik der Medien. 2. unveränd. Aufl. der Erstausgabe 2003.

Jacobs, Stefan; Bosse-Dücker, Ines (2010): Verhaltenstherapeutische Hypnose bei chronischem Schmerz. Ein Kurzprogramm zur Behandlung chronischer Schmerzen. 2 aktual. Aufl. Göttingen: Hofgrefe.

Jungnitsch, Georg (1992): Psychologische Verfahren in der Therapie chronischer Schmerzen: Grundlagen und Überblick. In: Psychologie des Schmerzes. Diagnose und Therapie. Hrsg. von Edgar Geissner und Georg Jungnitsch. Weinheim: Psychologie-Verlags-Union. S. 227–242.

Kiecolt-Glaser, Janice K.; Loving, Timothy J.; Stowell, Jeffrey R.; Malarkey, William B.; Lemeshow, Stanley; Dickinson, Stephanie L.; Glaser, Ronald (2005): Hostile Marital Interactions, Proinflammatory Cytokine Production, and Wound Healing. In: ARCH GEN PSYCHIATRY/VOL 62, DEC 2005 1377–1384.

Köhler, Helmut; Jungnitsch, Georg (1992): Psychotherapie bei Schmerzen. In: Psychologie des Schmerzes. Diagnose und Therapie. Hrsg. von Edgar Geissner und Georg Jungnitsch. Weinheim: Psychologie-Verlags-Union. S. 243–264.

Koyama, Tetso; McHaffie, John G.; Laurienti, Paul J., Coghill, Robert C. (2004): The subjective xperience of pain: Where expectations become reality. In: Preeedings oft he National Academy of Science oft he United States of America (PNAS), 6. 9. 2005, Nr. 36, S. 12950–11955.

Krech, David; Crutchfile, Richard S. (1997): Grundlagen der Psychologie. Studienausgabe. Kognitionspsychologie, Bd. 4. Augsburg: Weltbild Verlag.

Kröner-Herwig, Birgit (2007): Schmerz – eine Gegenstandsbeschreibung. In: Schmerzpsychotherapie. Hrsg. von Birgit Kröner-Herwig. 6. Aufl. Heidelberg: Springer-Verlag. S. 7–19.

Kröner-Herwig, Birgit; Franz, Carmen; Geissner, Edgar (Hrg.) (1999): Praxisfeld Schmerztherapie. Psychologische Behandlung chronischer Schmerzsyndrome. Stuttgart: Thieme Verlag.

Kröner-Herwig, Birgit; Frettlöh, Jule, Klinger, Regine; Nilges, Paul (Hrsg.) (2007): Schmerzpsychotherapie. Grundlagen, Diagnostik, Krankheitsbilder, Behandlung. 5. Aufl. Heidelberg/Berlin/New York: Springer Verlag.

Kruse, Peter; Pavlekovic, Boris (2002): Autogenes Training. Ein bewährtes Selbsthilfeprogramm mit Erfolgskontrolle. München: Bassermann.

Laage, Philipp (2008): Schmerzen zu beherrschen, kann man lernen. In: Welt online. URL: http://www.welt.de/gesundheit/article2653810/Schmerzen-zu-beherrschen-kann-man-lernen.html [4. 2. 2011].

Lacey, Simon; Stilla, Randall, Sathian, Krish (2012): Metaphorically feeling: Comprehending textural metaphors activates somatosensory cortex. In: Brain and Language 2–2012.

Langbein, Kurt (2009): Verschlusssache Medizin: Wie sie uns krankt macht, wer davon profitiert und wie Sie das System überleben. Salzburg: Ecowin Verlag.

Laplanche, Jean; Pontalis, Jean-Bertrand (1986): Das Vokabular der Psychoanalyse. 7. Aufl. Frankfurt: Suhrkamp, S. 274–276.

Leuner, Hanscarl; Wilke, Eberhard (2005): Katathym-imaginative Psychotherapie (KiP); 6. Aufl; Stuttgart: Thieme-Verlag.

Leuner, Hanscarl (1994): Lehrbuch der Katathym-imaginativen Psychotherapie. Grundstufe – Mittelstufe – Oberstufe. Bern: Huber.

Likar, Univ.-Doz. Dr. Rudolf; Sittl, Dr. Reinhard (2002): Praxis der transdermalen Schmerztherapie. Bremen: UNI-MED.

Lindesmann, Hannes (1987): Überleben im Stress. Autogenes Training. Der Weg zu Entspannung – Gesundheit – Leistungssteigerung. München: Heyne.

Luban-Plozza, Boris; Pöldinger, Walter (1972): Der psychosomatisch Kranke in der Praxis. Basel: Edition Roche.

Markus (1972): Das Evangelium nach Markus. In: Das Neue Testament. Einheitsübersetzung der Heiligen Schrift. Stuttgart: Katholische Bibelanstalt. S. 73–112.

Mentzos, Stavros (2005): Neurotische Konfliktverarbeitung. Einführung in die psychoanalytische Neurosenlehre unter Berücksichtigung neuerer Perspektiven. Frankfurt: Kindler, Fischer-Taschenbuch.

Migge, Thomas (2011): Showtime für Gott. In: Profil 17 vom 22. 4. 2011. S. 104–112.

Müller-Busch, H. C. (2007): Philosophie des Schmerzes. In: Schmerz-psychotherapie. Hrsg. von Birgit Kröner-Herwig. 6. Aufl. Heidelberg: Springer-Verlag. S. 151–168.

Milzner, Georg (1999a): Schmerz und Trance: Die Hypnotherapie von Schmerzsyndromen. Bd. 2: Fallgeschichten und Interventionen. Heidelberg: Carl-Auer-Systeme Verlag.

Milzner, Georg (1999b): Schmerz und Trance: Die Hypnotherapie von Schmerzsyndromen. Bd. 1: Theorie und Transfer. Heidelberg: Carl-Auer-Systeme Verlag.

Mitscherlich, Alexander (1974): Krankheit als Konflikt. Studien zur psychosomatischen Medizin 1. 8. Aufl. Frankfurt am Main: Suhrkamp.

Mölders, Monika (1998): Unterschätzter Sinn. Wie Gerüche unsere Entscheidungen beeinflussen. In: Einblick – Zeitschrift des deutschen Krebsforschungszentrums. 12. Jahrgang, 2/1998. Heidelberg: Deutsches Krebsforschungszentrum. Auch unter URL: http//www.dkfz-heidelberg.de/einblick/ein1998/2_1998_2_5htm [6. 7. 2001]

Molcho, Samy (2006): Das ABC der Körpersprache. München: Ariston.

Molcho, Samy (2002): Alles über Körpersprache: sich selbst und andere besser verstehen. München: Mosaik Verlag

Morschitzky, Hans; Sator, Sigrid (2010): Wenn die Seele durch den Körper spricht. Psychosomatische Störungen verstehen und heilen. 9. Aufl. Mannheim: Walter Verlag.

Moseley, Bruce J. et al. (2002): A Controlled Trial of Arthroscopic Surgery for Osteoarthritis of the Knee. In: The New England Journal of Medicine 347. Hrsg. von: Massachusetts Medical Society. S. 81.

Müller, Else (1998): Du spürst unter deinen Füßen das Gras. Autogenes Training in Phantasie- und Märchenreisen. Frankfurt am Main: Fischer.

Murphy, Joseph (1983): Der Weg zu innerem und äußerem Reichtum. Ihr Denken gestaltet Ihr Leben. Genf: Ariston.

Murphy, Joseph (2002): Das Erfolgsbuch. Wie Sie alles im Leben erreichen können. München: Heyne.

Neergaard, Lauran (2010): Wie Aufputschmittel – Verliebtheit dämpft Schmerzen. In Welt Online. URL: http://www.welt.de/gesundheit/psychologie/article10294123/Wie-Aufputschmittel-Verliebtheit-daempft-Schmerzen.html [5. 2. 2012].

N. N. (2005): Handauflegen wirkt tatsächlich. In: Ärzte Woche 41/2005. SpringerMedizin.at vom 18. 10. 2005. URL: http://www.springermedizin.at/artikel/5749-handauflegen-wirkt-tatsaechlich [4. 3. 2012].

N. N. (2008): „Wunder" geschehen. Internationales Ärztekomitee stuft zwei Heilungen als „außergewöhnlich" ein. In: News.at. URL: http://www.news.at/articles/1149/15/313974/wallfahrts-ort-lourdes-wunder [5. 2. 2012].

N. N. (2010): Jeder vierte Mensch hat chronische Schmerzen. URL: http://derstandard.at/1287099593861/Schmerzwochen-Jeder-vierte-Mensch-hat-chronische-Schmerzen [25. 2. 2012].

N. N. (2010b): Betrug ohne Schaden. Eine Arzthelferin ließ Krebsbefunde verschwinden. Die auch so gesundeten Patienten danken es ihr. In: profil 15 vom 12. 4. 2010. S. 102–103.

Pavese, Armando (1997): Heilen durch Handauflegen. Augsburg: Pattloch Verlag.

Peale, Norman Vincent (ohne Angabe): Die Kraft positiven Denkens. Linzenzausgabe für die Buchgemeinschaft Donauland. Originalausgabe 1952 by Prentice-Hall Inc.

Peters, Uwe Henrik (1984): Wörterbuch der Psychiatrie und medizinischen Psychologie. München: Urban & Schwarzenberg.

Pohler, Gerald (2001): Grundwissen Meditationen. Ursprünge, Formen, praktische Übungen. Gütersloh: GTB-Verlag.

Pollmer, Udo; Fock, Andrea; Gonder, Ulrike; Haug, Karin (1997): Liebe geht durch die Nase. Was unser Verhalten beeinflusst und lenkt. 2. Aufl. Köln: Kiepenheuer & Witsch.

Ralston, Aron (2006): Im Canyon: Fünf Tage und Nächte bis zur schwierigsten Entscheidung meines Lebens. Berlin: Ullstein Verlag.

Ratelband, Emile (1996). Der Feuerläufer. So schaffst du, was immer du willst. 2. Aufl. Düsseldorf: Econ.

Rauch, Erich (1995): Anleitung zur Autosuggestion. 10 Selbsthilfe-Übungen. 6. verb. Aufl. Heidelberg: Haug.

Rauch, Erich (2002): Autosuggestion und Heilung. Wie Sie durch positive Selbstgespräche Ihre Selbstheilungskräfte stärken und wieder gesunden. 9. Aufl. Mannheim: PAL.

Reddemann, Luise (2005): Psychodynamisch Imaginative Traumatherapie. PITT – Das Manual. 3. Aufl. Stuttgart: Pfeiffer Verlag.

Reddemann, Luise (2007): Imagination als heilsame Kraft. Zur Behandlung von Traumafolgen mit ressourcenorientierten Verfahren. Stuttgart: Klett-Cotta.

Revenstorf, Dirk; Prudlo, Uwe (1993): Wissenswertes zum Thema Hypnose und Hypnotherapie. URL: http://paedpsych.jk.uni-linz. ac.at/internet/ARBEITSBLAETTERORD/PSYCHOLOGIE-ORD/Hypnose.html [4. 3. 2012].

Richter, Jutta (2011): Schmerz verlernen. Die erfolgreichen Techniken der psychologischen Schmerzbewältigung. Anleitung und Übungen zur Selbsthilfe. Berlin, Heidelberg: Springer-Verlag.

Richter-Kuhlmann (2004): Psychosomatik: Bessere Diagnostik durch mehr Redezeit. In: Deutsches Ärzteblatt, Heft 9, September 2004, S. 407–408.

Ringl, Erwin (1991): Selbstschädigung durch Neurose. Psychotherapeutische Wege zur Selbstverwirklichung. Wien: Herder.

Ringleb, Ulrich (2003): Visualisierung. Giessener Schwimmverein. URL: http://www.gsv1.de/rat_psycho6.htm. [30. 10. 2004].

Ritzert, Barbara (2010): Chronischer Schmerz: Daten, Fakten, Hintergründe. Ein Dossier der Deutschen Schmerzliga e.V. Hrsg. von der Deutschen Schmerzliga E. V. Pöcking: ProScience Communications. Auch unter URL: http://www.schmerzliga.de/dsl/download/Dossier_Schmerzliga.pdf [26. 2. 2012].

Ryzl, Milan (1985): Nutzen Sie Ihre phänomenale Geisteskraft. Genf: Ariston Verlag.

Salvisberg, Hanni; Stigler, Michael; Maxeiner, Verena (Hrsg.) (2000): Erfahrung träumend zur Sprache bringen. Grundlagen und Wirkungsweisen der Katathym imaginativen Psychotherapie. Bern: Verlag Hans Huber.

Schadhauser, Josef; Nusser, Christian (2006): 123 schmerzfrei. Rückenleiden einfach heilen. Das neue Success-Programm. St. Pölten und Salzburg: Residenz-Verlag.

Scholz, O. Berndt (2006): Hypnotherapie bei chronischen Schmerzerkrankungen. Von der Planung zur Durchführung. Bern: Verlag Hans Huber.

Schultz, I. H. (2000): Das Original-Übungsheft für das Autogene Training. Anleitung vom Begründer der Selbstentspannung Dr. Dr. h. c. I. H. Schultz, bearbeitet von Dr. Dr. Klaus Thomas. Stuttgart: Thieme-Verlag.

Schwabe, Alexander (2008): Die Wunderfabrik. In: Spiegel-Online vom 11. 2. 2008. URL: http://www.spiegel.de/panorama/0,1518,534552-2,00.html [1. 2. 2012].

Schwartz, David J. (2000): Denken Sie groß. Erfolg durch großzügiges Denken. Genf: Ariston.

Schwarz, Anja; Schwarz Aljoscha (2007): Muskelentspannung nach Jacobson. Stress abbauen – die Gesundheit stärken. München: BLV Buchverlag.

Seligman, Martin E. P. (1999): Erlernte Hilflosigkeit. Weinheim und Basel: Beltz Verlag.

Seligman, Martin E. P. (2010): Der Glücks-Faktor. Warum Optimisten länger leben. Köln: Bastei Lübbe.

Siegmund-Schultze, Nicola (2008): Schein-Op: der Placebo-Effekt täuscht auch Chirurgen. Ärzte Zeitung vom 27. 10. 2008. Auch unter: http://www.aerztezeitung.de/medizin/fachbereiche/chirurgie/article/517816/schein-op-placebo-effekt-taeuscht-chirurgen.html [1. 2. 2012].

Siegel, Bernie S. (1995): Mit der Seele heilen. Gesundheit durch inneren Dialog. 2. Aufl. Düsseldorf: Econ.

Silva, José; Stone, Robert B. (1990): Der Heiler in Dir. Techniken und Übungen sich selbst und andere zu heilen. 9. Aufl. München: Goldmann Verlag.

Simon, Ingo Michael (2010): Heilsame Fantasien. Trancegeschichten. Norderstedt: Books on Demand.

Simon, Ingo Michael (2009a): Refraiming in Trance. Perspektiven mit Hypnose ändern. 2. Aufl. Norderstedt: Books on Demand.

Simon, Ingo Michael (2009b): Suggestionen richtig formulieren. 10 Minimax-Techniken für Hypnotiseure. Norderstedt: Books on Demand.

Skalli, Sami (2011): Missbrauchsopfer leiden häufig unter körperlichen Folgeschäden. Zeit online vom 9. 4. 2011. URL: http://pdf.zeit.de/wissen/gesundheit/2011-03/missbrauch-opfer-krankheiten.pdf [1. 3. 2012].

Solso, Robert L. (2005): Kognitive Psychologie. Heidelberg: Springer.

Sprenger, Reinhard K. (1995): Das Prinzip Selbstverantwortung: Wege zur Motivation. 2. Aufl. Frankfurt am Main; New York: Campus Verlag.

Springer, Sally P.; Deutsch, Georg (1998): Linkes Rechtes Gehirn. 4. Aufl. Heidelberg und Berlin: Spektrum Verlag.

Stelzig, Manfred (2009): Was die Seele glücklich macht. Das Einmaleins der Psychosomatik. 2. Aufl. Salzburg: Ecowin Verlag.

Taylor, Arlene (2007): Die Gesetze des Gehirns. In: Top-Life-Magazin 1–2007. Hrsg. von Wegweiser Verlag. Auch unter: http://www.toplife.at/gesundheit/artikel110.html [18. 2. 2012].

Tepperwein, Kurt (1988): Kraftquelle Mentaltraining: eine umfassende Methode, das Leben selbst zu gestalten. 3. Aufl. Genf: Ariston Verlag.

Tepperwein, Kurt (2003): Wunder vollbringen durch schöpferische Imagination. München: Goldmann-Verlag.

Tepperwein, Kurt; Aeschbacher, Felix (2004): So geben Sie Ihr Bestes. Ein ganzheitliches Mentaltraining in 7 Stufen. Frankfurt am Main: mvg Verlag.

Tewes, Uwe; Schedlowski, (2007): Neuroendokrinologie und Neuroimmunologie. In: Schmerz-Psychotherapie. Hrsg. von Birgit Kröner-Herwig. 6. Aufl. Heidelberg: Springer-Verlag. S. 63–79.

Theißen, Gert (2001): Der Schatten des Galiläers. Historische Jesusforschung in erzählender Form. Gütersloh: Gütersloher Verlagshaus.

Tillmann, Klaus-Jürgen (1997): Sozialisationstheorien. Eine Einführung in den Zusammenhang von Gesellschaft, Institution und Subjektwerdung. 8. Aufl. Reinbek bei Hamburg: Rowohlt.

Tölle, Thomas (2001): Die Spur der Qual: Wo und wie das Gehirn Schmerzen verarbeitet. In: Innovationsreport. Forum für Wissenschat, Industrie und Wirtschaft. URL: http://www.innovationsreport.de/html/berichte/medizin_gesundheit/bericht-5279.html [10. 2. 2012].

Ulram, Peter (2003): Kärnten-Studie. Unveröffentlichte Studie anlässlich der Kärntner Landtagswahl 2004. Wien: Fessel-GfK.

Umstätter, Walter (2000): Denken – Definition. URL: http://www.ib.hu-berlin.de/~wumsta/infopub/textbook/definitions/d46.html [19. 2. 2012].

Vaitl, Dieter; Petermann, Franz (Hsg.) (2000): Handbuch der Entspannungsverfahren. 2. überarb. Aufl. Weinheim: Psychologie Verlags Union.

von Uexküll, Thure (1963): Grundfragen der psychosomatischen Medizin. Reinbeck bei Hamburg: Rowohlt Verlag.

von Uexküll, Thure (1994): Was ist und was will „Integrierte Psychosomatische Medizin? In: Integrierte Psychosomatische Medizin in Praxis und Klinik. Hrsg. von Rolf Adler, Wolf Bertram, Antje Haag, Jörg Michael Herrmann, Karl Köhle und Thure von Uexküll. 3. erw. Aufl. Stuttgart und New York: Schattauer. S. 17–34.

von Wachter, Martin (2012): Chronische Schmerzen. Selbsthilfe und Therapiebegleitung. Orientierung für Angehörige. Konkrete Tipps und Fallbeispiele. Berlin/Heidelberg: Springer-Verlag.

Anhang

Watzlawick, Paul; Janet H., Beavin; Don D., Jackson (1969): Menschliche Kommunikation – Formen, Störungen, Paradoxien. Bern: Huber.

Watzlawick, Paul (1990a): Selbsterfüllende Prophezeiungen. In: Die erfundene Wirklichkeit. Wie wissen wir, was wir zu wissen glauben? Beiträge zum Konstruktivismus. Hrsg. von Paul Watzlawick. München: Piper. S. 91–110.

Watzlawick, Paul (1990b): Wie wirklich ist die Wirklichkeit? Wahn Täuschung Verstehen. 18. Aufl. München: Piper

Watzlawick, Paul (1999): Die Konstruktion klinischer „Wirklichkeiten". In: Kurzzeittherapie und Wirklichkeit. Hrsg. von Paul Watzlawick und Giorgio Nardone. München: Piper. S. 25–41.

Watzlawick Paul (1992): Anleitung zum Unglücklichsein. 34. Aufl. München: Piper-Verlag.

Weber, Nina (2011): Tierischer Placeboeffekt. Streit um Homöopathie. Spiegel Online vom 5. 2. 2011. URL: http://www.spiegel.de/wissenschaft/medizin/0,1518,743592,00.html [27. 2. 2012].

Weil, Andrew (1995): Spontane Heilung. Die Heilung kommt von innen. München: Bertelsmann Verlag.

Wiech, Katja; Farias, Miguel; Kahane, Guy; Shackel, Nicholas; Tiede, Wiebke; Tracey, Irene (2008): An fMRI study measuring analgesia enhanced by religion as a belief system. Pain – Journal oft he International Association fort he Study of Pain. Volume 139, Issue 2, 15 October 2008, Seiten 467–476.

Wolf, Doris (2011): Nocebo – der Glaube kann krank machen. Lebenshilfe ABC – Nachschlagewerk und Lexikon Psychologie. URL: http://www.lebenshilfe-abc.de/nocebo.html [4. 2. 2012].

Wuillemet, Sascha; Cavelius, Andrea-Anna (1997): Zur Stille finden: Mandalas malen. Augsburg: Pattloch.

Zieglgänsberger, Walter (2010): Schmerzen überschreiben. In: Geheilt vom Schmerz. Hrsg. von Thomas Hartl. Wien: Ueberreuter. S. 169–174.

Zimbardo, Philip G. (1995): Psychologie. 6. Aufl. Berlin und Heidelberg: Springer Verlag.

Anmerkungen

1   2005.
2   2003.
3   1994.
4   Vgl. Leuner 1994, Leuner/Wilke 2005, Salvisber et al. 2000.
5   Von Wachter 2012, S. 74.
6   1991, S. 71.
7   1994.
8   Uexküll 1994, S. 33.
9   Ritzert 2010, S. 3 und 30.
10   Vgl. Bettschart 2011.
11   Vgl. Kröner-Herwig 2007, S. 10.
12   2006.
13   1955.
14   Vgl. Tewes/Schedlowski 20007, S. 74.
15   2001.
16   2003.
17   1994.
18   1999.
19   2009.
20   2010.
21   Ermann et al. 2006, S. 52.
22   Vgl. ebd.
23   Richter-Kuhlmann 2004.
24   Luban-Plozza/Pöldinger 1972, S. 155.
25   2011.
26   2010.
27   Vgl. z.B. Harms 2009.
28   Dilling et al. 2000.
29   Ebd., S. 174.
30   Ebd., S. 183.
31   Grabe und Freyberger 2006.
32   Vgl. Jacobs/Bosse-Düker 2010, S. 20.
33   Schadhauser 2006.
34   Ringl 1991, S. 71.
35   Vgl. dazu Bowlby 1995.
36   Morschitzky 2010, S. 15.
37   Egger 2007.
38   Vgl. Egger 2007.
39   Vgl. Glier 2010, S. 26.
40   Vgl. ebd.
41   Richter 2011.

42 Vgl. von Wachter 2012.
43 2010, S. 170.
44 2011.
45 Laage 2008.
46 Ebd.
47 Tölle 2001.
48 Vgl. z.B. Likar et al. 2002, Beck et al. 2002.
49 Vgl. Tewes/Schedlowsky 2007, S. 66.
50 Vgl. Isak 2004.
51 Vgl. Mölders 1998.
52 Bode et al 2000, S. 25.
53 Vgl. ebd.
54 Vgl. Pollmer et al. 1997, S. 51.
55 Morschitzky/Sator 2010, S. 134.
56 Kiecolt-Glaser et al. 2005.
57 Vgl. Tewes/Schedlowsky 2007, S. 69.
58 Ebd., S. 70.
59 Laage 2008.
60 Ebd.
61 Vgl. Kröner-Herwig 1999.
62 Grinevich 2012.
63 Vgl. Achterberg 1987, S. 159.
64 Vgl. Freud 2000a oder Jung 2000.
65 Straubinger, Filmtitel „Am Anfang war das Licht", 2010.
66 Ebd.
67 Ebd.
68 Birkenbihl 1990b, S. 151.
69 Watzlawick 1992, S. 37.
70 Vgl. z. B. 1990a und 1990b.
71 Watzlawick 1999, S. 39.
72 Assefi/Garry 2003.
73 Z.B. Jacobs/Bosse-Düker 2010.
74 Koyama et al. 2005.
75 Neergaard 2010.
76 Umstätter 2000.
77 Klix 1971 zitiert nach Hoffmann S. 352.
78 Peters 1984.
79 Krech/Crutchfield et al. 1997, S. 108.
80 Vgl. z.B. Harro 2002, S. 197.
81 Lacey/Stilla/Sathian 2012.
82 Dilling 2000, S. 186.
83 N. N. 2010b – profil Nr. 15/10 vom 12. 4. 2010, Seite 102–203.

84   Vgl. Wolf 2011.
85   Ebd., S. 67 (2002).
86   Z.B. Die Welt vom 12. 11. 2004 oder wissenschaft.de vom
     10. 11. 2004).
87   Vgl. Morschitzky/Sator 2010, S. 111.
88   Blech 2007.
89   Ebd.
90   Vgl. Bernateck et al. 2009.
91   Laage 2008.
92   Moseley et al. 2002.
93   Siegmund-Schultze, 2008.
94   Z.B. 1988, 2003, 2004.
95   Z.B. 1983, 2003.
96   1953.
97   1990.
98   Solso, 2005.
99   N. N. Universitätsklinikum Bonn 2005.
100 Peters 1984, S. 11.
101 Leplanche/Pontalis 1986, S. 274–276.
102 Mentzos 2005, S. 86 f.
103 Hartl 2010, S. 193.
104 Vgl. Ehgartner 2006.
105 Vgl. Langbein 2009.
106 Bugl 2007.
107 Vgl. von Uexküll 1963, S. 198.
108 Straubinger, Filmtitel „Am Anfang war das Licht", 2010.
109 Ebd.
110 Vgl. Straubinger, Filmtitel „Am Anfang war das Licht", 2010.
111 Siehe auch Bengston (2011) oder Weil (1995), die ebenfalls von
     Spontanremissionen berichten.
112 Vgl. Weber 2011.
113 N. N. 2005.
114 Buzzi 2002.
115 Franckh, 2008.
116 Ebd.
117 Vgl. 1999.
118 Vgl. Danner et al. 2010.
119 Z.B. 1992, 2001.
120 Z.B. 1983, 2002.
121 Z.B. 1990a, 1990b.
122 1996.
123 2010, S. 56.

124 Taylor 2007.
125 Cornfeld/Botterweck 1969, S. 1072.
126 Migge 2011, S. 109.
127 Hager 2011.
128 Bertelsmann-Lexikon.
129 N. N. 2008.
130 Schwabe 2008.
131 Bösner 2000.
132 Vgl. Theissen.
133 Vgl. 2010.
134 Isak 2008b.
135 Markus 10.46, S. 96.
136 Vgl. Freud 1996, 1998.
137 Vgl. 2003.
138 N N, 2010.
139 Freud 1996, S. 268.
140 Richter-Kuhlmann 2004.
141 2009.
142 Skalli 2011.
143 Ebd.
144 Isak 2008.
145 1989, S. 27.
146 Vgl. Zimbardo 1995, S. 134.
147 1990b.
148 Fromm 2000, S. 97.
149 2005.
150 Vgl. 1995, 2002.
151 2007.
152 Vgl. Döpfner et al. 1998.
153 1998.
154 2000.
155 Vgl. Drucker 1998.
156 Carnegie 2003, S. 127.
157 Ebd.
158 Vgl. 1998.
159 Türk, 2011.
160 1995.
161 Ebd. S. 22 ff.
162 Ebd., S. 24.
163 Vgl. Pohler 2001, S. 15.
164 Pohlen 2001, S. 14.
165 Vgl. Schulz 2000.

166 Vgl. Schwarz/Schwarz 2007.
167 Vgl. z.B. Wuillemet/Cavelius 1997.
168 Vgl. u.a. Müller 1998, Lindesmann 1987, Kruse/Pavlekovic 2002.
169 Vgl. Isak/Fieber 2003.
170 2005.
171 Erikson/Rossi 2004.
172 Leuner 1994.
173 Schultz 2000.
174 Vgl. Vaitl/Petermann 2000.
175 Vgl. u.a. 1998.
176 Originalausgabe 1952.
177 Ebd., S. 35.
178 Ebd., S. 208.
179 Vgl. u.a. 1983 und 2002.
180 Murphy 1983, S. 20.
181 Vgl. 1990a, 1990b.
182 Coué 1997, S. 15.
183 Ebd.
184 1997.
185 Ebd., S. 19.
186 1995, 2002.
187 2003, 2004.
188 Tepperwein 1988, S. 17.
189 Tepperwein 2003, S. 51.
190 Zimmermann 1996, S. 135.
191 Vgl. Silva/Stone 1990.
192 Ebd., S. 34.
193 Vgl. 1986 und 2003, oder Tepperwein/Aeschbacher 2004.
194 1995 und 2001.
195 1985.
196 1997.
197 1999.
198 2009a, 2009b, 2010.
199 1996.
200 2006.
201 2010.
202 Vgl. z.B. Tillmann 1997, S.19.
203 Fenichel 1997, S. 150.
204 2010.
205 Geissner/Jungnitsch 1992.
206 Jungnitsch 1992, S. 233.

Anhang

207 1994, 2005.
208 Vgl. z.B. Springer/Deutsch 1998.
209 Harro 2002, S. 80.
210 Vgl. Friebl 1996.
211 Kolb/Miltner 1998.
212 Cohen, Philip 2001a und 2001b.
213 Ringleb 2003.
214 1997.
215 Vgl. z.B. Ratelband 1996.
216 1987, S. 158 ff.
217 Wiech et al. 2008.
218 1999.
219 1999a und 1999b.
220 Vgl. z.B. Harms 2009, Friebel 1996, Harro, 2002, Simon 2010, Scholz 2006.
221 2000.
222 1994.
223 Revenstorf/Prudlo 1993.
224 Vgl. dazu z.B. Watzlawick 1990a, 1990b und 1999.
225 Vgl. z.B. Brody/Brody 2002.
226 Goleman 2000, S. 47.
227 Vgl. Isak 2008b.
228 2003a.
229 Glier 2010, S. 58.
230 Vgl. Hamm 2000, S. 305 ff.
231 Vgl. Freud 1998, S. 321 ff.
232 Binsack 2005.
233 1996, S. 38.
234 Vgl. z.B. Sprenger 1995.
235 2000.
236 Ebd., S. 71.
237 Vgl. z.B. Kröner-Herwig et al. 2007, Köhler/Jungnitsch 1992, u.a.
238 2005, 2007.
239 Watzlawick 1969, S. 53.
240 Vgl. Molcho 2002, 2006.
241 Richter-Kuhlmann 2004.
242 Isak 2005.
243 Vgl. Müller-Busch S. 165.

Bestellschein für begleitende Hörbuch-CD

Ja, ich bestelle ...... Exemplar(e) der begleitenden Übungs-CD zum Vorzugspreis von 19,90 EUR (inkl. USt, zzgl. Versandspesen).

Name: ....

E-Mail: ....

Telefon: .... Fax: ....

Straße: ....

PLZ: .... Ort: ....

Natino: ....

Datum: .... Unterschrift: ....

Bestellung senden Sie per Fax an: **01/5054376-20** oder telefonisch: **01/5054376-30** oder per E-Mail an: **bestellen@goldegg-verlag.com**.

Nähere Informationen erhalten Sie beim Verlag oder auf der Website des Autors:

www.goldegg-verlag.com oder
www.schmerzpsychologie.com

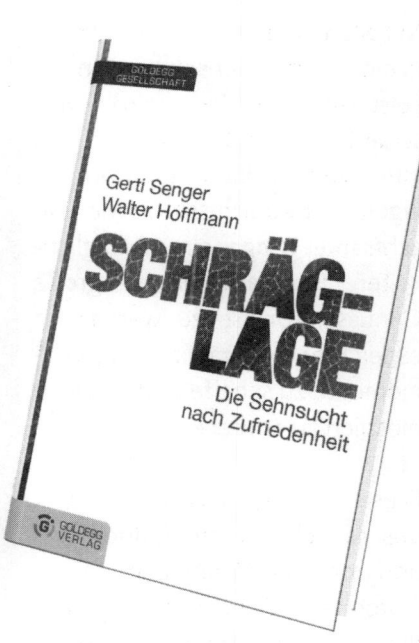
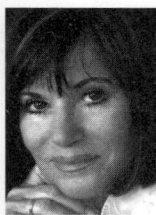
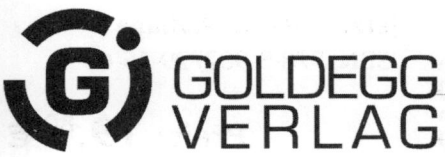

Beate Handler

Mit allen Sinnen leben
Tägliches Genusstraining

Mit allen Sinnen zu leben setzt, in einer Zeit in der sehr viel an Leistung gefordert wird, verschiedene Zutaten voraus: Zu ihnen zählen das Wissen um die eigenen Bedürfnisse sowie ein achtsamer Umgang mit Alltäglichkeiten. Statt auf seltene, große Genusserlebnisse zu warten, ist es leichter, sich tägliche Genussmomente zu schaffen oder solche plötzlich zu entdecken.

Diese Alltagsgenüsse tragen zu unserer Lebenszufriedenheit und unserem Wohlbefinden bei. Durch ein Genusstraining wird die Sensibilisierung aller Sinne und damit das Genussempfinden gefördert.

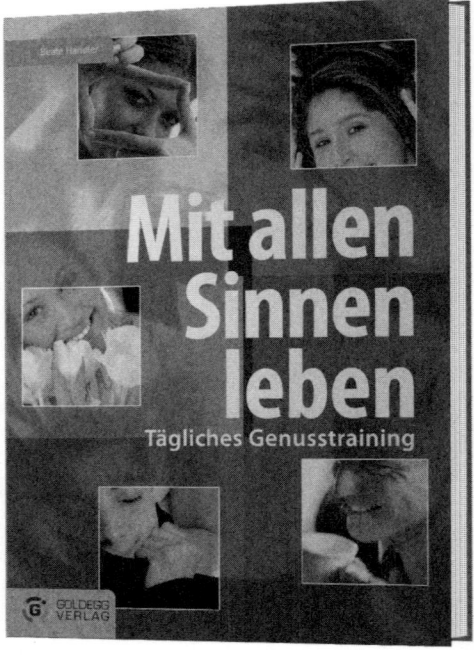

Dieses Buch bietet wertvolle Anregungen und zeigt, wie es ganz einfach ist, genussvolle Momente in den Alltag zu integrieren und so Stress- und Burnout-Symptomen vorzubeugen.

Br., 242 Seiten, 17 x 24cm
jetzt in der 2. Auflage
ISBN: 978-3-902729-15-6

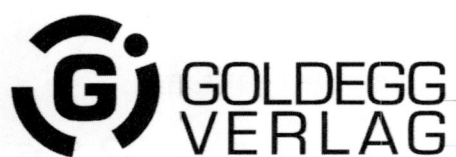

Preis: 19,⁸⁰ €

Bestellen Sie unter +43 (0) 1 505 43 76-30 oder per Fax: +43 (0) 1 505 43 76-20 oder unter verlag@goldegg-verlag.com